于志强

药对与应用

杜武勋◎主编

华夏出版社
HUAXIA PUBLISHING HOUSE

《于志强药对与应用》
编写人员名单

主　编：杜武勋

副主编：刘　岩　　刘长玉　　孙非非　　王智先

编　委：曹旭焱　　陈　华　　丛紫东　　杜武勋

　　　　冯立民　　蒋　璐　　靳冬慧　　鞠　静

　　　　阚振棣　　林　杨　　刘长玉　　刘　岩

　　　　罗庆盛　　孙　飞　　孙非非　　田　盈

　　　　佟　颖　　王智先　　袁宏伟　　岳　超

　　　　张福垒　　张贺翔　　张建平　　郑玲玲

　　　　张美玉　　张少强　　张　瑜　　周　祺

　　　　朱林平　　朱明丹　　庄　园

全国名老中医于志强教授简介

于志强，男，1948 年生，天津市人。天津中医药大学第二附属医院主任医师、研究生导师，全国第四、第五、第六批名老中医药专家学术经验继承工作指导老师，于志强全国名老中医传承工作室指导老师，于志强天津市中医传承工作室指导老师。曾任天津中医药大学第二附属医院内科部部长，心内科主任，中医心病研究室主任，中医内科教研室主任等职务。曾担任全国中医学会心病专业委员会秘书长，全国仲景学会委员，天津市中西医结合糖尿病专业委员会委员，天津市卫生技术高级资格评审委员会专家。1994 年获天津中医药大学第二附属医院"高血压病希望之星"称号，1998 年获天津市教卫系统优秀共产党员，2004 年获天津市"十五"立功奖章。2000年、2001 年两次公派赴德国波思布卡尔皇帝医院中医科以专家身份指导工作，充分发挥中医方脉、针灸的优势，为当地患者解除病痛、为德国医生普及中医药知识、为推动中医药国际化做出了一定贡献。先后在全国多家知名学术期刊发表学术论文 40余篇，参与《临床中医内科学》《中医病症诊疗全书》等著作的编写。获天津市科学技术委员会科技进步三等奖 1 项。

于志强教授从医 40 余载，潜心致力中医内科临床、教学、科研工作，具有深厚的学术造诣和丰富的临床经验。他热爱中医事业，坚定不移地走"读经典、拜名师、勤临床"的中医道路，熟读张仲景《伤寒论》《金匮要略》，朱震亨《丹溪心法》《格致余论》，赵献可《医贯》，叶天士《临证指南医案》，李中梓《医宗必读》《内经知要》，程国彭《医学心悟》，林佩琴《类证治裁》，王清任《医林改错》等中医古籍，以及《刘渡舟伤寒论讲稿》《王绵之方剂学讲稿》等，力求做到宗经立旨，博采众长，勇于创新。推崇"郁滞论"，尤重气机升降调节理论，主张"内伤杂病以开郁为先务""内伤杂病从肝论治"，形成了独特的学术思想。擅长运用中医药治疗心血管疾病、内分泌疾病及内科疑难杂症，并对妇科月经不调、痛经、不孕症等，亦有一定研究。

编写说明

于志强教授从医40余载，具有深厚的学术造诣和丰富的临床经验，临证遣方之际，尤擅运用药对。本书系统总结了于教授常用药对80余组，其中，有为前贤所创而于教授应用有独到见解者，亦有于教授独创且临床用之确有疗效者。于教授依据药对之功效主治，将其分为十一章，分别为清热类、祛湿利水类、理气降逆类、活血类、化痰平喘类、温里类、补益类、软坚散结化积类、安神类、祛风通络类、收敛固涩类、和解类。每组药对，分别从药性功效、作用特点、配伍应用、药理研究四个方面进行论述。

药性功效部分，主要对药对中每一味药物的别名、产地、性味归经、功效主治、用法用量等内容进行总结。作用特点部分，针对药对中每一味药物的作用特点及于教授临床应用情况进行归纳阐述。配伍应用部分，系编者根据于教授多年积累、倾心手书之原稿，及弟子跟师笔记内容加以整理而成，为本书重点内容。药理研究部分，通过查阅、收集整理中药的现代药理学研究成果而成，以期在药对"临床应用有效"的基础上，进一步探讨其"有效的物质基础""有效的作用机制""如何更有效"等问题，为中药药对的临床应用及研究提供依据及思路。本书既着重理论探索，又注重临床应用，强调实用性，可供中医药、中西医结合临床工作者，中医药院校学生，以及广大的中医药爱好者参考使用。

本书由天津中医药大学第二附属医院杜武勋教授组织，由"于志强全国名老中医传承工作室"刘长玉主任、刘岩副主任及全体成员共同编写完成。由于编者水平有限，书中不足之处在所难免，敬请读者批评指正，以期今后改正提高为盼。

目　录

引言·· 1

第一章　清热类·· 7

  牡丹皮　栀子·· 7

  黄连　紫苏叶·· 11

  栀子　淡豆豉·· 14

  栀子　茵陈··· 16

  青葙子　蒺藜·· 18

  黄连　蚕沙··· 21

  蝉蜕　胖大海·· 23

  木蝴蝶　牛蒡子··· 26

  柴胡　夏枯草·· 28

  知母　黄柏··· 31

  白花蛇舌草　七叶一枝花·· 34

  半边莲　半枝莲··· 36

  鸡骨草　虎杖·· 39

  夏枯草　苦丁茶··· 42

  枇杷叶　栀子·· 43

  藕节　白茅根　琥珀·· 45

第二章　祛湿利水类··· 49

  苍术　黄柏··· 49

  土茯苓　萆薢·· 52

  车前子　益母草··· 55

  水红花子　益母草··· 58

  槟榔　车前子·· 59

白术　泽泻······ 61

石韦　冬葵子······ 64

泽兰　卷柏······ 66

泽兰　苍术······ 69

枳实　白术······ 70

决明子　荷叶······ 72

第三章　理气降逆类······ 76

枳壳　桔梗······ 76

百合　乌药······ 79

柴胡　升麻······ 81

乌药　香附······ 84

第四章　活血类······ 87

水蛭　土元······ 87

丹参　三七······ 90

丹参　檀香······ 93

丹参　石菖蒲······ 94

第五章　化痰平喘类······ 97

葶苈子　桑白皮······ 97

瓜蒌　黄芩　枳壳······ 100

半夏　瓜蒌······ 104

半夏　瓜蒌　黄连······ 106

瓜蒌　薤白······ 108

天麻　天竺黄······ 110

石菖蒲　远志······ 112

石菖蒲　郁金······ 115

干姜　细辛　五味子······ 117

第六章　温里类······ 122

荜茇　高良姜······ 122

附子　细辛······ 124

第七章　补益类·······127

女贞子　墨旱莲·······127

黄芪　沙苑子·······129

黄芪　鹿衔草·······132

仙茅　仙灵脾·······134

玄参　龟甲·······136

当归　白芍·······138

百合　生地黄·······142

白术　黄芪·······145

玉竹　黄精·······148

白芍　乌梅　木瓜·······151

桂枝　甘草·······153

第八章　软坚散结化积类·······157

海螵蛸　浙贝母·······157

穿山甲　王不留行·······159

山慈菇　昆布·······162

白术　鸡内金·······165

鳖甲　莪术·······168

玄参　牡蛎　浙贝母·······171

第九章　安神类·······175

苦参　生龙齿·······175

合欢皮　夜交藤·······177

黄连　阿胶·······180

酸枣仁　生龙齿·······182

夏枯草　半夏·······184

第十章　祛风通络类·······188

海风藤　络石藤·······188

蜈蚣　地龙·······190

蔓荆子　地龙·······194

白芷　僵蚕 ……………………………………………… 196

天麻　半夏 ……………………………………………… 199

桑枝　姜黄 ……………………………………………… 202

僵蚕　蝉蜕 ……………………………………………… 205

地肤子　白鲜皮 ………………………………………… 208

第十一章　收敛固涩类 …………………………………… 211

浮小麦　麻黄根 ………………………………………… 211

乌梅　天花粉 …………………………………………… 213

第十二章　和解类 ………………………………………… 217

柴胡　黄芩 ……………………………………………… 217

柴胡　白芍 ……………………………………………… 220

桂枝　白芍 ……………………………………………… 224

黄连　吴茱萸 …………………………………………… 226

引　言

中药药对是历代中医药学家以中药药性和配伍理论为指导，在长期的医疗实践中总结出的最基础的药物配伍规律，是中药配伍中的最小单位，是介于"单药"与"方剂"之间的一种形态。本书所载药对一般为双药并举，又称"对药""姊妹药"，亦有三药并书者，又称"药队"。

一、药对的历史沿革

有关药对的记载，可追溯到春秋战国时期，《吕氏春秋》中即有"夫草有莘有藟，独食之则杀人，合食之则益寿"的记载。《黄帝内经》所载以"秫米一升，半夏五合"治疗"目不瞑"，以"四乌鲗骨一藘茹丸"治疗"血枯"等，被认为是药对的雏形。《神农本草经》中，关于"药有阴阳配合，子母兄弟"及"七情和合"的记载，为药对配伍理论的形成奠定了基础。东汉末年，《伤寒杂病论》问世，虽未提及药对之名，但涉及常用药对已达 147 对之多。此后，又出现了许多专论药对的医药典籍，如《雷公药对》《徐之才雷公药对》《新广药对》《得配本草》《施今墨药对》等，使得历代医家的宝贵药对经验得以不断积累，药对配伍理论及应用规律得到不断完善。药对作为中医药学的精髓之一，至今仍广泛应用于临床，指导着临床用药的发展。

二、药对配伍及研究的意义

1. 药对是历代医药学家长期医疗实践的经验总结

药对是历代医家用药经验的科学提炼和智慧结晶，是遵循中医整体观念、辨证论治基本理论组方的最基本、最简单、最明确的一种形式。方剂学的形成和发展，很大程度上源于药物的配伍，药对是组成方剂的基础。掌握药对的配伍应用，特别是二三味药的小方，可以使人悟出方剂的组合规律。药对体现了中医遣方用药的特色优势，具有内在的组合变化规律，既是方剂配伍的精华与核心所在，也是辨证论治针对性与治疗性的明确体现。

2. 药对是连接药物与方剂的桥梁

药物治病经历了由单药到复方的发展过程，而药对的出现起到了承上启下的重要作用。可以说，单味中药是药对产生的基础，而方剂学发展成熟肇始于药对的广泛运用。一般而言，一个组方严谨、方义明确、疗效可靠的方剂，往往包含了若干药对。

3. 药对研究为创新中药提供了思路和途径

药对是遵循药性特征、依据配伍理论形成的相对固定、相辅相成或相反相成的有机组合。应用现代科学技术从多角度、多层面进行药对组成结构、配伍效应、物质基础、量效关系等方面的关联研究，揭示其科学内涵和配伍规律，有利于中医药同道更为清晰、深刻地认识中药药对配伍关系，有利于提高中医临床用方用药的安全性和有效性，并指导临床合理用药。近年来，药对的研究在理论总结、活性成分分析及药理机制和新剂型开发等方面，已取得显著的成果。许多药对的研究重点已逐渐从配伍"是否有效"向"为什么有效"及"如何更有效"过渡。随着医药学的发展，药对的组配方式还将有更大的发现，在临床方剂中的应用必将取得更大的突破。研究药对有利于进一步了解中药配伍的规律，增进药物的作用和疗效，扩大药物的治疗范围，奠定方剂构成的基础，使之更好地成为沟通中药和方剂的桥梁；也有利于促进对中药药理、复方药理和药效成分更深层的实验研究，为中药新药的研发提供了一条有效途径。

三、药对的配伍原则

药对配伍，最忌任意两味药随意拼凑。经典的药对，既经得起临床验证，又有理有法可依。理，即中药学理论；法，即治疗大法。也就是说，药对是以中药学理论为基础，即在对中药的四气五味、升降浮沉、归经、功效主治、毒性诸多方面深入了解的基础上，从适应一定的病证所采用的相应治则治法出发，且经无数次临床验证而形成的，是的确具有临床应用价值的两药的配伍。

四、药对的配伍规律

药对配伍依其药"性"、药"用"，或协同，或制约，或性用兼取，或但取其性，或但取其用，总而言之，不离"七情和合"四字。

1. 同类相从，相须为用

同类相从，相须为用，即将具有同类功能的药物配伍，相互协同，疗效更强。例如，于教授临床常用玉竹与黄精配伍，二者皆为滋阴药，玉竹归肺、胃经，黄精归肺、脾、肾经，故二者合用肺、肾、脾、胃诸经均可得润，对治疗上、中、下三焦的阴虚及阴虚燥热证有相辅相成之妙，尤适用于阴虚为本燥热为标的消渴病的治疗。又如，水蛭与土元的配伍，二者均为虫类活血化瘀药物，同入肝经。水蛭善去沉疴旧瘀，长于破血消积；而土元专注软坚散结兼助生新，长于破血通经，二药合用进一步加强破血逐瘀之力，同时助正气自复而生新，故二者常相须为用。

2．异类并举，相使为用

异类并举，相使为用，即在性味功效方面有某些共性，或虽然不同，但治疗目的一致的药物配合应用，以一种药为主，另一种药为辅，能提高主药疗效。

（1）气血同治，阴阳并举。例如，黄芪与当归配伍，黄芪甘温，补脾肺之气，当归甘辛温，养心肝之血。两药相配，益气生血，阳生阴长，共奏气血双补之效。

（2）标本兼顾，扶正祛邪。例如，本书中黄芪与白术的配伍，二药同为甘温之品，主入脾经，黄芪重在补气利水，白术偏于健脾燥湿，二者同用，黄芪补气利水效用更强，二药相伍补气为主，兼顾祛湿。

（3）引药归经，直达病所。例如，细辛与干姜、五味子配伍，干姜辛散，五味子酸收，二者一散一收，一开一敛，正合肺司开阖、吐故纳新之机；而细辛走通诸窍，是为引经之用，助干姜、五味子二药共奏止咳之功。又如，临床常用桔梗、牛膝等和他药配伍，亦可起到引药上行或下行的作用。

3．相反相制，协调相成

相反相制，协调相成，即性能相反的两味药物在寒热温凉、升降浮沉、开阖补泻等不同意义上的配伍，通过药性的相反相制，以达到功用上的协调相成。

（1）寒热并施，阴阳平调。以黄连与半夏配伍为例，黄连苦寒，功擅清热燥湿，泻火解毒，尤长于清中焦湿火郁结；半夏辛温，具燥湿化痰，消痞散结之功，善化痰浊积聚，降逆止呕。二药合用，取黄连之苦寒，以清痰湿所生之热，用半夏之辛温，理痰湿所聚之结，寒热并施，平调阴阳，调和肠胃，清热而无妨祛湿，燥湿而不碍清热，共奏泻热和胃，开胸除痞之效。

（2）补泻兼施，标本兼顾。以黄连与阿胶配伍为例，黄连苦寒，以清心经实火为主；阿胶甘平，以补血滋阴为要。火有余，以苦泻之；阴不足，以甘补之。一泻一补，相反相成，共奏滋阴清热，宁心安神之功效。

（3）开合相济，散收并举。以桂枝与芍药配伍为例，桂枝辛甘温煦，甘温通阳扶卫，故既有助卫实表，发汗解肌，外散风寒之功，又有温通经脉，散寒止痛之效；白芍酸甘微寒，酸能敛汗，寒走阴而益营，故既有敛阴止汗之功，又有平肝阳，缓急止痛之效，二药合用，有发散中寓敛汗之意、固表中有微汗之道，散中有收，营卫调和。

（4）升降并用，调畅气机。以桔梗与枳壳配伍为例，桔梗性平，味苦、辛，主升，有宣肺、利咽、祛痰、排脓之功；枳壳，性微寒，味苦、辛、酸，主降，有理气宽中、行滞消胀之效。两药合用，一上一下，一升一降，升而复降，降而复升，共奏宣肺下气，宽胸利膈之功。

4. 合用解毒，相杀相畏

合用解毒，相杀相畏，即一味药制约另一味药的毒副作用。例如，半夏与生姜配伍，半夏为有毒之品，生姜可制半夏之毒，二药相伍能更好地发挥和胃降逆之效。

五、影响药对作用的因素

1. 药物的炮制

一方面，同一药物由于炮制不同，即使与相同药物配伍，其功效主治亦迥然相异。例如，地黄配伍白芍，生地黄清热凉血，养阴生津，配伍白芍，功擅滋阴清热，养血凉血，可用于治疗阴虚内热之胁痛、脏燥、积聚等；而熟地黄偏重滋阴养血，益髓填精，伍用白芍，更偏重滋肾养肝，养血补血，常用治疗肝肾不足，阴血亏虚所致失眠、健忘、月经不调等。

另一方面，同一药物在不同药对中应注重其不同的炮制方法，以便适应病证的治疗需要。例如，蒲黄生用行血，炒用止血。因此，若用于活血止痛，如五灵脂配伍蒲黄，蒲黄宜生用；而若用于止血，如蒲黄配伍白及，则选炒蒲黄为宜。可见，炮制方法直接影响药对的疗效。更有四制黄连、四制香附之类，无非是意欲加强配伍作用，适应临床需要，即所谓"药有成性，以材相制"之意。

2. 药物用量的变化

在此所说的药物用量，是指能够影响药对基本作用的两药各自的用量大小，二者往往呈一定的比例关系。如枳实与白术的配伍，重用枳实，是消重于补；重用白术，则是补重于消；二者等量相伍，则是消补并重。临证之时，依据患者的不同情况斟酌使用，其妙无穷。

六、药对的现代研究

随着中医药理论和实践的发展，药对的研究和应用也随之取得了进展。近几年针对药对的研究，特别是对临床经典药对的研究逐渐深入，研究方向和重点已经从"是否有效"向"为什么有效"及"如何更有效"过渡，涉及从理论到实践的各个方面。

1. 药对的有效性研究

药对的有效性在千百年的临床应用中已得到充分肯定，近年来，通过现代研究手段，药对的有效性得到进一步的实验证明。例如，高琳等人的研究发现，在柴胡—黄芩水煎液中提取的挥发油部分、黄酮部分和剩余混合物部分在解热效应中发挥重要作用，能协同增强解热效果。刘慧兰等研究证明，在镇痛效应评价中，柴胡、白芍配伍具有显著的协同增效作用，验证了二者配伍确实能增强"解郁止痛"之功。

2. 药对功效的物质基础研究

近年来，对药对功效物质基础的研究已经逐步深入而且取得了大量的成果，如从单一成分测定到多成分（群）同时测定，不仅研究体外煎煮过程中化学成分溶出和含量的变化特点，还研究药对作用于机体或机体相关环境后的功效物质变化。例如，邓雅婷等人的研究表明，生物碱成分是黄连、吴茱萸的主要物质基础，包括来源于黄连的原小檗碱类与来源于吴茱萸的吲哚类、喹诺酮类生物碱，其中原小檗碱类有：小檗碱、巴马亭、药根碱、非洲防己碱、黄连碱、表小檗碱、羟基小檗碱；吲哚类有：吴茱萸碱、吴茱萸次碱、去氢吴茱萸碱。又如，陈锐娥等人报导，有研究人员对黄连、吴茱萸配伍前后水煎液化学成分含量进行了对比，发现两者配比不同成分含量不同。

药对应用的研究从宏观到微观，其合理性及有效性得到不断证实。展望未来，在药对的临床应用及科研方向上我们面临的问题还很多。例如，治疗临床常见病、疑难杂症如何选择药对？其应用规律如何？药对在方剂中的作用地位如何？药对配伍的目的是什么？药对配伍的有效成分是什么？有效药对的作用机制为何、作用靶点在哪里？药对配伍的药物代谢动力学影响有哪些？药对配伍对其有效成分的溶出、吸收的影响如何？等等，都有待各位同仁不懈探求。

参考文献

[1] 谭同来，刘庆林.常用中药配对与禁忌 [M].太原：山西科学技术出版社，2003.

[2] 周仲瑛.国医大师周仲瑛 [M].北京：中国医药科技出版社，2011.

[3] 唐于平，束晓云，李伟霞，等.药对研究（Ⅰ）——药对的形成与发展 [J].中国中药杂志，2013，38（24）：4185-4190.

[4] 腾佳琳.药对沿革及理论研究概要 [J].北京中医药大学学报，1995，18（03）：33-35.

[5] 段金廒，宿树兰，唐于平，等.中药药对配伍组合的现代认识 [J].南京中医药大学学报，2009，25（05）：330-333.

[6] 蒋永光，曹莉，陈颖，等.中药药对的组配形式及临床应用 [J].辽宁中医杂志，2005，32（11）：1119-1120.

[7] 高琳，白晶，刘迪谦.柴胡—黄芩水煎液中不同化学成分群配伍与其解热作用相关性研究 [J].北京中医药大学学报，2006，29（11）：760-764.

[8] 刘慧兰，欧阳建军.桂枝、柴胡与白芍分别配伍的相关药效学研究 [J].湖南中医药大学学报，2007，27（03）：31-33.

[9] 李伟霞，唐于平，刘立，等.药对研究（Ⅲ）——药对的功效物质基础 [J].中国中药杂志，2013，38（24）：4196-4202.

[10] 邓雅婷，廖琼峰，毕开顺，等.黄连—吴茱萸药对化学成分的 HPLC-DAD-MS 分析 [J].药学学报，2008，43（03）：299-302.

[11] 陈锐娥，胡杨洋，王胜鹏，等.中药药对的系统研究（Ⅳ）——黄连吴茱萸药对研究 [J].世界科学技术（中医药现代化），2012，14（02）：1334-1341.

第一章　清热类

在于教授常用配伍中，凡具有清热燥湿、清热解毒、清咽利喉、清营凉血等作用的药对，均归纳于本章中。该类药对主治里热证，使用时，一要辨明热证之真假，如为真热假寒，不可误用寒凉；二要分清热证之虚实，虚热之证，不可妄用苦寒，以免化燥伤阴；三要注重固护脾胃，此类药对多具有寒凉之性，易伤阳败胃，故不宜多服久用。还应注意，若里热兼有表邪者，当加用解表药，以期表里双解。

牡丹皮　栀子

【药性功效】

牡丹皮，又名丹皮、粉丹皮、木芍药，主产于河北、河南、山东、四川、陕西、甘肃等地。味苦、辛，性微寒，归心、肝、肾经。具有清热凉血，活血祛瘀之功。临床常入汤剂煎服，常用量为5~10g。《药性论》云其："治冷气，散诸痛，治女子经脉不通，血沥腰痛。"

栀子，又名山栀子、黄栀子、枝子等，主产于我国长江以南各省。味苦，性寒，归心、肝、肺、胃、三焦经。具有泻火除烦，清热利湿，凉血解毒的功效。临床常入汤剂煎服，常用量为6~15g；外用适量。《药类法象》言本品："治心烦懊恼而不得眠，心神颠倒欲绝，血滞而小便不利。"《名医别录》载其："疗目热赤痛，胸心大小肠大热，心中烦闷，胃中热气。"

【作用特点】

牡丹皮，味苦性微寒可清热，又因其入心、肝、肾经，故入心、肝经可清热凉血、活血散瘀，入肾经能泻阴中之火，使火退而阴生，佐滋补之用。其一，清热凉血。对温病后期，邪伏阴分，阴虚发热者，可与生地黄配伍使用。其二，活血通经。对血瘀经闭或痛经者，可将牡丹皮或酒炙牡丹皮与当归同用。其三，活血凉血。对温病发斑，疮痈肿毒者，常与赤芍配伍使用。其四，活血止血。对血热吐血及衄血者，常将牡丹皮炭与大蓟配伍使用。

栀子，苦寒清降，归心、肝、肺、胃、三焦经，能清泻三焦火邪，泻心火而除烦，清热利湿，凉血解毒。其一，清热除烦。栀子为治热病心烦、躁扰不宁之要药，在外感热病的气分证初期，见发热、胸闷、心烦等症，可用生栀子配伍豆豉，以透邪泻热、除烦解郁。如属实热证而见高热烦躁、神昏谵语等症，可用本品配伍黄连等泻火而清邪热。其二，清利下焦肝胆湿热。对肝胆湿热之黄疸，常配伍茵陈、大黄，如茵陈蒿汤。其三，清利下焦湿热而通淋。对血淋涩痛或热淋，常配伍木通、车前子，如八正散。《本草正》言："栀子，若用佐使，治有不同：加茵陈除湿热疸黄，加豆豉除心火烦躁，加厚朴、枳实可除烦满，加生姜、陈皮可除呕哕，同元胡破热滞瘀血腹痛。"其四，凉血止血、清热解毒。用于热毒、实火引起的吐血、鼻衄、尿血、目赤肿痛和疮疡肿毒等症，常与生地黄、侧柏叶、牡丹皮等配伍。其五，消肿止痛。生栀子粉用水调成糊状，湿敷，对外伤性肿痛有消肿止痛的作用，对疖肿也有疗效。过去，在临床方面，有栀子皮去肌表热、栀子仁清心热的用法；现在，大部分地区已对该用法进行简化，用整个栀子，不再分栀子皮、栀子仁。

【配伍应用】

牡丹皮与栀子伍用，见于明·薛己编撰的《内科摘要》之丹栀逍遥散（又称加味逍遥散）。薛己根据肝病特点，针对肝郁血虚，化火化热的种种表现，在《太平惠民和剂局方》（简称《局方》）逍遥散的基础上加牡丹皮、栀子以增强疏肝清热凉血作用。牡丹皮，功专清热凉血，活血散瘀；栀子，气薄味厚，功专清热利湿，泻火除烦，凉血解毒。二药皆入肝经，相伍为用，更擅清解肝经之郁火，凉血化瘀。于教授常用该药对治疗因肝郁火生、肝火内伏引发之病证，并擅长运用丹栀逍遥散加减治疗肝郁血虚，化火化热引发之诸疾，其治疗重点在于调理气机，清解郁热。

1. 鼻衄（包括女子倒经），证属木火刑金者。以鼻衄，急躁易怒，口干口苦，或有干咳，失眠多梦，脉弦滑而数，舌红苔黄腻为辨证要点。此时若单用止血之法，则火无出路，因郁更燔，当以清肝胆为先，不可不论缘由见血即止。临证常用组方：柴胡 10g，当归 15g，白芍 15g，薄荷 6g^{后下}，牡丹皮 10g，生栀子 10g，生地黄 15g，牛膝 15g，藕节 30g。

2. 面部痤疮。《黄帝内经》（简称《内经》）云："肺主皮毛，阳明主面。"于教授认为，本病因肝郁化火，移于肺胃，上蒸面部而发。临证方选自拟"痤疮合剂"：

柴胡 10g，当归 15g，白芍 15g，薄荷 10g^{后下}，牡丹皮 10g，生栀子 10g，枇杷叶 15g，白芷 10g，皂角刺 15g，冬瓜子 10g，天花粉 15g，炙甘草 10g。

3. 肝郁化火犯胃之吐酸。古人云"肝主曲直作酸"，故吐酸之证当责之于肝。临证方选丹栀逍遥散合左金丸加减：柴胡 10g，当归 15g，白芍 15g，薄荷 6g^{后下}，生栀子 10g，牡丹皮 10g，川黄连 12g，吴茱萸 2g，瓦楞子 15g。

4. 热淋（尿路感染或结石）。多由肝郁化火，下移膀胱，热郁气结，膀胱气化不利而致。以小便赤涩热痛，少腹拘急，性急易怒，口苦咽干，舌红苔黄脉弦滑为辨证要点。临证常用组方：柴胡 10g，当归 10g，牡丹皮 10g，赤芍 10g，生栀子 10g，竹叶 10g，木通 10g，白茅根 30g，石苇 30g，白术 15g。

5. 少阳头痛（偏头痛）。偏头痛是一类发作性且常为单侧的搏动性头痛。于教授认为，从发病原因、疼痛部位、伴随症状等方面来讲，偏头痛的病位主要在肝胆，其基本病机是肝失条达，挟邪上扰，头侧肝胆经络不利，不通而痛。临证方选自拟"肝郁头痛方"：柴胡 10g，黄芩 10g，川芎 15g，牡丹皮 10g，生栀子 10g，地龙 10g，细辛 3g，蔓荆子 15g，蜈蚣 2 条，薄荷 6g^{后下}，当归 15g，白芍 15g。

6. 月经不调（月经过多或先后不定期）。临证常用组方：柴胡 10g，白芍 15g，当归 15g，薄荷 6g^{后下}，牡丹皮 10g，生栀子 10g，白术 10g，茯苓 10g，炙甘草 10g，侧柏叶 15g，黄芩炭 10g。

【药理研究】

栀子，为茜草科植物栀子 *Gardenia jasminoides* Ellis 的干燥成熟果实，其根也可入药。现代药理学研究表明，栀子具有护肝、利胆、降压、镇静、止血、消肿等多种作用。其主要化学成分包括有机酸酯类、环烯醚萜苷类、二萜类及其他类化合物。其主要药效成分包括以栀子苷为主的环烯醚萜类和藏红花苷类化合物。栀子中的京尼平苷对肝细胞微粒体内的 CYP4502E1 具有明显的抑制作用，并能增强肝脏内谷胱甘肽还原酶和谷胱甘肽转移酶的活性。实验证明，栀子苷是利胆的有效成分，以十二指肠给药可明显增加胆汁的流量，改变胆汁的成分，降低胆汁内胆固醇的含量，增加胆汁内碳酸氢根的浓度，为栀子清利下焦湿热，治疗肝胆湿热之黄疸的作用提供了药理学依据。栀子苷能延长热刺激所致小鼠的无痛觉反应时间，抑制醋酸诱发小鼠扭体反应，抑制二甲苯引起的小鼠耳肿胀，降低腹腔毛细血管渗透液的吸光值，具有抗炎镇痛作用，为栀子清热解毒功效提供了理论依据。栀子苷还具有抗脑出血炎症反应、抗氧化、抗炎镇痛的作用。栀子中所含藏红花素具有抗肿瘤、降血脂、有效抑制氧自由基及黄嘌呤氧化酶的活性、抗氧化的作用，对炎症早期毛细血管通透性增高、渗出和水肿，以及炎症引起的疼痛具有明显拮抗作用。藏红花酸具有抗动脉粥样硬化、抗心肌缺血、抗肿瘤、抗血小板聚集、降低胆固醇和增加脂肪代谢，改善微循环，促进胆汁分泌和排泄，减少肝脏脂肪堆积，改善脂质代谢等作用。这些研究结果进一步揭示了栀子清热利湿，凉血解毒功效的物质基础。

牡丹皮，为毛茛科植物牡丹 *Paeonia suffruticosa* Andr. 的干燥根皮，含芍药苷，氧化芍药苷，苯甲酰芍药苷，牡丹酚，牡丹酚苷，牡丹酚原苷，牡丹酚新苷，苯甲酰基氧化芍药苷，2，3- 二羟基 -4- 甲氧基苯乙酮，3- 羟基 -4- 甲氧基苯乙酮，1，2，3，4，6- 五没食子酰基葡萄糖、没食子酸等。实验发现，牡丹皮能增加麻醉犬心脏冠状动脉血流量，减少心输出量，降低左心室做功的作用。对实验性心肌缺血有明显保护作用，并且持续时间较长，同时降低心肌耗氧量，可为牡丹皮清心除烦功效提供药理学依据。苯甲酰芍药苷对二磷酸腺苷引起的血小板凝集有抑制作用，可防止微血栓的形成。李薇等的实验数据显示，丹皮酚可以影响多种血液流变学指标，主要表现在降低全血黏度，使红细胞压积降低，同时降低红细胞聚集性和血小板黏附性，增强红细胞的变形能力，从而抑制动脉粥样硬化（AS）产生，这为牡丹皮的活血化瘀功效提供了药理学依据。此外，有现代药理研究发现，丹皮多糖 -2b 及丹皮酚有显著降糖作用。

参考文献

[1] 张立明，何开泽，任治军，等.栀子中京尼平甙对 CCl_4 急性小鼠肝损伤保护作用的生化机理研究（英文）[J]. 应用与环境生物学报，2005，11（06）：669–672.

[2] 陈雁，张现涛，张雷红，等.栀子化学成分及药理作用研究进展 [J].海峡药学，2010，22（12）：1–5.

[3] 孟祥乐，李红伟，李颜，等.栀子化学成分及其药理作用研究进展 [J].中国新药杂志，2011，20（11）：959–966.

[4] 方尚玲，刘源才，张庆华，等.栀子苷镇痛和抗炎作用的研究 [J].时珍国医国药，2008，19（06）：1374–1376.

[5] 严永清，余传隆.中药辞海（第2卷）[M].北京：中国医药科技出版社，1996：282.

[6] 宋丽明.牡丹皮中2种单萜的立体结构及自由基清除作用 [J].国外医学（中医中药分册），2002，24（01）：29-30.

[7]Yoshikawa M，etal.中药牡丹皮中5种新的抗氧化糖苷没食子酰氧化芍药苷及酚糖苷的分离 [J].国外医学（中医中药分册），1994，16（1）：43.

[8] 刘春生，王海.牡丹皮·药用动植物种养加工技术 [M].北京：中国中医药出版社，2001：77-85.

[9] 李薇，王远亮，蔡绍皙，等.丹皮酚和阿司匹林对大鼠血液流变性影响的比较 [J].中草药，2000，31（01）：31-33.

（编者：曹旭焱）

黄连　紫苏叶

【药性功效】

黄连，又名云连、雅连、川连、味连、鸡爪连，主产于四川、湖北、云南等地。味苦，性寒，归心、脾、胃、肝、胆、大肠经。具有清心火，去胃肠湿热，解热毒之功效。临床常入汤剂煎服，常用量2~5g；外用适量。《本草新编》言黄连："入心与胞络。最泻火，亦能入肝。大约同引经之药，俱能入之，而入心，尤专经也……解暑热、湿热、郁热，实有专功。"《神农本草经》言本品："治热气目痛，眦伤泣出，明目，肠澼腹痛下痢，妇人阴中肿痛。久服令人不忘。"《本草纲目》言："黄连大苦大寒，用之降火燥湿，中病即当止。"

紫苏叶，又名苏叶、赤苏、紫苏、皱苏、尖苏、香苏叶、鸡冠紫苏等，主产于江苏、湖北、广东、河南、河北、山东、浙江、四川等地。味辛，微温，归肺、脾经。具有解表散寒，行气宽中的功效。临床多入汤剂煎服，常用量5~9g。《滇南本草》言本品可"发汗，解伤风头痛，消痰，定吼喘"。《本草纲目》载紫苏叶可"行气宽中，消痰利肺，和血、温中、止痛、定喘、安胎"。

【作用特点】

黄连，味苦能燥湿而去垢，性寒能泻火解毒而不滞，又因其归心、脾、胃、肝、胆、大肠经，故可清上、中、下三焦之湿热，如配伍黄芩、黄柏、栀子可治三焦热盛，高热烦躁。其一，清泻心火，对心经热证所表现的烦躁、焦虑、不寐等症状，可配伍肉桂。其二，清热燥湿，对脾胃湿热所表现的胃脘部不适感、隐痛、胀痛、灼痛等，治疗上多攻补兼施，以黄连奏清热燥湿之功，配伍半夏、黄芩、干姜、甘草、人参等，如半夏泻心汤。其三，泻火解毒，对热毒炽盛所表现的疮痈疔肿初起，或见红肿疼痛者，常与金银花、黄芩、连翘等清热解毒药同用；与淡竹叶配伍可用于目赤肿痛。本品酒炙后能引药上行，缓和其寒性，免伤脾胃，善清头目之火；姜炙后减弱黄连苦寒败胃之偏性，同时加强其止呕的功用；吴茱萸炙后可抑制其苦寒之性而增强降逆之效，以增强其制酸、止呕功用。同时黄连为治泻痢的要药，对湿热痢疾可配伍木香，兼表证可与葛根、黄芩合用；正如《珍珠囊》言黄连："其用有六：泻心脏火，一也；去中焦湿热，二也；诸疮必用，三也；去风湿，四也；治赤眼暴发，五也；止中部见血，六也。"

紫苏叶，味辛能行散，性微温能散寒，又因其归肺、脾经，故入肺能解表散寒，入脾能行气宽中。其一，解表散寒。对风寒表证，症见外感风寒，恶寒发热，头痛无汗，咳嗽气喘者，常配伍麻黄、杏仁、桑白皮等。其二，行气宽中。对脾胃气滞证，症见脘腹胀闷，呕恶腹泻，咽中梗阻者，可配伍香附、陈皮、藿香等。其三，止血。《本草纲目》上记载紫苏"其味辛，入气分；其色紫，入血分"；"金疮出血不止以嫩苏叶，桑叶同捣贴之"，可见其具有止血作用，内服外敷均可使用。此外，气滞胎动不安者，亦可用本品。

【配伍应用】

黄连与紫苏叶伍用，见于《温热经纬》之苏叶黄连汤。黄连，长于清热燥湿，泻心火，清胃热。紫苏叶，解表散寒，行气宽中，具有和胃止呃逆之功。于教授认为，黄连为大苦大寒之品，专泻心胃之火，其与辛散性温的紫苏叶配伍，一寒一热，不仅制约其苦寒之性，尚有辛开苦降之功。二药配伍，实乃苦辛通降之法。临床上，湿热阻滞中焦，症见脘腹胀闷，胃痛，呕恶者，可用之。

1. 胃脘痛，痰热互结兼气滞者，临床以胃脘灼痛或胀痛，嗳气或呃逆，恶心欲吐为主症。临证方选小陷胸汤合苏叶黄连汤加减：半夏 10g，全瓜蒌 30g，黄连 12g，紫苏叶 6g，枳壳 10g，生姜 3 片。若临床症见嗳气、呃逆者，加旋覆花 10g，代赭石 15g；症见吐酸者，加吴茱萸 3g，瓦楞子 15g；症见胃痛甚者，加延胡索 10g，川楝子 10g。

2. 妊娠恶阻。临证方选自拟"降逆止呃汤"加减：灶心土 30g，黄连 12g，紫苏叶 6g，竹茹 10g，陈皮 10g，枇杷叶 15g，生姜 3 片。

【药理研究】

黄连，为毛茛科植物黄连 *Coptis chinensis* Franch.、三角叶黄连 *Coptis deltoidea* C. Y. Cheng et Hsiao 或云连 *Coptis teeta* Wall. 的干燥根茎。其主要含原小檗碱型生物碱类化合物，主要包括小檗碱、巴马丁、黄连碱、甲基黄连碱、药根碱、木兰碱等；所含酸性成分有阿魏酸、氯原酸等。现代研究证明，黄连有抑菌、抗病毒、调节体温的作用，对肺炎球菌、白喉棒状杆菌、金黄色葡萄球菌等革兰氏阳性菌（G⁺ 菌），大肠杆菌、伤寒杆菌、霍乱弧菌、淋球菌等革兰氏阴性菌（G⁻ 菌），以及白色念珠菌、红色毛癣菌等真菌都很敏感，对柯萨奇病毒、流感病毒、风疹病毒、单纯疱疹病毒等很多病毒均有抑制作用，这为黄连清热、泻火、解毒提供了理论依据。同时，黄连还可降低血糖、抗心律失常、抗心力衰竭、治疗心肌炎、抗脑缺血缺氧，具有降血压、抗癌、抗血小板聚集的作用，对 T 细胞早期活化抗原 CD69 和中期活化抗原 CD25 的表达有明显抑制效应，其清心火功效或与其抗心律失常、降血压等药理作用相关。

紫苏叶，为唇形科植物紫苏 *Perilla frutescens* (L.) Britt 的干燥叶（或带嫩枝）。其主要成分为挥发油，主要有效成分是紫苏醛，还有少量的柠檬烯及 A– 蒎烯等。研究表明，紫苏叶具有止血、抗凝、抗菌、抗病毒、镇静、镇痛、抗炎、抗过敏、抗氧化、抗肿瘤等作用。由于紫苏叶中含大量挥发油，其芳香易挥发之性或可解释紫苏叶辛散温通之性，而紫苏叶具有止血及抗凝作用，确与古代文献中所述紫苏叶"入血分""善和血"的描述相符。

参考文献

[1] 田智勇，李振国 . 黄连的研究新进展 [J]. 时珍国医国药，2004，15（10）：704-706.

[2] 邱世翠，荣先国，邸大琳，等.黄连的体外抑菌作用研究 [J].时珍国医国药，2002，13（04）：196.

[3] 康艳辉，朱廷春，王培培，等.岩黄连提取物的药理学研究现状 [J].吉林中医药，2011，31（06）：578-580.

[4] 谷臣君.黄连注射液抗内毒素致兔发热及机理研究 [D].重庆：西南大学，2008.

[5] 黄伟民，吴子达，徐有秋.黄连素治疗心律失常的基础电生理学研究 [J].心电学杂志，1985，（01）：2-4+32.

[6] 李俏，迟晓玲.黄连素治疗高血压临床及机理研究概述 [J].中医药信息，2003，20（04）：12-13.

[7] 余园媛，王伯初，彭亮，等.黄连的药理研究进展 [J].重庆大学学报（自然科学版），2006，29（02）：107-111.

[8] 刘浏.紫苏叶的研究进展 [J].中国医学创新，2012，9（06）：162-164.

（编者：张建平）

栀子　淡豆豉

【药性功效】

栀子的药性功效见第 7 页。

淡豆豉，又名大豆豉、香豉，全国各地均产。味苦、辛，性凉，归肺、胃经。具有解表，除烦，宣发郁热之功。临床常入汤剂煎服，用量为 6~12g。《本草拾遗》言本品可"解烦热热毒，寒热虚劳，调中发汗，通关节，杀腥气，伤寒鼻塞"。

【作用特点】

栀子的作用特点见第 8 页。

淡豆豉，辛散轻浮，凉能透热，又因其入肺、胃经，故其入肺经可轻宣解表，宣发郁热；入胃经可清热除烦。其一，疏散表邪。其发汗解表之力平稳，可用于风寒、风热所致的发热、头痛、恶寒，多与金银花、连翘、葱白配伍，以增强解表清热之功。其二，透热除烦。治疗外感热病，邪热内郁胸中，虚烦不眠等症，常与清火除烦的栀子同用，如栀子豉汤。

【配伍应用】

栀子与淡豆豉配伍，见于《伤寒论》，仲景云："虚烦不得眠，若剧者，必反复颠倒，心中懊憹，栀子豉汤主之。"栀子味苦性寒，《本草思辨录》云其"总不离乎解郁火"；淡豆豉能解表除烦，宣发郁热，二者剂量以 1:1 为宜。两药相伍，宣中有降，降中有宣，共奏清宣郁热、和胃除烦之功效，是临床上较为常用的经典配伍。该药对可以治疗外感热病之热郁胸膈而致虚烦不得眠，心中懊憹诸证；在内伤杂病中，凡病机是无形郁热之邪扰于胸膈者，均可用之。

1. 反流性食管炎。临床症见：胸骨后或胃脘部灼热疼痛，心中懊憹，饥不能食，或反酸嗳气，恶心呕吐，或胃脘胀闷，舌红苔黄或黄腻，脉多弦滑。于教授自拟"栀豉陷胸汤"治之：栀子 10g，淡豆豉 10g，半夏 10g，瓜蒌 15g，黄连 12g，吴茱萸 3g，瓦楞子 15g。若病程日久，胸痛明显者，加郁金 10g、丹参 15g、川楝子 10g；恶心呕吐明显者，加竹茹 10g、苏叶 6g；嗳气食少明显者，加炒莱菔子 10g、鸡内金 10g。

2. 心脏神经官能症。临床症见：心悸而烦，精神焦虑，胸闷胸痛，善太息，夜寐不安，时呃逆恶心纳呆，舌红苔黄腻，脉弦滑。于教授自拟"栀豉温胆汤"治之：栀子 10g，淡豆豉 10g，陈皮 10g，半夏 10g，茯神 10g，炙甘草 10g，竹茹 10g，枳壳 10g，生龙齿 30g^{先煎}。失眠明显者，加夏枯草 15g，半夏加至 15g，调和阴阳；自汗明显者，加浮小麦 30g、煅牡蛎 30g^{先煎}；痰瘀互结致胸痛者，加丹参 30g、檀香 6g、砂仁 6g（丹参饮）。

【药理研究】

栀子的药理研究见第 9~10 页。

淡豆豉，为豆科植物大豆 *Glycine max*（L.）Merr. 成熟种子的发酵加工品。其主要成分有豆豉溶栓酶、大豆异黄酮、大豆低聚糖、大豆多肽、褐色色素、大豆皂苷等，可以起到抗变异原、抗癌、溶解血栓（溶栓）、抗氧化、降血压和抗菌等作用。大豆异黄酮具有清除自由基、抗真菌及真菌毒素、抗血管收缩、抗溶血因子等生物学活性，所以在抗肿瘤、抗氧化、防治老年人毛细血管脆化等方面起着重要的作用，是目前大豆中最引人注意的一种功能性成分。

栀子与淡豆豉合用的经典方剂为栀子豉汤，现代临床主要将其用于治疗更年期抑郁症、失眠、神经衰弱等，亦用于治疗食管炎、急性胃炎、胆囊炎等，只要符合其主治病机，皆可加味运用。

参考文献

[1] 唐传核，彭志英 . 浅析大豆发酵食品的功能性成分 [J]. 中国酿造，2000，
（05）：8-10.

（编者：袁宏伟）

栀子　茵陈

【药性功效】

栀子的药性功效见第 7 页。

茵陈，又名白蒿、牛至、因尘、田耐里、马先、绒蒿、细叶青蒿、安吕草等，主产于安徽、浙江、江苏、陕西、山西等地。味苦，性微寒，归脾、胃、肝、胆经。具有清利湿热，利胆退黄之功效。临床常入汤剂煎服，用量为 6~15g；外用适量。《神农本草经》载本品："治风湿寒热邪气，热结黄疸。"《名医别录》云："通身发黄，小便不利，除头痛，去伏瘕。"

【作用特点】

栀子的作用特点见第 8 页。

茵陈，苦泄下降，性寒清热，善清利脾胃肝胆湿热，具有清利湿热，利胆退黄的功效。其一，清热利湿。茵陈苦寒，可用于湿热内蕴之风瘙瘾疹，湿疮瘙痒，可单味煎汤外洗，也可与黄柏、苦参、地肤子等同用。其二，利胆退黄。茵陈为治黄疸之要药，治疗身目发黄，小便短赤之阳黄证，常与栀子、黄柏、大黄同用，如茵陈蒿汤（《伤寒论》）；治疗黄疸湿重于热者，可与茯苓、猪苓同用，如茵陈五苓散（《金匮要略》）；治疗脾胃寒湿郁滞，阳气不得宣发之阴黄，多与附子、干姜等配伍，如茵陈四逆汤。

【配伍应用】

栀子与茵陈伍用，见于《伤寒论》茵陈蒿汤。栀子气薄味厚，清降下行，善清三焦之火，兼利小便，长于清热利湿、凉血、泻火解毒；茵陈功擅清热除湿以退黄。

于教授认为，黄疸多因湿热相搏而发，临证需首辨证候性质，即"阳黄"与"阴黄"。阳黄者，身目黄色鲜明，苔黄腻，脉弦滑；阴黄者，身目黄色晦暗，苔白腻，脉弦细或弱。栀子与茵陈配伍，主要适用于湿热内阻中焦，郁而不达，湿热熏蒸肝胆、肌肤而发的阳黄证。于教授针对此类病症，以栀子和茵陈为主药，自拟"清肝退黄合剂"治之：茵陈 30g，栀子 10g，鸡骨草 15g，虎杖 10g，郁金 10g，牡丹皮 10g，泽泻 30g，黄柏 10g，赤芍 10g，车前子 30g。该方治疗急性黄疸性肝炎、慢性肝炎活动期（湿热发黄者），疗效颇佳。临证见大便秘结者，加生大黄 10g^{后下}，以荡涤肠胃之瘀热，助退黄之力；见胃失和降，心烦欲呕者，加黄连 10g、苏叶 6g，以清热除烦，和胃降逆；见脘闷纳少者，加白蔻仁 10g、砂仁 6g、鸡内金 10g，以芳香化湿，宣利气机；见胁痛明显者，加川楝子 10g、延胡索 10g，以疏肝解郁，行气止痛。

【药理研究】

栀子的药理研究见第 9~10 页。

茵陈，为菊科植物滨蒿 *Artemisia scoparia* Waldst. et Kit. 或茵陈蒿 *Artemisia capillaris* Thunb. 的干燥地上部分。目前，从茵陈中分离鉴定出来的有效成分有 70 余种，主要分为以下 5 类：香豆素类，包括滨蒿内酯、东莨菪素、七叶亭、东莨菪苷等；苯环有机酸类，包括咖啡酸、阿魏酸、香草酸、绿原酸、茵陈香豆酸乙等；黄酮类，包括中国蓟醇、蓟黄素、杜荆素、槲皮苷、金丝桃苷等；色酮类，包括茵陈色原酮、7 - 甲基茵陈色原酮、6 - 去甲氧基茵陈色原酮等；醛酮类，包括三十二烷醇、二十烷酸二十六烷醇酯等。这些有效成分主要有保肝、利胆、抗炎、抗氧化、抑制肥胖、抗癌、降糖、降血脂等药理作用，是茵陈治疗湿热黄疸的药理学物质基础。

现代临床中，栀子与茵陈合用主要是治疗急慢性肝炎、胆囊炎、黄疸等疾病。栀子中含有栀子素、红花素、黄酮类化合物等，能减少血中胆红素，加强胆囊收缩，促进胆汁排泄；茵陈中含有茵陈酮、叶酸、B- 蒎烯等，有显著增加胆汁分泌，利胆，拮抗溶血，改善丙氨酸转移酶及退黄等功效。

参考文献

[1] 王茜 . 茵陈的药理作用及其主要化学成分药物代谢动力学研究进展 [J]. 安徽中医学院学报，2012，31（04）：87-90.

[2] 傅浩忠，赖利玲，黄文清. 茵栀黄注射液治疗小儿蚕豆病 50 例分析 [J]. 中国实用儿科杂志，2001，（12）：762.

（编者：袁宏伟）

青葙子　蒺藜

【药性功效】

青葙子，又称鸡冠子、草决明等，主产于我国中部及南部。味苦，性微寒，入肝经。具有清肝泻火，明目退翳之功效。临床多煎汤服，常用量为 10~15g。《药性论》载本品"治肝脏热毒冲眼，赤障青盲翳肿"。《本经逢原》言："青葙子，治风热目疾，与决明子功同……其治风瘙身痒，皮肤中热，以能散厥阴经中血脉之风热也。"《中华人民共和国药典》（简称《中国药典》）言本药治肝虚目疾不宜单用，有扩散瞳孔作用，青光眼患者禁服。

蒺藜，又称白蒺藜、刺蒺藜、硬蒺藜等，主产于河南、河北、山东、安徽等地。味辛、苦，性微温，有小毒，入肝经。具有平肝疏肝，祛风明目之功效。临床多煎汤服，常用量为 6~9g；或入丸、散剂；外用适量。《神农本草经》言本品"治恶血，破癥结积聚，喉痹，乳难。久服，长肌肉，明目"。《本草求真》谓之"宣散肝经风邪，凡因风盛而见目赤肿翳，并通身白癜瘙痒难当者，服此治无不效"。

【作用特点】

青葙子，苦寒清热，又因其入肝经，故能清肝泻火，明目退翳，治疗厥阴热盛诸症。其一，清肝泻火。青葙子有平抑肝阳之效，善解郁热，症见急躁易怒、头晕耳鸣、胸闷胁胀、气郁不舒者，皆可疏散之；对肝阳化火所致头痛、眩晕及烦躁不安，可配伍石决明、栀子、夏枯草等药。其二，明目退翳。青葙子善治目疾，对肝火上炎所致目赤肿痛、眼生翳膜、视物昏花等症，常与决明子、茺蔚子、羚羊角同用；对肝虚血热所致的视物昏花，常配伍生地黄、玄参、车前子；对肝肾亏损所致的目昏干涩，可与菟丝子、肉苁蓉、山药配伍。此外，青葙子善治皮肤疾病，常用于治疗风邪所致瘙痒，皮肤中热，或外生疮癣者。

蒺藜，善于破邪攻积，对诸郁难消者均有奇效。其一，平肝。本品味苦，入肝经，对肝阳上亢等，有平抑肝阳之功，临床常与橹豆衣、苦丁茶、菊花、生白芍、钩藤、珍珠母等配伍治疗肝阳上亢之头目眩晕等症。其二，疏肝。本品辛散苦泄，可入血分而活血，功能疏肝而散郁结，对肝气郁结所致的胸胁不舒及胀痛等症，常与柴胡、橘叶、青皮、香附等配伍应用；还可治疗产后肝郁之乳汁不通，常配伍穿山甲、王不留行等。其三，祛风。本品清扬疏散，能祛风止痒，常与蝉衣、防风、荆芥等疏风之品同用，用以治疗风疹等皮肤瘙痒；亦可配伍当归、首乌等，治疗血虚风盛之瘙痒。其四，明目。本品可疏散肝经风热，故对肝经风热所致目赤多泪有奇效，常与菊花、蔓荆子、决明子、青葙子等配伍；还可明目退翳，乃祛风明目之要药，常用于治疗风热目赤，多泪，翳膜遮睛等症。其五，消肿。蒺藜可破宿血，化痰湿，使邪气得出，对痰瘀结聚而致痈肿、疮毒等，均能活血化瘀、祛痰消肿。但其性横行排荡，药力凶猛，故阴虚不足、精髓血津枯燥者及孕妇皆禁服。

【配伍应用】

青葙子，功专"清泻肝经实火以明目"；蒺藜，疏肝风解郁结而明目。二药合用，气火同治，一疏肝气，一清肝火，共奏疏风清热，泻肝明目之功，同为治风明目之要药。临床上，于教授多用该药对治疗风热上攻、肝火上炎的目赤、云翳、迎风流泪，肝阳上亢之头晕目眩，以及肝郁化火日久，灼液成痰，痰与瘀血互结，结于目窠而引起的突眼等症。

1. 风热上攻，肝火上炎所致目赤肿痛、迎风流泪、翳膜遮睛（云翳）。方用：青葙子 10g，蒺藜 10g，黄芩 10g，木贼草 10g，薄荷 10g，赤芍 10g，生甘草 10g，密蒙花 10g 等。

2. 肝阳上亢之头晕目眩。方用：天麻 10g，钩藤 30g，珍珠母 30g，青葙子 10g，蒺藜 10g，苦丁茶 10g 等。

3. 甲状腺功能亢进症突眼（甲亢突眼）。于教授自拟"平突煎"治之：夏枯草 15g，生牡蛎 30g，青葙子 10g，蒺藜 10g，莪术 10g，密蒙花 10g，玄参 20g。

【药理研究】

青葙子，为苋科植物青葙 *Celosia argentea* L. 的干燥成熟种子。青葙子含大量氨基酸、不饱和脂肪酸、油酸、亚油酸、亚麻酸、烟酸及三萜皂苷类化合物等成分。现代研究表明，青葙子主要药理作用有：其一，保肝作用。青葙子水提液可以非常有效地防止其他物质对肝细胞的毒性作用，且其酸性多糖成分具有提高肝、脾自然杀伤细胞（NK 细胞）活性的作用，可有效保护肝细胞，为青葙子的平肝功效提供了药理学依据。其二，可增强晶状体的抗氧化能力，预防晶状体损伤；还可有效防止晶状体上皮细胞的凋亡，降低眼压，为青葙子的明目功效提供了药理学依据。其三，降血糖。青葙子醇提物和水提物均有一定的降血糖功效，其粗多糖成分具有明显促进胰岛素分泌作用。此外，青葙子还具有降脂，抗动脉粥样硬化，抗菌，抗肿瘤，免疫调控作用。

蒺藜，为蒺藜科植物蒺藜 *Tribulus terrestris* L. 的干燥成熟果实，花、茎、根均可入药。其主要含有皂苷、黄酮、生物碱、多糖等，还含有甾醇、氨基酸、萜、脂肪酸、无机盐等成分。从对心血管系统的作用来看，白蒺藜叶粗皂苷制剂可增强心肌收缩力，减慢心率，扩张冠状动脉和外周血管，有缓和的降压作用，亦有明显的抗心肌缺血作用，可明显降低血中胆固醇的水平，从而起到抗动脉粥样硬化的作用，表明其可能是蒺藜平肝疏肝的有效药理成分。此外，从白蒺藜全草中提取的有效成分，可改善血流动力学，抑制血小板聚集。白蒺藜亦有抗衰老作用，蒺藜茎叶粗皂苷对高温、低温、缺氧等刺激均有明显的抵御作用，有抑制亚急性衰老所致体重减轻、脾脏及胸腺萎缩的作用。从抗肿瘤方面分析，白蒺藜的有效成分哈尔明盐酸盐，对体外培养的低分化鼻咽癌细胞株 CNE2 生长具有抑制作用，且无明显毒性。研究显示，白蒺藜提取物尚有抑菌作用，可抑制金黄色葡萄球菌及大肠杆菌的生长。

参考文献

[1] 林文群，陈忠，刘剑秋. 青葙子化学成分初步研究 [J]. 亚热带植物科学，2003，32（01）：20-22.

[2] 孙振亮. 青葙子化学成分及保肝活性的研究 [D]. 上海：第二军医大学，2009.

[3] 姜杰，郭美丽，王小燕，等. 青葙子药理作用及鉴别研究概况 [J]. 药学实践杂志，2008，26（05）：337-339.

[4] 淤泽溥，李文明，蒋家雄. 青葙子对家兔瞳孔和眼内压的影响 [J]. 云南中医杂志，1990，11（01）：30-31.

[5] 梁琳. 青葙总皂苷的保肝、降血脂以及抗动脉粥样硬化药效学研究 [D]. 上海：

第二军医大学，2011.

　　[6] 万春辉，陈占峰.青葙子的研究 [J].长春中医药大学学报，2011，27（06）：1053-1055.

　　[7] 郭艳，殷惠军，史大卓，等.白蒺藜及其有效成分在心血管疾病中的应用进展 [J].中西医结合心脑血管病杂志，2005，3（02）：156-157.

　　[8] 卢军.白蒺藜的药理作用及临床应用 [J].现代医药卫生，2008，24（17）：2670.

（编者：张建平）

黄连　蚕沙

【药性功效】

黄连的药性功效见第 11 页。

蚕沙，又称蚕砂、蚕屎、原蚕屎、马鸣肝、晚蚕矢等，主产于江苏、浙江、四川等地。味甘、辛，性温，归肝、脾、胃经。具有祛风除湿、和胃化湿的功效。临床多煎汤服，常用量为 5~15g；外用适量。《名医别录》言本品："主肠鸣，热中消渴，风痹，瘾疹。"

【作用特点】

黄连的作用特点见第 12 页。

蚕沙，味辛甘能发散，性温能燥，又因其归肝、脾、胃经，故入肝经能祛风舒筋活络，入脾、胃经能和胃化湿。其一，祛风除湿。《本草汇言》言本品："味甘，气温，可升可降，可行可散。"因此蚕沙可祛风，温燥而通，又善于通络，可治疗各种痹症，用于风湿寒痹，可与羌活、威灵仙等同用；用于风湿热痹，可配伍防己、薏苡仁、栀子等。《本草纲目》云："蚕性燥，燥能祛风除湿，故蚕沙主疗风湿之病。有人病风痹，用此熨法得效。"其二，和胃化湿。蚕沙归肝、脾、胃经，甘温行散，可以和胃化湿，用于吐泻转筋，湿去则泄泻可止、筋脉可舒，配伍木瓜、吴茱萸、薏苡仁可治疗湿浊中阻所致的腹痛吐泻转筋。这在《本草再新》中就有记录："治风湿遏伏于脾家筋骨疼痛，皮肤发肿，腰腿疼痛，血淤血少，痘科浆靥不起。"此外，蚕沙亦能外用，配伍白鲜皮、地肤子、蝉蜕可用于治疗风疹、湿疹。

【配伍应用】

黄连，功专清热燥湿，泻火解毒；蚕沙，长于祛风除湿，和胃止泻。二者配伍，一寒一温，一降一散，泻热而不致苦寒太过而伤胃，除湿而不致辛温太盛而伤阴。于教授在临床上使用黄连与蚕沙配伍，主要取其清热燥湿之功效，用于肝郁土壅，湿热内生而引起的消渴（糖尿病）。

于教授认为，消渴多以三消分治，但从临床实践来看，许多患者的临床表现多无典型的"三多一少"症状，其主证与兼证多与肝密切相关，故提出"消渴从肝、从痰湿论治"的诊疗思路。肝郁土壅，湿热中阻之证，症见：平素生气郁怒，形体肥胖，口苦口渴，胸闷纳呆，头沉身重，四肢乏力，舌体胖大，舌苔腻，脉象弦数。于教授临证常方选自拟"消渴煎Ⅱ号方"：苍术 12g，白术 12g，黄连 12g，柴胡 10g，荷叶 10g，枳壳 10g，葛根 10g，鸡内金 10g，栀子 10g，蚕沙 10g，茵陈 15g。方中以柴胡、枳壳疏肝解郁，升降气机，气行湿自消；以苍术、黄连、蚕沙、栀子清热燥湿；以葛根、荷叶升胃中之清气，生津止渴；以鸡内金消食健胃。

【药理研究】

黄连的药理研究见第 13 页。

蚕沙，为蚕蛾科昆虫家蚕 *Bombyx mori* Linnaeus 幼虫的干燥粪便。其主要化学成分包括生物碱、黄酮、木质素、萜、植醇和叶绿素盐、氨基酸等。蚕沙中的叶绿素铜钠盐和其甲醇提取物有抗肿瘤的作用，这说明蚕沙有活血定痛的功效；蚕沙能有效提高缺铁性贫血患者的血红蛋白水平、平均血红蛋白浓度、血清铁蛋白含量，说明蚕沙可以补血；此外，蚕沙中的叶绿素铜钠盐还有保肝作用，说明其有抗病毒、抗炎和抗菌、降血糖、增强免疫、抗氧化的作用。

参考文献

[1] 张瑞杰 . 蚕砂的药用价值研究 [J]. 医药导报，2013，32（09）：1195-1199.

（编者：张美玉）

蝉蜕　胖大海

【药性功效】

蝉蜕，又称蝉退、蜩甲、蝉壳、伏蜟、枯蝉、金牛儿、蝉衣、唧唧猴皮、知了皮等，主产于山东、河南、河北、湖北、江苏、四川、安徽等地，以山东产量较大。味甘，性寒，归肺、肝经。具有疏散风热，利咽开音，透疹，明目退翳，息风止痉的功效。临床常煎汤服，常用量为 3~10g。《本草纲目》载其："治头风眩运，皮肤风热，痘疹作痒，破伤风及疔肿毒疮，大人失音，小儿噤风天吊，惊哭夜啼，阴肿。"

胖大海，又称大海、大海子、大洞果、大发等，原产于热带，分布于越南、印度、马来西亚等地，在中国海南部分地区也有引种。味甘，性寒，归肺、大肠经。具有清肺化痰、利咽开音、润肠通便的功效。临床可沸水泡服或煎汤服，常用量为 2~4枚。《本草正义》言其："善于开宣肺气，并能通泄皮毛，风邪外闭，不问为寒为热，并皆主之。亦能开音治瘖，爽嗽豁痰。"

【作用特点】

蝉蜕，味甘，性寒，能清热，又因其归肺、肝经，故能疏散肺经、肝经风热。其一，疏散风热，利咽开音。本品甘寒清热，质轻上浮。常用于疏散肺经风热，以宣肺利咽、开音疗哑。治疗风热表证常与薄荷、牛蒡子、连翘、桔梗、甘草等同用；对风疹瘙痒也有祛风止痒的功能；治疗风邪郁肺、肺气失宣所致音哑，取蝉蜕宣肺利咽开音之功，常与桔梗、木蝴蝶、胖大海等同用。其二，透疹。蝉蜕可透发且有清热作用，因其主要作用为疏散风热，故多用于麻疹初起透发不畅者，常与牛蒡子、薄荷同用；如热盛疹出不畅，可配伍紫草、连翘等。其三，明目。蝉蜕入肝经，长于疏散肝经风热而有明目退翳之功，可与菊花、谷精草、白蒺藜等同用。其四，息风止痉。蝉蜕既能祛外风，又能息内风而定惊解痉，对破伤风出现四肢抽搐，可与全蝎等同用；对惊风、小儿夜啼出现惊痫不安者，可与钩藤等同用。

胖大海，味甘，性寒，能清热，又因其归肺、大肠经，故入肺经能清肺热，入大肠经能清大肠热。其一，清肺化痰，利咽开音。对因热毒或肺热内盛所致咽喉肿痛，可配伍甘草；对声音嘶哑、失音，可配伍蝉蜕、黄芪、党参。其二，润肠通便。胖大海为寒凉之品，归大肠经，具有清肠通便的作用，故可用于大肠积热引起的便秘、排便不畅。但其通便之力不强，只适用于轻症，且须配伍其他泻下药。但对脾胃虚寒者，表现为食欲减低、腹部冷痛、喜温喜按、大便溏薄等，当慎用胖大海。另外，女性月经期也应慎用本品。

【配伍应用】

蝉蜕与胖大海两药均味甘，性寒，皆入肺经。蝉蜕质轻上浮，善于疏散肺经风热；胖大海长于开宣肺气，通泄皮毛。二药配伍，于教授称其为"海蝉散"。二者一疏一宣，共奏清热宣肺，利咽开音之功，常用于治疗肺热火毒上攻之咽喉红肿疼痛，声音嘶哑等。

1. 失音。声音不扬，甚至嘶哑不能出声，称为"失音"。于教授认为，胖大海与蝉蜕是治疗失音的要药，不论"金实不鸣"或"金破不鸣"，皆可用之。"金实不鸣"乃肺为邪遏，肺窍不宣，偏于风热者，方用"海蝉Ⅰ号"：胖大海 10g，蝉蜕 10g，青果 10g，牛蒡子 10g，木蝴蝶 10g，射干 10g，薄荷 3g后下，金银花 15g 等；偏于风寒者，方用"海蝉Ⅱ号"：胖大海 10g，蝉蜕 10g，百部 10g，款冬花 10g，荆芥穗 10g，紫苏叶 10g，紫菀 10g，杏仁 10g 等。"金破不鸣"乃肺肾阴虚，阴液不得上承，方用"海蝉Ⅲ号"：生百合 20g，麦冬 15g，桔梗 10g，生甘草 10g，胖大海 10g，蝉蜕 10g，玄参 15g 等。

2. 喉痹（喉源性咳嗽）。顾名思义，本病多指因咽喉疾病引起的咳嗽，虽以咳嗽为主症，但由于病变部位在咽喉，故临证时必兼见咽部检查异常，咽喉不利，咽痛咽痒等。中医将本病归于"喉痹""咳嗽"范畴。于教授常以自拟"海蝉止嗽汤"治之：胖大海 10g，蝉蜕 10g，牛蒡子 10g，川贝母 10g，地龙 10g，木蝴蝶 10g，前胡 10g，生甘草 10g，桔梗 10g，炙百部 10g。临床见咽喉肿痛明显者，酌加金银花、板蓝根、金果榄以清喉利咽止痛；目睛发痒者，酌加薄荷、僵蚕以疏风清热止痒；咳痰黄稠者，酌加黄芩、瓜蒌、橘红以清肺化痰；肺热伤津，咽燥口干者，酌加麦冬、玄参、芦根以清热生津。

【药理研究】

蝉蜕，为蝉科昆虫黑蚱 *Cryptotympana pustulata* Fabricius 的若虫羽化时脱落的皮壳。其化学成分较为复杂，大多为大分子化合物，主要为氨基酸，以丙氨酸、脯氨酸和天冬氨酸等含量最高。此外，蝉蜕中还含有大量蛋白质、甲壳素、可溶性钙及24种微量元素。蝉蜕醇提物和水提物均有抗惊厥作用，其水提物的直接抑制作用显著，且抗惊厥作用强度明显强于醇提物。蝉蜕醇提物能显著减少正常小鼠自发活动，拮抗咖啡因的兴奋作用，与戊巴比妥类药物有协同作用，可增强催眠效力。蝉蜕提取物对组胺参与的致喘模型有明显的平喘作用，能稳定肥大细胞脱颗粒，阻滞过敏介质（如组胺等）释放，抑制变态反应及气道受损的程度，从而减缓气道炎症，降低气道高反应性，预防和治疗支气管哮喘。以上可为蝉蜕的疏散风热、利咽透疹、解痉功效提供药理学依据。

胖大海，为梧桐科植物胖大海 *Sterculia lychnophora* Hance 的干燥成熟种子。其含有丰富的水溶性多糖。种皮含有戊聚糖、半乳糖醛酸、阿拉伯糖、鼠李糖、半乳糖乙酸、钙、镁和活性成分胖大海素等多种成分，种仁主要含脂肪油。现代药理研究表明，胖大海具有较强的抗炎、抑菌、抑病毒、镇痛作用。多糖为胖大海的主要抗炎活性成分，对呼吸道常见菌（如金黄色葡萄球菌）的抑制作用较强，对痢疾杆菌引起的结肠黏膜充血、水肿等急性弥漫性纤维蛋白渗出性炎症有缓解作用。胖大海对非特异性免疫没有明显的增强作用，但能增强胸腺和脾脏的功能。此外，胖大海具有一定毒性，其果仁可引起动物呼吸困难、肺充血水肿、运动失调，其镇痛作用可能导致神经性抑制。

参考文献

[1] 王永梅，徐树楠，侯仙明，等．蝉蜕对哮喘大鼠模型支气管和肺组织形态学及血清中 IL-2、5 的影响 [J]. 中国中医基础医学杂志，2007，13（12）：948-949.

[2] 安忠兰，王尚德，任保成．胖大海治疗腹泻 560 例临床观察 [J]. 中医药研究，1994，（05）：12.

[3] 周长坚，林键，许凌枚，等．复方胖大海的药理研究 [J]. 福建中医学院学报，1994，（3）：30-33.

[4] 杜力军，孙绍美，於兰，等．国产与进口胖大海对小鼠抗炎和小肠推进作用比较 [J]. 中药材，1995，18（08）：409-411.

（编者：张少强）

木蝴蝶　牛蒡子

【药性功效】

木蝴蝶，又名玉蝴蝶、千张纸、白玉纸、银药、云故纸、白千层、纸肉、故纸等，主产于云南、贵州等地。味苦、甘，性凉，归肺、肝、胃经。具有清肺利咽，疏肝和胃的功效。临床常煎汤服，常用量为 1.5~3g。《滇南本草》言本品："定喘，消痰，破蛊积，除血蛊、气蛊之毒。又能补虚，宽中，进食。"

牛蒡子，又名恶实、鼠粘子、黍粘子、大力子、毛然子、黑风子等，主要分布于我国东北、西北、中南、西南及河北、山西、山东、江苏等地。味辛、苦，性寒，归肺、胃经。具有疏散风热，宣肺祛痰，利咽透疹，解毒消肿的功效。临床常煎汤服，常用量为 6~12g。《药品化义》言本品："主治上部风痰，面目浮肿，咽喉不利，诸毒热壅，马刀瘰疬，颈项痰核，血热痘，时行疹子，皮肤瘾疹。凡肺经郁火，肺经风热，悉宜用此。"

【作用特点】

木蝴蝶，味苦能泄，味甘和中，性凉能清热，又因其归肺、肝、胃经，入肺经能润肺，入肝经能疏肝，入胃经能和胃。于教授认为其作用特点有以下几点：其一，清肺利咽。为治疗咽喉肿痛的要药，多与玄参、麦冬、冰片等配伍，治疗邪热伤阴所致肺热咳嗽，咽喉肿痛，声音嘶哑等，还常与桔梗、桑白皮、款冬花配伍。其二，疏肝和胃止痛。可治疗肝郁气滞，肝胃气痛，脘腹胀痛等。木蝴蝶主要作用是润肺利咽，其疏肝作用较弱，临床上极少将其作为疏肝药物使用。

牛蒡子，味辛能行散，味苦能泄，性寒能清热，又因其归肺、胃经，故入肺经能宣肺利咽，入胃经能清胃热。于教授认为其作用特点有以下几点：其一，宣肺利咽。治风热感冒，咽喉肿痛，常与银花、连翘、荆芥、桔梗等同用，如银翘散；治风热壅盛，咽喉肿痛，热毒较甚者，可与大黄、薄荷、荆芥、防风等同用，如牛蒡汤；治风热咳嗽，痰多不畅者，常配伍荆芥、桔梗、前胡、甘草。其二，泻热透疹。本品清泻透散，能疏散风热，透泻热毒而促使麻疹透发，常配伍薄荷、柽柳、竹叶等治疗麻疹不透或透而复隐者。其三，通利二便。牛蒡子味辛、苦，性寒，于升浮之中又有清降之性，能外散风热，内泻其毒，有清热解毒，消肿利咽之效，且性偏滑利，兼可通利二便，故可用治风热外袭，火毒内结，痛肿疮毒，兼有便秘者，常与大黄、芒硝、栀子、连翘、薄荷等同用。本品与瓜蒌、连翘、天花粉、青皮等同用，又可治肝郁化火，胃热壅络之乳痈证，如瓜蒌牛蒡汤；与玄参、黄芩、黄连、板蓝根等同用，还可治瘟毒发颐、痄腮、喉痹等热毒之证，如普济消毒饮。

【配伍应用】

木蝴蝶具有清肺热，利咽喉之功；牛蒡子既能疏散风热，又能清热利咽散结，具有透发与清泻两种功效。二者皆味苦性寒凉，入肺经，合而用之，一宣一散，共奏清热润肺利咽，散结止痛之功。主要用于风热或热毒所致的咽喉肿痛或声音嘶哑。

1. 咽喉肿痛。方用：牛蒡子 15g，木蝴蝶 10g，连翘 10g，生甘草 10g，牡丹皮 10g，金银花 10g 等。

2. 声音嘶哑。方用：牛蒡子 15g，木蝴蝶 10g，胖大海 15g，僵蚕 10g，蝉蜕 10g，桔梗 10g，生甘草 10g 等。

【药理研究】

木蝴蝶，为紫葳科植物木蝴蝶 *Oroxylum indicum*（L.）Vent. 的干燥成熟种子。本品主要含有黄芩苷元和白杨素。研究发现，白杨素对人体鼻咽癌细胞有细胞毒活性，黄芩苷元具有抗炎、抗变态反应、利尿和利胆等作用，还可抑制免疫缺陷病毒逆转录酶及在细胞培养中抑制人类免疫缺陷病毒Ⅰ型（HIV-1），可为本品清肺利咽的功效提供药理学依据。

牛蒡子，为菊科植物牛蒡 *Arctium lappa* L. 的干燥成熟果实。其主要活性成分为牛蒡苷和牛蒡苷元，从牛蒡子中分离得到的化合物主要有木脂素类、萜类、脂肪酸类、含硫炔类、不饱和直链烃类等。研究发现，牛蒡子的药理作用主要体现在以下几个方面：其一，具有很好的抗病毒活性作用，牛蒡子提取物可抑制 HIV-1 的复制，并有较低的细胞毒作用。牛蒡子苷元能直接抑制或灭活流感病毒，可能是牛蒡子疏散风热作用的有效成分之一。其二，牛蒡子提取物具有利尿、改善肾脏代谢功能的药理作用。牛蒡子苷元对静脉注射抗肾血清引起的大鼠免疫性肾炎也有对抗作用。其三，牛蒡子醇提物能增强机体免疫功能，牛蒡子中的木脂素类化合物具有抗补体活性的作用，牛蒡子提取物还有显著而持久的降低大鼠血糖的作用。其四，牛蒡子苷有扩张血管、子宫和肠管等作用。

参考文献

[1] 杨得坡，胡海燕，黄世亮，等．黄芩甙元和黄芩甙对皮肤真菌与细菌抑制作用的研究 [J]. 中药材，2000，23（05）：272-274.

[2] 赵晶，张致平，陈鸿珊，等．黄芩甙衍生物的合成及抗人免疫缺陷病毒活性研究 [J]. 药学学报，1998，33（01）：23-28.

[3] 高阳，董雪，康廷国，等．牛蒡苷元体外抗流感病毒活性 [J]. 中草药，2002，33（08）：54-56.

[4] 长谷川雅之．木脂素类的药理学研究（Ⅲ）牛蒡子苷元和高米辛 A 对免疫性肾炎的抑制作用 [J]. 国外医学．中医中药分册，1991，13（2）：117.

（编者：张少强）

柴胡　夏枯草

【药性功效】

柴胡，又称地熏、茈胡、山菜、茹草、柴草等。"北柴胡"主产于河北、河南、辽宁、湖北、陕西等省，"南柴胡"主产于湖北、四川、安徽、黑龙江、吉林等省。味苦、辛，性微寒，归肝、胆、肺经。具有疏肝解郁，解表退热，升举阳气的功效。常煎汤服，常用量为 3~10g。《滇南本草》言本品为："伤寒发汗解表要药，退六经邪热往来，痹痿，除肝家邪热、痨热，行肝经逆结之气，止左胁肝气疼痛，治妇人血热烧经，能调月经。"

夏枯草，又称棒槌草、铁色草、大头花、夏枯头等，主产于江苏、浙江、安徽、河南等地。味辛、苦，性寒，归肝、胆经。具有清热泻火，明目，散结消肿的功效。常煎汤服，常用量为 9~15g，或熬膏服。《滇南本草》言本品："祛肝风，行经络，治口眼㖞斜。行肝气，开肝郁，止筋骨疼痛、目珠痛，散瘰疬、周身结核。"《重庆堂笔记》记载："夏枯草，微辛而甘，故散结之中，兼有和阳养阴之功，失血后不寐者服之即寐，其性可见矣。陈久者尤甘，入药为胜。"

【作用特点】

柴胡，味苦辛能行散，性微寒能清热，又因其归肝、胆经，故能疏解肝胆之郁。其一，疏肝解郁。"醋炙则收"，引药入肝，醋炙柴胡可疏肝解郁，行气止痛，降低毒性，对肝郁气滞所致胁肋胀痛、腹痛等症有较好的作用，故多用于治疗抑郁症。其二，解表退热。"入解表药生用"，生柴胡为辛凉之品，善于祛邪解表退热和疏散半表半里之邪，最宜用于表有热者，无论风寒、风热，皆可使用。其三，润肺止咳。"清肝炒熟用""蜜炒则和"，蜜炙柴胡能增强润肺止咳，补脾益气的功效，且能缓和药性，临床多用于治疗体质虚弱，津亏气耗等虚劳病证。其四，升举阳气。"酒炒则升"，行气活血，升阳举陷，临床多用酒炙柴胡治疗气虚下陷，脏器脱垂等。其五，滋阴补血。"鳖血炙则补"，鳖血炙柴胡具有填阴滋血，抑制浮阳，清退虚热的作用。

夏枯草，辛能散结，苦寒能泻热，主入肝经，善泻肝火，既能清热泻火，明目，又能散结消肿。其一，清热泻火。夏枯草入肝、胆经，为清肝泻火之要药，对肝火上炎、肝郁化火等证，临床常与旱莲草或玄参等合用，以滋养肝肾，意在水足而火自灭。其二，明目。夏枯草善泻肝火以明目，对目赤肿痛、夜盲、目珠夜痛等症，可与菊花、决明子、青葙子等药相须为用；对肝阴不足致目珠疼痛至夜尤甚者，常配伍白芍、枸杞子；对青光眼等眼压升高之目疾，常配伍香附、甘草。其三，消肿散结。本品具有补血和脉之功，对肝郁化火、痰火凝聚之瘰疬，常配伍贝母、香附等。

【配伍应用】

柴胡善达少阳之木气，疏肝解郁；夏枯草长于清肝明目，散结解毒。于教授认为，二药同用，主要的作用部位在肝、胆经，二者一升一散，相须为用，共奏清肝火，解热毒，散郁结之功。《丹溪心法》曰："善治痰者，不治痰而治气，气顺则一身之津液亦随之而顺矣。"故临床上凡肝（胆）郁化火，灼液成痰，痰火郁结而引起的瘿病（甲状腺功能亢进症、甲状腺腺瘤、甲状腺结节），瘰病（颈部淋巴结炎、颈部淋巴结结核），乳癖（乳腺增生、结节、腺瘤）等病，皆可用之。

1. 甲亢突眼。于教授自拟"甲亢煎"合"平突煎"加减治之：柴胡 12g，白芍 12g，乌梅 30g，木瓜 15g，生牡蛎 30g^{先煎}，桑叶 10g，钩藤 30g^{后下}，夏枯草 10g，海浮石 30g，密蒙花 10g，青葙子 10g 等，临床疗效确切。

2. 甲状腺腺瘤或甲状腺结节。于教授自拟"消瘿煎"加减治之：柴胡 12g，昆布 10g，夏枯草 10g，生牡蛎 30g^{先煎}，海浮石 30g，莪术 10g，山慈菇 10g 等。

3. 颈部淋巴结炎。于教授自拟"消瘰汤"加减治之：柴胡 12g，黄芩 10g，夏枯草 10g，海浮石 30g，玄参 15g，生牡蛎 30g^{先煎}，地龙 10g 等。

4. 乳腺增生。于教授自拟"消癖汤"加减治之：柴胡 12g，夏枯草 10g，王不留行 10g，瓜蒌 30g，白芷 10g，穿山甲 10g，莪术 10g 等。

【药理研究】

柴胡，为伞形科植物柴胡 *Bupleurum chinense* DC. 或狭叶柴胡 *Bupleurum scorzonerifolium* Willd. 的干燥根。其所含主要化学成分有柴胡皂苷、挥发油、α－菠菜甾醇、多糖等。其中柴胡皂苷对多个炎症过程包括炎性渗出、毛细血管通透性升高、炎症介质释放、白细胞游走、结缔组织增生和多种变态反应炎症均有显著抑制作用，即有抗炎作用；同时柴胡皂苷可降低细胞色素的活性，保护肝细胞，促进肝细胞再生，刺激垂体肾上腺皮质系统，使内源性糖皮质激素分泌增加。柴胡皂苷的抗炎作用可为柴胡解表清热功效提供药理学依据，其保肝作用可说明柴胡疏肝解郁的功效。此外，柴胡皂苷可抑制胃酸、降脂、抗肿瘤、调节免疫、抗惊厥。另有研究表明，一定浓度的柴胡水煎剂对肝癌 HepG$_2$ 细胞有杀伤及抑制生长作用，并能下调肝癌细胞 VEGF 的表达，发挥其抗肝癌作用，可为柴胡散结功效提供理论支撑。

夏枯草，为唇形科植物夏枯草 *Prunella vulgaris* L. 的干燥全草或果穗。主要含有三萜类、甾醇类、黄酮类、苯丙素类、香豆素类化合物，及有机酸、挥发油等化学成分。现代研究表明，本药具有降血压、降血脂、降血糖、抗菌抗病毒、抗炎及免疫抑制、抗肿瘤作用。封亮等研究发现，本药通过抑制肿瘤细胞增殖、调控肿瘤细胞的分裂周期、诱导肿瘤细胞凋亡、抗氧化并清除自由基活性等机制发挥抗肿瘤作用。

参考文献

[1] 李琰. 柴胡药理作用的研究进展 [J]. 河北医学，2010，16（05）：633-635.

[2] 李仁国. 柴胡有效成分及药理作用分析 [J]. 陕西中医，2013，34（06）：750-751.

[3] 陈韬安. 不同浓度柴胡水煎液对人肝癌 HepG$_2$ 细胞影响的研究 [D]. 福州：福建中医药大学，2013.

[4] 付晓瑞，李继昌，张明智. 夏枯草近代研究进展概述 [J]. 中医研究，2005，18（06）：60-62.

[5] 封亮，贾晓斌，陈彦，等. 夏枯草化学成分及抗肿瘤机制研究进展 [J]. 中华中医药杂志，2008，23（05）：428-434.

（编者：张瑜）

知母　黄柏

【药性功效】

知母，又名蒜辫子草、羊胡子根、地参、水须、穿地龙，主产于河北、山西及东北等地。味苦、甘，性寒，归肺、胃、肾经。主要功效为清热泻火，滋阴润燥。临床常煎汤服，常用量为 6~12g。《本草纲目》言："知母之辛苦寒凉，下则润肾燥而滋阴，上则清肺金而泻火，乃二经气分药也。"

黄柏，又名黄檗、元柏、檗木、檗皮，"关黄柏"主产于辽宁、吉林、河北等地，"川黄柏"主产于四川、贵州、湖北、云南等地。味苦，性寒，归肾、膀胱经。主要功效为清热燥湿，泻火除蒸，解毒疗疮。临床常煎汤服，常用量为 3~12g，或入丸、散剂，外用适量。《珍珠囊》云："黄柏之用有六：泻膀胱龙火，一也；利小便结，二也；除下焦湿肿，三也；治痢疾先见血，四也；脐中痛，五也；补肾不足，壮骨髓，六也。"

【作用特点】

知母，苦寒泻热，质柔性润，入肺、胃、肾经，故其入肺经能清上焦肺热，滋阴润肺；入肾经能清下焦虚火；入胃经能退胃家实热，除烦止渴。其一，清热泻火。知母苦寒，善清肺胃气分实热，针对温热病，高热烦燥、口渴、脉象洪大等肺胃实热之症，以及肺热喘咳、痰黄而稠者，本品常与生石膏相须为用，以增强生石膏的清热泻火之功，如白虎汤。其二，滋阴润燥。本品上可清泻肺火，滋阴润肺，用于阴虚燥咳、干咳少痰者，多与贝母同用，如二母散；中能生津止渴，用于内热伤津，口渴引饮之消渴病，常与天花粉、麦冬、葛根等清热生津之品相伍，如玉液汤；下能滋肾水，退虚热，常以盐知母入药使用，需与滋阴药配伍。

黄柏，苦能燥湿，寒能清热，入膀胱经能清热燥湿、泻火解毒；入肾经能除蒸清虚热。其一，清热燥湿。黄柏苦寒沉降，其清热燥湿之力与黄芩、黄连相似，但尤善除下焦之湿热，临床常用于治疗湿热下注所致诸症。治泻痢，合黄芩、黄连；治黄疸，合栀子、茵陈；治足膝肿痛、下肢萎软无力，合苍术、牛膝；治小便淋涩热痛，配知母、生地黄、竹叶、木通。其二，泻火解毒。黄柏，泻下焦实火多生用；用于热毒疮疡、湿疹等，内服与黄芩、栀子等药同用，外用可配大黄、滑石等研末撒敷。其三，退虚热除蒸。用于阴虚发热或梦遗滑精等。多用盐黄柏，本品长于清相火，退虚热，常与知母相须为用，并配伍熟地黄、山萸肉、龟板等用以滋阴降火。

【配伍应用】

知母与黄柏配伍见于李东垣《兰室秘藏》之滋阴丸，《丹溪心法》之大补阴丸亦以二药相须并用。知母泻下焦无根之火，黄柏清下焦有形湿热。《本草纲目》述："知母佐黄柏，滋阴降火，有金水相生之义。黄柏无知母，犹水母之无虾也。"二味合用，一则清泄下焦湿热，二则滋阴润燥。二味合用盐炙后，苦燥之性有所缓和，滋阴降火、退虚热的作用增强。于教授认为，临床上凡肾阴亏虚，龙雷之火上腾所致诸症，皆可用之。

1. 口咸（阴虚火旺所致）。《张氏医通》云："口咸，肾液上承也。"据此，于教授遇自觉口咸者常用处方如下：生地黄 15g，知母 10g，黄柏 10g，肉桂 3g，牛膝 15g，砂仁 3g。随症加减。

2. 咽痛（如慢性咽炎）。知母与黄柏配伍有金水相生之义，故于教授常用该药对治疗慢性咽炎，处方如下：玄参 30g，知母 10g，黄柏 10g，生甘草 10g，牡丹皮 10g，桔梗 10g，麦冬 15g，金果榄 10g，锦灯笼 10g。伴咽痒者，加胖大海 15g，蝉蜕 10g，僵蚕 10g。

3. 强中（阴茎易举）。于教授认为，强中症多因精火偏亢（肝肾皆藏精火），其实者，以龙胆泻肝汤治之；其虚火妄动者，以滋阴降火法治疗，常用处方：知母 10g，黄柏 10g，生地黄 24g，白芍 15g，木瓜 15g，制龟甲 20g^{先煎}，炙甘草 10g，当归 15g，本方可滋阴降火、养血柔肝，疗效显著。

4. 不寐（阴虚火旺证）。症见心烦不得眠，口渴咽干，手足心热，舌红光滑少苔，脉细数。于教授临床常方选大补阴丸合黄连阿胶汤加减治之：生地黄 24g，知母 10g，黄柏 10g，川黄连 10g，阿胶 15g烊化，白芍 10g，鸡子黄 2 枚。（煎服应知：阿胶与鸡子黄二药不能与其他药合煎。阿胶须先用热水烊化，直接入药汤中服；将煎好的药汤加热后，再将鸡子黄投入其中，用竹筷搅匀后放温即可服用。）

【药理研究】

知母，为百合科植物知母 *Anemarrhena asphodeloioles* Bge. 的干燥根茎。本品含有大量甾体皂苷、双苯吡酮类、木脂素类、多糖类、有机酸类化合物，及大量黏液质、微量元素等。其成分具有抑制血小板聚集，抑制钙依赖性磷酸二酯酶，降糖降脂，抗氧化，抗骨质疏松，抗肿瘤，抗病毒，抗衰老，提高免疫力，抗痴呆，改善脑功能等作用。

黄柏，为芸香科乔木植物黄檗（关黄柏）*Phellodendron amurense* Rupr. 或黄皮树（川黄柏）*Phellodendron chinense* Schneid. 的干燥树皮，主要化学成分有：①生物碱类，如小檗碱、药根碱、四氢小檗碱、四氢药根碱、木兰碱、黄柏碱、N– 甲基大麦芽碱、巴马丁、四氢掌叶防己碱、蝙蝠葛碱等；②甾醇类，如 β – 谷甾醇、7– 脱氢豆甾醇、菜油甾醇等；③柠檬苷素类，如黄柏酮、黄柏内酯、黄柏酮酸。研究表明，其成分对心血管系统有降血压、抗心律失常等作用，对消化系统有抗消化道溃疡、收缩或舒张肠管、促进胰腺分泌等作用，还有抑制中枢神经系统、抑制细胞免疫反应、降血糖、抗细菌、抗痛风等作用。

参考文献

[1] 关红晖. 知母、黄柏药对的药学研究 [D]. 广州：广州中医药大学，2008.

[2] 邓云，马百平，从玉文，等. 知母及其有效成分改善脑功能药理作用研究进展 [J]. 中国药理学通报，2008，24（05）：576-579.

[3] 张博，张婷，王树春. 黄柏的化学成分、质量分析方法及药理作用研究 [J]. 现代医药卫生，2013，29（10）：1505-1507.

（编者：陈华）

白花蛇舌草 七叶一枝花

【药性功效】

白花蛇舌草，又名蛇舌草、蛇舌癀、龙舌草等，主产于福建、广西、广东、浙江等地。味微苦、甘，性寒，归胃、大肠、小肠经。具有清热解毒，利湿通淋的功效。临床常煎汤服，常用量为15~60g；外用适量。《泉州本草》言本品："清热散淤，消痈解毒。"《广西本草药》载其："清热解毒，活血利尿。"

七叶一枝花，又名重楼、蚤休、草河车等，主产于江西、浙江、广东、四川等地。味苦，性微寒，有小毒，归肝经。具有清热解毒，消肿止痛，凉肝定惊的功效。临床常煎汤服，用量为3~9g，外用适量。《神农本草经》言其："主惊痫，摇头弄舌，热气在腹中，癫疾，痈疮，阴蚀，下三虫，去蛇毒。"

【作用特点】

白花蛇舌草，苦寒能清热解毒，甘寒能清热利湿，又因其归胃、大肠、小肠经，故于教授经临床总结认为其能清热解毒、消痈散结、利尿除湿。其一，清热解毒。本品治疗疮疖肿毒，常与银花、连翘等同用；治疗毒蛇咬伤，可单用鲜品捣烂绞汁内服或水煎服，亦可与半枝莲、紫花地丁、七叶一枝花等配伍使用。其二，消痈散结。本品治疗热毒壅滞的肠痈，常与红藤、败酱草同用。其三，利尿除湿。本品治疗湿热黄疸，常与栀子、黄柏、茵陈等同用；治疗小便不利等症，常与白茅根、车前子、茯苓等同用。

七叶一枝花，苦微寒能清热，又因其入肝经，故能清热解毒，消肿止痛，凉肝定惊。其一，清热解毒。对热毒疮疡、恶疮、咽喉肿痛、蛇虫咬伤等症，本品有较强的清热解毒作用，为蛇伤要药，常与金银花、连翘等同用。其二，消肿止痛。以本品研末醋调涂敷患处，可消肿止痛。其三，凉肝定惊。用本品治疗小儿高热惊风抽搐，取其苦寒降泻的作用，以达清热定惊的目的。此外，使用此药应注意其毒性，据报道，本品中毒量为60~90g，中毒潜伏期约1~3小时，中毒症状为恶心呕吐、腹泻、头痛、头晕，严重者可出现痉挛。

【配伍应用】

白花蛇舌草长于清热解毒，消痈散结，利尿除湿；七叶一枝花功擅清热解毒，消肿止痛，凉肝定惊。于教授认为，二药均为苦寒之品，苦以降泻，寒以清热，相须为用，共奏清热解毒，利水去湿，消肿止痛之功。临床上，于教授主要用该药对治疗带状疱疹、黄疸型肝炎及多种恶性肿瘤（如肺癌、肝癌、膀胱癌等）。具体应用如下：

1. 带状疱疹。于教授自拟"疱疹合剂Ⅲ号"治之：白花蛇舌草 10g，七叶一枝花 10g，龙胆草 15g，夏枯草 15g，柴胡 10g，栀子 10g，大青叶 10g，蒲公英 10g，车前子 30g，三七粉 1.5g^{冲服}等。

2. 黄疸（急性黄疸型肝炎）。于教授常组方如下：白花蛇舌草 10g，七叶一枝花 10g，茵陈 12g，栀子 10g，鸡骨草 15g，虎杖 15g，泽泻 15g 等。

3. 多种恶性肿瘤。在辨证论治的基础上，于教授习惯加用白花蛇舌草 15~30g，七叶一枝花 10~15g，常可收到较好效果。

【药理研究】

白花蛇舌草，为茜草科耳草属植物白花蛇舌草 *Hedyotis diffusa* Willd.[*Oldenlandia diffusa* (Willd.) Roxb.] 的全草。其主要含有生物碱、白花蛇舌草素、强心苷、黄酮、蒽醌、香豆素等成分，从其乙醇提取物中可分离出三十一烷、乌索酸、土当归酸、豆甾醇、对羟基肉桂酸（对香豆酸）等成分，还含有 β-谷甾醇、微量元素铁和锌，以及具有抗癌作用的微量元素钛等成分。白花蛇舌草可刺激网状内皮系统增生和增强吞噬细胞活力，对急性淋巴细胞型、粒细胞型、单核细胞型及慢性粒细胞型肿瘤细胞有较强的抑制作用，其抗炎、抗肿瘤作用可为清热解毒的功效提供药理学依据。此外，白花蛇舌草还具有增强免疫系统功能、抗氧化、保肝利胆、镇静、催眠、镇痛、降温等药理作用，以及抑制精子生长、在异常功能状态下调节胃肠功能的作用，其成分 β-谷甾醇有镇咳祛痰作用并能降低胆固醇。

七叶一枝花，为百合科重楼属植物华重楼 *Paris polyphylla* Smith var. *chinensis* (Franch.) Hara、云南重楼 *Paris polyphylla* Smith var. *yunnanensis* (Franch.) Hand. -Mazz. 或七叶一枝花 *Paris polyphylla* Smith var. *chinensis* (Franch.) Hara 的干燥根茎。目前提取到的其主要化学成分为甾体皂苷、游离氨基酸、植物甾醇、植物蜕皮激素，以及少量的黄酮和微量元素。七叶一枝花的甲醇提取物具有显著的镇静、镇痛作用；重楼甾体总皂苷体内给药能够增强腺苷二磷酸（ADP）诱导血小板聚集，在体外能够直接诱导血小板聚集，并呈剂量效应关系，以上可能是七叶一枝花发挥止痛止血作用的现代药理学基础。七叶一枝花提取液可能通过抑制肿瘤细胞的蛋白质与脱氧核糖核酸（DNA）合成，抑制有丝分裂，进而抑制 SW480 细胞增殖，这为七叶一枝花的清热解毒作用提供了依据。此外，七叶一枝花具有抗炎、保护脑与肾脏、清除活性氧、抗氧化、增强子宫收缩、保护血管内皮细胞等作用。

参考文献

[1] 孟玮，邱世翠，刘志强，等.白花蛇舌草对小鼠淋巴细胞增殖和抗体产生的影响 [J].中国中医药科技，2003，10（06）：340.

[2] 严桂兰.白花蛇舌草注射液治疗感染性疾病304例 [J].实用中医内科杂志，1998，12（2）：20-21.

[3] 赵保胜，朱寅荻，马勇，等.中药重楼研究进展 [J].中国实验方剂学杂志，2011，17（11）：267-270.

（编者：冯立民）

半边莲　半枝莲

【药性功效】

半边莲，又名急解索、细米草、半边花、水仙花草、镰么仔草等，主产于安徽、江苏、浙江等地。味辛，性平，归心、小肠、肺经。具有清热解毒，化瘀利尿功效。临床常煎汤服，常用量：干品为 9~15g，鲜品为 30~60g。外用适量。《本草纲目》言本品："蛇虺伤，捣汁饮，以滓围涂之。又治寒胸气喘，及疟疾寒热。"

半枝莲，又名通经草、紫连草、并头草，主产于江苏、江西、福建、广东、广西等地。味辛、微苦，性寒，归肺、胃、肝经。具有清热解毒，化瘀消癥，利尿的功效。临床常煎汤服，常用量：干品为 15~30g，鲜品加倍，或入丸、散剂。外用适量，鲜品捣敷。《泉州本草》言本品："通络，清热解毒，祛风散血，行气利水，破瘀止痛。内服主血淋，吐血，衄血；外用治毒蛇咬伤，痈疽，疔疮，无名肿毒。"

【作用特点】

半边莲，味辛则行散，性平则和缓，主入心、小肠、肺经。既清热解毒，又化瘀利尿。于教授认为其作用特点主要有以下几点：其一，清热解毒。用于毒蛇咬伤，可单味煎服，或鲜品捣汁加酒，或配生半夏同捣烂和鸡蛋清调敷伤口周围；用于痈肿疔毒，可用鲜品加酒或少量食盐捣烂外敷，亦可配金银花、紫花地丁、野菊花等煎服。现常用于治疗各种癌症，可与半枝莲、白花蛇舌草等同用，以增强抗癌作用。其二，利湿亦可活血化瘀。治疗湿疹、足癣、跌打损伤，可适量外用。其三，清热解毒兼利水消肿。用于湿热黄疸，可与茵陈、大黄、栀子等药一同煎服；用于腹水肿胀，可单用或配马鞭草、金钱草、枳实等一同煎服。

半枝莲，辛以行散，苦以降泄，寒能清热，又因其入肺、胃、肝经，故其入肺、胃经可清热解毒、利尿，入胃、肝二经可化瘀消癥。于教授认为其作用特点主要有以下几点：其一，清热解毒。内服，治疗肺痈，可与鱼腥草、金荞麦同用；治疗肠痈，可与红藤、白花蛇舌草等同用。外用，可用于热毒痈肿，毒蛇咬伤。其二，散血行气，化瘀消癥。用于跌打损伤，瘀紫疼痛，可与乳香、没药等同用。其三，清热利尿。用于下焦湿热引起的尿血淋痛，可与小蓟、白茅根、车前子等同用。

【配伍应用】

半边莲与半枝莲伍用，见于《施今墨对药》。半边莲味辛，性平，以淡渗利湿、利水消肿为主；半枝莲，味辛、苦，性寒，以破血散结为要。二药性味相近，功效相似，相须为用，相辅相成，可使清热解毒，利水消肿，破血散结的作用倍增，此外，二药共具抗肿瘤的功效。于教授在临床主要用该药对治疗肝硬化腹水及多种癌症（如肝癌、肺癌等）。

1. 肝硬化腹水。症见面色黧黑，腹部胀满，胁下硬痛，舌紫暗，苔黄腻，脉细弦者，于教授治以自拟"消积逐水煎"：水红花子 15g，益母草 30g，大腹皮 15g，黑白丑各 4.5g，炒白术 20g，车前子 30g，制鳖甲 30g，莪术 10g，半边莲 15g，半枝莲 15g。本方具有活血逐瘀，清热利水之功。

2. 肺癌。于教授常以"肺癌基础方"加减治之：生牡蛎 30g，浙贝母 15g，海浮石 15g，昆布 10g，三棱 10g，莪术 10g，半边莲 30g，半枝莲 30g，七叶一枝花 15g，山慈菇 15g。本方具有清热解毒，化痰散结，活血消癥的作用。

3．肝癌。于教授常以"肝癌基础方"加减治之：茵陈 15g，半边莲 30g，半枝莲 30g，莪术 10g，制鳖甲 30g，鸡骨草 30g，白术 15g，厚朴 15g，水红花子 15g，川楝子 10g，柴胡 10g，茯苓 30g。本方具有清热利湿解毒，活血消积，疏肝健脾理气除胀之功效。

4．痈肿疮毒。于教授临证组方如下：金银花 15g，紫花地丁 10g，半边莲 10g，半枝莲 10g，川楝子 10g，延胡索 15g，夏枯草 10g，丹参 15g，浙贝母 10g，白芥子 10g，天花粉 30g，甘草 10g，白头翁 10g 等。

【药理研究】

半边莲，为桔梗科植物半边莲 *Lobelia chinensis* Lour. 的干燥全草。主要含有生物碱、多炔、黄酮苷、氨基酸等成分，其中生物碱为半边莲的特征成分，多具有中枢兴奋、呼吸兴奋、抗动脉粥样硬化等药理作用。研究表明，半边莲中的部分多炔类化合物对肿瘤细胞具有显著的细胞毒性，能为其清热解毒化瘀作用提供药理学依据。其所含香叶木苷具有改善血管通透性和微循环、减轻肢体水肿的功效，能为其利尿消肿作用提供药理学依据。

半枝莲，为唇形科植物半枝莲 *Scutellaria barbata* D. Don 的干燥全草。研究表明，半枝莲含有黄酮类和二萜类化合物，还含有生物碱、甾体、多糖等成分。报道显示，半枝莲的某些黄酮类和生物碱类化合物具有明显的抗肿瘤作用。半枝莲还具有止咳、平喘、祛痰、利尿、降压作用，对金黄色葡萄球菌、福氏志贺菌、伤寒杆菌、铜绿假单胞菌、大肠杆菌有抑制作用，能为其清热解毒、利尿功效提供药理学依据。

参考文献

[1] 姜艳艳，石任兵，刘斌，等.半边莲药效物质基础研究 [J].中国中药杂志，2009，34（03）：294-297.

[2] 周颖.现代液相色谱和质谱联用技术用于半边莲药材的研究 [D].上海：上海交通大学，2008.

[3] 林敬明，刘煜，罗荣城.半枝莲的化学成分及其抗肿瘤作用的研究现状 [J].中

药材，2006，29（04）：407-410.

[4] 时继田.药用本草（下卷）[M].天津：天津古籍出版社，2007.

（编者：朱明丹）

鸡骨草　虎杖

【药性功效】

鸡骨草，又名红母鸡草、石门草、广州相思子、黄食草、细叶龙鳞草、大黄草、黄头草、黄仔强，主产于湖南、广东、广西等地。味甘、微苦，性凉，归肝、胃经。具有清热利湿退黄，疏肝止痛的功效。临床常煎汤服，常用量为15~30g；或入丸、散；外用适量，鲜品捣敷。《岭南草药志》言本品："清郁热，疏肝，和脾，续折伤。"《南宁市药物志》言本品："消炎解毒，治传染性肝炎，跌打驳骨。叶：捣绒敷乳疮。"

虎杖，又名花斑竹、酸筒杆、酸汤梗、川筋龙、斑庄、斑杖根、大叶蛇总管、黄地榆等，主产于陕西南部、甘肃南部、华东、华中、华南等地。味微苦，性微寒，归肝、胆、肺经。具有利湿退黄，清热解毒，活血祛瘀，止咳化痰的功效。临床常煎汤服，常用量为9~15g；亦可适量外用，制成煎液或油膏涂敷。《名医别录》言本品："主通利月水，破留血癥结。"《药性本草》言本品："治大热烦躁，止渴，利小便，压一切热毒。"《滇南本草》言本品："攻诸肿毒，治咽喉疼痛，利小便，走经络。治五淋白浊，痔漏，疮痈，妇人赤白带下。"

【作用特点】

鸡骨草，味甘能缓，微苦能泻，性凉清热，又因其入肝、胃经，故入肝经能清热解毒，疏肝止痛，利湿退黄。其一，清热利湿退黄。对肝胆湿热郁蒸引起的黄疸可单独使用，或与茵陈、地耳草配伍。其二，疏肝止痛。对肝气郁结之胁肋不舒，胃脘疼痛，常与两面针同用。本品的鲜叶捣烂外敷可治乳痈。

虎杖，味微苦能泻，微寒可凉血泻热，又因其入肝、胆、肺经，故入肝、胆经能利湿退黄、清热解毒；入肺经能清贮痰之器，止咳化痰。其一，利湿退黄。对黄疸、胆结石等，常与茵陈、金钱草等同用；对淋浊带下，可与萆薢、薏苡仁同用。其二，清热解毒。对疮疡肿毒、毒蛇咬伤可内服，或鲜品捣烂外敷。其三，活血祛瘀。对瘀阻经闭，常与茜草根、益母草等同用。其四，止咳化痰。对肺热咳嗽、痰多喘咳，可与黄芩、枇杷叶等配伍。

【配伍应用】

鸡骨草，具有清热利湿退黄，疏肝止痛之功；虎杖，具有利湿退黄，清热解毒，活血祛瘀，止咳化痰之功。于教授认为，鸡骨草与虎杖相须为用，是治疗肝胆病之重要药对。临床上凡由湿热郁滞于肝胆引发的急、慢性肝炎，肝硬化，胆囊炎，胆石症，脂肪肝等，常将二药加入辨证处方中，每获良效。

1. 脂肪肝。临床症见性情郁闷，两胁肋胀满或疼痛，形体肥胖，神疲乏力，腹胀便溏，面部或双下肢浮肿，面色萎黄，或纳少嗳气，舌质淡红或胖大，舌边有齿痕，脉象弦细或弦缓者，于教授自拟"清肝降脂煎"治之：柴胡 10g，茵陈 15g，虎杖 15g，鸡骨草 15g，三棱 10g，莪术 10g，制鳖甲 15g，草决明 15g，川楝子 10g，生牡蛎 30g，泽泻 15g，炒白术 15g。肝气郁滞明显者，酌加延胡索 10g、川芎 10g，以增理气活血之力，二药均为血中之气药；脾虚明显，便溏者，酌加莲子肉 12g、炒扁豆 12g，以健脾止泻；腹胀明显者，酌加厚朴 10g、大腹皮 10g，以理气除胀；水肿明显者，酌加车前子 30g（包）、益母草 30g，以活血利水；肝硬化腹水明显者，酌加水红花子 12g、半枝莲 12g、半边莲 12g，以增强活血利水之功；痰湿明显者，酌加苍术 10g、半夏 10g，以燥湿祛痰。

2. 胆管炎、胆石症。胆管炎、胆石症属中医"胁痛""黄疸"范畴，由于感受外邪、七情内郁或恣食肥甘厚腻，导致肝胆郁结或中焦湿热，肝胆疏泄失常，致胆气郁结久熬成石。于教授自拟"清胆合剂"治之：柴胡 12g，黄芩 10g，川楝子 10g，延胡索 10g，茵陈 15g，虎杖 15g，鸡骨草 15g，生大黄 10g^{后下}。反酸明显者，酌加乌贼骨、瓦楞子、浙贝母以制酸止痛；血瘀明显者，酌加丹参、檀香、砂仁、五灵脂以活血理气止痛。

3. 急性黄疸性肝炎。症见身目俱黄，胁腹胀满，口干口苦，大便秘结，苔黄腻，舌质红，脉滑数者，于教授自拟"清肝退黄合剂"治之：茵陈 30g，栀子 10g，鸡骨草 15g，虎杖 10g，郁金 10g，牡丹皮 10g，泽泻 30g，车前子 30g，黄柏 10g，赤芍 10g，以利湿退黄。

此外，该药对治疗急性肝炎、慢性肝炎活动期，还有明显改善肝功能的作用。

【药理研究】

鸡骨草，为豆科植物广州相思子 *Abrus cantoniensis* Hance 的干燥全株。研究表明，鸡骨草全草含相思子碱、甾醇、皂苷、黄酮、大黄酚、大黄素甲醚、氨基酸等化合物。其中，黄酮类化合物是鸡骨草的主要有效活性成分，也是鸡骨草的主要成分之一，具有扩张血管、降血脂、抗氧化、抗炎、镇痛、抗辐射、抗肿瘤、抗凝血、清除自由基、抑制亚硝化、抑制乙型肝炎病毒等作用，可用于治疗白血病、乙型病毒性肝炎、脂肪肝、化学性肝损伤等疾病。鸡骨草皂苷也有一定的保肝护肝作用。这些可能为鸡骨草的清热利湿退黄、疏肝止痛功效提供了一定的药理学依据。此外，鸡骨草醇提物对大肠埃希菌和铜绿假单胞菌均有抑菌效果。

虎杖，为蓼科植物虎杖 *Polygonum cuspidatum* Sieb. et Zucc. 的干燥根茎和根。研究表明，虎杖含有多种生物活性成分，其中白藜芦醇、虎杖苷等二苯乙烯类化合物及大黄素、蒽苷 A–B 等蒽醌类成分表现出突出的药理活性。虎杖苷是虎杖降血脂药效的主要活性物质基础，对实验性仓鼠和家兔高脂血症模型，均有明显的降血脂作用，这可能为其利湿作用提供了药理学依据。白藜芦醇可明显拮抗二甲基亚硝胺诱导的大鼠肝纤维化；虎杖苷和大黄素均对四氯化碳（CCl_4）性肝损伤有明显的保护肝脏作用，这可能为虎杖疏肝护肝作用提供了药理学依据。

参考文献

[1] 王晓波，黄叠玲，刘冬英，等 . 鸡骨草总黄酮清除自由基及抑制亚硝化作用研究 [J]. 时珍国医国药，2012，23（04）：942–944.

[2] 谭冰，严焕宁，黄锁义，等 . 广西壮药鸡骨草多糖的提取及对羟自由基清除作用的研究 [J]. 检验医学教育，2011，18（4）：36–39.

[3] 张勤，蔡红兵，莫志贤，等 . 鸡骨草防治大鼠脂肪肝的实验研究 [J]. 中药材，2012，35（09）：1450–1455.

[4] 韦敏，陈晓白 . 鸡骨草对 HepG2.2.15 细胞 HBeAg 和 HBsAg 的抑制作用 [J]. 时珍国医国药，2012，23（04）：972–973.

[5] 程瑛琨，陈勇，王璐，等 . 鸡骨草醇提物抗菌活性研究 [J]. 现代中药研究与实践，2006，20（2）：39–41.

[6] 贾玉梅，王君明，崔瑛．基于二苯乙烯类为主要活性成分的虎杖药理作用研究进展 [J]．中国实验方剂学杂志，2011，17（09）：263-269．

（编者：庄园）

夏枯草　苦丁茶

【药性功效】

夏枯草的药性功效见第 28 页。

苦丁茶，又名茶丁、富丁茶、皋卢茶，主要分布在我国西南及华南等地区。味甘、苦，性寒，归肺、肝、胃经。具有疏风清热，明目生津之功效。临床常煎汤服，常用量为 3~9g。《中国医学大辞典》载其"入肝经，有散肝风，清头目之功"。《四川中药志》言其："能清热散风，除烦解渴，治头痛、齿痛、耳鸣、目赤及食滞有痰。"

【作用特点】

夏枯草的作用特点见第 29 页。

苦丁茶，甘而能润，苦寒能清热，又因其归肺、肝、胃经，故入肺经能疏风清热；入肝经能清泻肝胆之火，明目；入胃经能生津。其一，疏风清热。苦丁茶性味轻灵，兼具苦寒之性，能疏散肝经风热，对肝火上炎之头痛、眩晕等症，常与栀子、牡丹皮等同用。其二，明目生津。善清肝经风热而明目，且具有甘润之性，能生津止渴，常与菊花、桑叶、麦冬等同用。

【配伍应用】

夏枯草长于清肝明目，散结解毒；苦丁茶善于疏风清热，明目生津。二药皆入肝经，合用使清肝泻火之力倍增，主要治疗肝经风热或肝火上炎而致的头痛、眩晕、目赤肿痛等症。

1. 头痛（如三叉神经痛）。于教授自拟"三叉神经止痛方"治之：柴胡 10g，川芎 15g，白芍 10g，黄芩 10g，苦丁茶 10g，夏枯草 10g，蔓荆子 15g，菊花 10g，细辛 3g，地龙 10g。

2. 眩晕（如高血压病）。于教授自拟"降压护心煎Ⅰ号"治之：天麻 10g，钩藤 30g^{后下}，夏枯草 10g，苦丁茶 10g，羚羊角粉 0.3g^{冲服}，乌梅 10g，生石决明 30g^{先煎}，牛膝 30g，土鳖虫 10g，水蛭 10g。

3. 目赤肿痛。于教授认为该药对与菊花、木贼、黄芩、生甘草、薄荷配伍，疗效更佳。

【药理研究】

夏枯草的药理研究见第 30 页。

苦丁茶，为冬青科植物枸骨 *Ilex cornyta* Lindl. ex Paxt. 和大叶冬青的干燥叶。本品含有苦丁皂苷、氨基酸、维生素 C、多酚、黄酮、咖啡碱、蛋白质、熊果酸、β-香树脂醇、羽扇醇、蒲公英萜醇等有效成分，主要含有三萜类成分，具有降血压、抗氧化、降血脂功能，同时可降低血过氧化脂质、抗动脉粥样硬化、降低红细胞压积从而改善血液流变学状态。

参考文献

[1] 蒋建敏，许实波. 苦丁茶化学成分和药理作用研究进展 [J]. 时珍国医国药，2000，11（01）：92.

（编者：王智先）

枇杷叶　栀子

【药性功效】

枇杷叶，又名巴叶、芦桔叶，原植物枇杷又名卢橘（广东），主产于我国中南部及陕西、甘肃、江苏、安徽、浙江、江西、福建、云南等地。味苦，性微寒，归肺、胃经。具有清肺止咳，降逆止呕的功效。临床常煎汤服，常用量为 6~10g。《滇南本草》言其"止咳嗽，消痰定喘，能断痰丝，化顽痰，散吼喘，止气促"。《本草纲目》言其"治肺胃之病，大都取其下气之功耳。气下则火降痰顺，而逆者不逆，呕者不呕，渴者不渴，咳者不咳矣""和胃降气，清热解暑毒，疗脚气"。

栀子的药性功效见第 7 页。

【作用特点】

枇杷叶，本品味苦能降，性寒能清，归肺、胃经，入肺能清肺降气止咳；入胃能清胃热、降胃气而止呕吐、呃逆。其一，清肺止咳。可治疗肺热咳嗽，风热咳嗽，肺虚久嗽。用治肺热咳嗽，可配伍黄芩、瓜蒌皮等以清肺化痰止咳；其味微辛，兼能疏泄肺气，故用治风热咳嗽亦可配伍前胡、桑叶等以疏风宣肺止咳；因其止咳力佳，可配伍麦冬、阿胶治肺燥咳嗽；治久咳痰血可配伍白及、藕节、生地黄、蛤（壳）粉炒阿胶珠，以清肺补肺、止咳止血。其二，清胃，止呕，降逆。胃热呃逆可单用本品，若暴吐服药不止，可配伍生姜、半夏，加强止呕之效；妊娠呕吐，可用枇杷叶与生姜煎服；小儿吐乳不止，可用本品配伍母丁香，为末，以枣汤调下。

栀子的作用特点见第 8 页。

【配伍应用】

枇杷叶功擅清肺利胃，降逆下气；栀子尤宜清热利湿，凉血解毒。于教授认为，二药配伍主要能清降肝、肺、胃、三焦之火，从而起到驱除上蒸颜面之郁热火毒的作用，是临床常用治疗面部痤疮之药对。

针对临床所见面部痤疮反复发作，颜色鲜红或暗红，散在脓疱小结节，女性多于月经前加重，并常伴有性格急躁，胸胁胀满，月经提前，口干口苦，大便干结，小便黄赤，舌苔黄或黄腻，脉象弦滑或滑数，于教授提出"从肝论治"的理论，认为其关键病机是情志内伤或素体热盛，以致化热化火，肝郁火热移于肺胃，上蒸颜面（肺主皮毛，阳明主面），血热瘀滞而成。于教授常治以自拟"痤疮合剂"加减，效果显著。组方：柴胡 10g，夏枯草 10g，生栀子 10g，牡丹皮 10g，生地黄 10g，薄荷 10g[后下]，枇杷叶 10g，天花粉 10~15g，白芷 6g，白花蛇舌草 10~15g，皂角刺 10g，生甘草 6g。全方合用，共奏清热解毒开郁，凉血活血散结之功。若面部痤疮瘙痒甚者，可酌加蝉蜕 10g、白鲜皮 10~15g，以增清热疏风利湿止痒之功；若平素喜食肥甘辛辣之品，大便秘结者，可酌加生大黄 6~10g[后下]，以增清热通便之力，使热从大便而出；若脓疱明显者，可酌加蒲公英 10g、冬瓜子 10g，以增清热解毒、渗湿排脓之功。

【药理研究】

枇杷叶，为蔷薇科植物枇杷 *Eriobotrya japonica*（Thunb.）Lindl. 的干燥叶。本

品含挥发油（主要为橙花叔醇和金合欢醇）以及三萜类、倍半萜类、黄酮类等活性成分。研究表明，口服枇杷叶乙醇提取物的萃取部分 EJ-02 和 EJ-03 或口服乌苏酸、2α-羟基齐墩果酸和总三萜酸，均能抑制二甲苯引起的小鼠耳肿胀，并对豚鼠有明显的止咳作用，显示其抗炎活性。实验表明，本品水煎剂或乙酸乙酯提取物对白色或金黄色葡萄球菌、肺炎双球菌、福氏志贺菌有抗菌作用，为枇杷叶清肺止咳、降逆止呕功效提供了药理学依据。

栀子的药理研究见第 9~10 页。

参考文献

[1] 郭宇，吴松吉，朴惠善. 枇杷叶的化学成分及药理学活性研究进展 [J]. 时珍国医国药，2006，17（06）：928-930.

[2] 鞠建华，周亮，林耕，等. 枇杷叶中三萜酸类化学成分及其抗炎、镇咳活性研究 [J]. 中国药学杂志，2003，38（10）：24-29.

（编者：曹旭焱）

藕节　白茅根　琥珀

【药性功效】

藕节，又名光藕节、藕节巴，主产于浙江、江苏、安徽等地。味甘、涩，性平，归肝、肺、胃经。具有收敛止血，化瘀的功效。临床常煎汤服，用量为 9~15g；鲜用捣汁可用 60g 左右，取汁冲服。《本草汇言》曰："藕节，消淤血，止血妄行之药也。"

白茅根，又名茅根、茹根、地筋、白花茅根、地节根、茅草根、甜草根，全国各地均有产，但以华北地区较多。味甘，性寒，归肺、胃、膀胱经。具有凉血止血，清热利尿的功效。临床常煎汤服，常用量：干品为 10~16g，鲜品为 30~60g。《本草正义》曰："白茅根，寒凉而味甚甘，能清血分之热而不伤于燥，又不黏腻，故凉血而不虑其积瘀，以主吐衄呕血。"

琥珀，又名育沛、虎珀、虎魄、江珠、琥魄、琥珀屑，主产于云南、广西、河南等地。味甘，性平，归心、肝、肺、小肠、膀胱经。具有镇惊安神，利尿通淋，活血散瘀的功效。临床常入丸、散剂服，常用量为 2.5~5g。《本草经疏》曰："琥珀，专入血分。心主血，肝藏血，入心入肝，故能消瘀血也……此药毕竟是消磨渗利之性，不利虚人。大都从辛温药则行血破血，从淡渗药则利窍行水，从金石镇坠药则镇心安神。"

【作用特点】

藕节，味涩收敛，味甘能缓，又因其入肝、肺、胃经，故入肝、胃经能止血；入肝、肺经能消瘀。适合各种出血证，尤多用于吐血、咳血、咯血等上部出血病证。其作用特点主要体现在两方面：其一，收敛止血。其甘能补中，涩能敛散，炭炒则止血作用加强，临床常用藕节炭治吐血、衄血不止。其二，止血兼能化瘀。藕节归肝、肺经，通过行肺气而调肝血，有止血而不留瘀的特点，临床常用于外伤血瘀诸症，多以鲜藕捣汁生用。藕节药性平和，单用力薄，常入复方使用。藕节若治咳血、咯血，可与阿胶、白及、枇杷叶等同用。

白茅根，味甘能补中，寒能清热，又因归肺、胃、膀胱经，故入肺、胃经能清肺胃之热，清热凉血；入膀胱经，能清热利尿。于教授认为其作用特点主要体现在两方面：其一，清热凉血。因性寒入上焦则清肺热，入中焦则清胃热，入下焦则清膀胱之热，用于热病烦渴，胃热呕哕，肺热咳嗽，常作辅助药。也可用于麻疹出疹期与恢复期，以鲜茅根煎汤服，取其清热的功效。其味甘补中，故虽性寒而不犯胃。其二，凉血止血。用于血热妄行、吐衄、尿血等，以生茅根或茅根炭入药。茅根炒炭止血作用增强，寒性稍减，故止血而不留瘀，可单用，也可与小蓟、藕节等同用。

琥珀，味甘能缓，又因入心、肝、肺、小肠、膀胱经，故入心经可镇静安神；入心、肝、肺经可活血；入小肠、膀胱经，可利尿。其作用特点主要体现在三方面：其一，镇惊安神。本品常用于惊风，癫痫，心悸，失眠。其二，利尿通淋。本品常用于小便不利，尿痛。其三，散瘀止血。本品常用于血淋尿血，妇女闭经，产后停瘀腹痛。此药较少单用，常与辛温、淡渗、金石重坠药同用。

【配伍应用】

藕节，可用于多种出血证，且止血而不留瘀；白茅根，长于清热凉血，止血利尿；琥珀粉，功专散瘀止血，利尿通淋，兼有镇惊安神之效。三药合而用之，共奏清热凉血，散瘀止血，利水通淋之功。

于教授认为尿血以小便中混有血液或夹有血块为中心证候，临证中"肉眼血尿"和"尿中潜血"均属尿血范畴，病位在肾与膀胱。病因方面，于教授认为尿血有脾肾气虚，脾不统血，肾不封藏，精微下注或火热之邪迫血妄行，灼伤脉络之分。但于教授根据多年临床发现，尿血仍以火热灼伤脉络或迫血妄行夹瘀血者为多见。治疗方面，于教授秉承缪希雍"宜行血不宜止血"的治血原则，匠心研制"藕节茅根合剂"，并结合个体随证加减治疗尿血，取得了满意的效果。

"藕节茅根合剂"组方：藕节 30g，白茅根 30~60g，琥珀粉 1.5g^{冲服}，茜草 10g，侧柏叶 15g，小蓟 15g。若尿血量多色鲜红，加地榆 10g，槐花 10g，凉血止血；若小便灼热，涩痛，舌质红，苔黄腻，脉多弦滑，为下焦湿热，加车前子 30g，瞿麦 15g，萹蓄 15g，清热通淋；若兼见腰膝酸软，头晕胁痛，舌质红苔少，脉多弦细，加生地黄 20g，制龟甲 15g^{先煎}，旱莲草 15g，阿胶 15g^{烊化}，滋阴平肝，凉血止血；若尿血色暗红或夹有血块，病程日久，舌质有瘀斑瘀点，加三七 3g，止血行瘀。

【药理研究】

藕节，为睡莲科植物莲 *Nelumbo nucifera* Gaertn. 的干燥根茎节部。其主要含有鞣质、天门冬酰胺等化学成分，有文献报道鞣质具有收敛止血的作用，藕节中的鞣质是否为其止血的有效成分有待研究。

白茅根，为禾本科植物白茅 *Imperata cylindrica* Beauv. var. *major* (Nees) C. E. Hubb. 的干燥根茎。本品主要含有三萜类、黄酮类、木脂素类、糖类、内酯类、甾醇类和有机酸类化合物等。实验证明，白茅根煎剂灌胃对正常家兔有利尿作用。此作用可能与神经系统有关，切断肾周围神经，其利尿作用丧失。白茅根的生品和碳品均能明显缩短小鼠的出血时间、凝血时间和血浆复钙时间。白茅根对小鼠腹腔巨噬细胞的吞噬功能有加强效应，可增强机体的非特异性免疫作用。

琥珀 Amber，为古代松柏科植物的树脂埋藏于地层年久转化而成的化石样物质。本品主要含树脂、挥发油、二松香醇酸、琥珀银松酸、琥珀树脂醇、琥珀松香醇、琥珀酸、龙脑、琥珀氧松香酸、琥珀松香醇酸，还含有钠、锶、硅、铁、钨、镁、铝、钴、镓等元素。现代药理研究发现，琥珀有抑制心脏兴奋性及异位兴奋灶，抗快速型心律失常的作用，这为琥珀（粉）的镇静安神作用提供了药理学依据。

参考文献

[1] 刘善新, 侯立静, 靳光乾, 等. 藕节中鞣质的含量测定研究 [J]. 中华中医药杂志, 2010, 25（02）: 238-240.

[2] 刘荣华, 付丽娜, 陈兰英, 等. 白茅根化学成分与药理研究进展 [J]. 江西中医学院学报, 2010, 22（04）: 80-83.

[3] 刘军, 高宪虹. 定心汤加味治疗快速型心律失常 60 例 [J]. 上海中医药杂志, 2000,（02）: 21-22.

（编者：蒋璐）

第二章　祛湿利水类

在于教授常用配伍中，凡具有健脾渗湿、祛湿化浊、利水消肿等作用的药对，均归纳于本章中，主治与水湿饮邪相关的疾病。在使用此类药对时，一要注意湿邪的性质。湿邪重着黏腻，易阻气机，故临床应用时常与理气药同用，以求气化水行。二要防药物伤阴之弊。此类药对多由辛香温燥或甘淡渗利药组成，易耗伤阴津，故素体阴虚津亏者慎用。

苍术　黄柏

【药性功效】

苍术，又名赤术、马蓟、青术、仙术，主产于江苏、浙江、江西、山东、安徽等地。味辛、苦，性温，归脾、胃、肝经。具有燥湿健脾，祛风散寒，明目之功。临床常煎汤服，常用量为3~9g。李杲云："《本草》但言术，不分苍、白，而苍术别有雄壮上行之气，能除湿，下安太阴，使邪气不传入脾也。以其经泔浸火炒，故能出汗，与白术止汗特异，用者不可以此代彼，盖有止发之殊，其余主治则同。"

黄柏，又名黄檗、元柏、檗木、檗皮，关黄柏主产于辽宁、吉林、河北等地；川黄柏主产于四川、贵州、湖北、云南等地。味苦，性寒，归肾、膀胱经。主要功效为清热燥湿，泻火除蒸，解毒疗疮。临床常煎汤服，常用量为3~12g，或入丸、散剂，外用适量。《珍珠囊》云："黄柏之用有六：泻膀胱龙火，一也；利小便结，二也；除下焦湿肿，三也；痢疾先见血，四也；脐中痛，五也；补肾不足，壮骨髓，六也。"

【作用特点】

苍术，辛温能散、苦温能燥，又因其入脾、胃、肝经，故入脾、胃经能健脾燥湿；入肝、脾经能祛风除湿。于教授认为苍术的作用特点主要有以下几点：其一，燥湿健脾。其性温燥而辛烈，燥湿力强，湿去则脾胃得以健运，故临床常用以治疗湿阻脾胃见脘腹胀满、食欲不振、倦怠乏力、舌苔白腻厚浊等症者，常与厚朴、陈皮等配伍应用，如平胃散；配伍黄柏、牛膝、薏苡仁等，治疗湿热下注所致足膝肿痛、痿软无力等。临床有生苍术和麸炒苍术之别，麸炒苍术健脾燥湿功效优于生品。其二，祛风除湿。其辛散苦燥，长于祛湿，故尤宜用于痹证湿盛者。如治湿热痹痛，配伍生石膏、知母等，如白虎加苍术汤。其三，散寒解表。本品可用于感受风寒湿邪之头痛、身痛、无汗等症，常与羌活、细辛、防风等配伍，以增强散寒解表之功效。

黄柏，苦能燥湿，寒能清热，入膀胱经能清热燥湿、泻火解毒；入肾经能除蒸清虚热。于教授认为黄柏的作用特点主要有以下几点：其一，清热燥湿。黄柏苦寒沉降，其清热燥湿之力与黄芩、黄连相似，但以除下焦湿热为佳，临床常用于治疗湿热下注所致诸症。治泻痢，合黄芩、黄连；治黄疸，合栀子、茵陈；治足膝肿痛、下肢痿软无力，配伍苍术、牛膝；治小便淋涩热痛，配伍知母、生地黄、竹叶、木通。其二，泻火解毒。泻下焦实火，多用生黄柏。本品用于热毒疮疡，湿疹等症，内服可与黄芩、栀子等药同用，外用可配大黄、滑石等研末撒敷。其三，退虚热除蒸。用于阴虚发热或梦遗滑精等症，多用盐黄柏。本品长于清相火，退虚热，常与知母相须为用，并配伍熟地黄、山茱萸、龟甲等以滋阴降火。

【配伍应用】

苍术与黄柏配伍，源于《丹溪心法》二妙散。《医学正传》三妙丸，《成方便读》四妙丸，亦皆以二药伍用。苍术，性温味苦、辛，气薄味厚，走而不守，可升可降。在外可祛风湿之邪，在内可燥湿健脾，是临床治湿之要药；黄柏，性寒味苦，其气味沉厚主降，寒能清热，苦能胜湿，故最善清下焦之湿热。二药合参，一温一寒，相互制约，相反相成，并走于下，使清泻下焦湿热之功效倍增。于教授据临床观察认为，该药对主要治疗以下焦湿热为主证的疾病，正如《本草要略》言其"气味辛烈……以黄柏、牛膝、石膏下行之药引用，则治下元湿疾"。于教授常用其治疗以下疾病：湿热壅滞下焦引起的湿热痹（风湿性关节炎）、湿疹（阴囊或下肢湿疹等）及带下证（宫颈炎、盆腔炎、附件炎等）。

1. 湿热痹（如风湿性关节炎）。本病由湿热浸淫肌肉关节而引起，以肌肉、关节红肿热痛，周身困重，小便黄赤，大便黏腻，舌苔黄腻，脉象弦滑或滑数为辨证要点。治宜清热化湿，宣痹通络，于教授方选自拟"风湿痹痛方"：苍术15g，黄柏15g，蚕沙10g，泽泻30g，防己15g，牛膝15g，薏苡仁15g，忍冬藤15g，络石藤15g，滑石15g。随症加减，灵活运用。若兼发热心烦，酌加生石膏、知母，清热除烦；若兼脉道瘀阻，酌加地龙、桃仁，活血通经；若痛甚，可酌加桂枝、威灵仙、细辛，寒热并用，通经止痛。

2．湿疹（如阴囊或下肢湿疹等）。以皮肤瘙痒，抓破皮损流黄水，甚者皮损潮热焮红，舌质红，舌苔黄或黄腻，脉象弦滑为辨证要点。治宜清热利湿，凉血解毒，于教授临证常方选"二妙散"合"龙胆泻肝汤"：龙胆草 10g，车前子 30g[包]，苍术 12g，黄柏 12g，地肤子 15g，白鲜皮 15g，泽泻 30g，蒲公英 15g，牛膝 15g，牡丹皮 10g。随症加减，灵活运用。

3．湿热下注之带下证（如盆腔炎、宫颈炎、附件炎等）。症见白带色黄，有异味，小腹或少腹疼痛，小便黄赤或浑浊，舌苔黄腻，脉多弦滑或数。治宜清热利湿止带，于教授临证常方选"二妙散"合傅青主"易黄汤"加减：苍术 15g，黄柏 15g，车前子 30g[包]，白果 10g，芡实 10g，土茯苓 30g，山药 10g，败酱草 15g，生甘草 10g。外阴瘙痒者，酌加苦参、地肤子，清热燥湿止痒；腹痛明显者，酌加川楝子、延胡索，疏肝理气止痛；兼有瘀血者，酌加三棱、莪术、五灵脂，活血祛瘀；发热恶寒者，酌加金银花、荆芥穗、连翘，疏风清热解毒；往来寒热者，与小柴胡汤合用加减治之。

【药理研究】

苍术，为菊科多年生草本植物茅苍术 *Atractylodes lancea*（Thunb.）DC. 或北苍术 *Atractylodes chinensis*（DC.）Koidz. 的干燥根茎。近年来对苍术所含主要化学成分的研究主要集中在挥发油，其挥发油类有效成分主要为 β-桉叶醇、茅术醇、苍术素等；苍术还含有 38 种苷类化合物。现代药理研究表明，苍术具有抗胃溃疡、抗心律失常、抗炎、保肝、降血糖、利尿、抑菌等一系列作用。这可能为苍术的燥湿健脾、祛风除湿的功效提供药理学依据。

黄柏，为芸香科乔木植物黄檗（关黄柏）*Phellodendron amurense* Rupr. 或黄皮树（川黄柏）*Phellodendron chinense* Schneid. 的树皮。主要化学成分有：生物碱类，小檗碱、药根碱、四氢小檗碱、四氢药根碱、木兰碱、黄柏碱、N-甲基大麦芽碱、巴马丁、四氢掌叶防己碱、蝙蝠葛碱等；甾醇类，β-谷甾醇、7-脱氢豆甾醇、菜油甾醇等；柠檬苷素类，黄柏酮、黄柏内酯、黄柏酮酸。研究表明，其成分对心血管系统，具有降血压、抗心律失常等作用；对消化系统，有抗消化道溃疡、收缩或舒张肠管、促进胰腺分泌等作用；此外，还有抑制中枢神经系统、抑制细胞免疫反应、降血糖、抗细菌、抗痛风等作用。

参考文献

[1] 陈炎明，陈静，俞桂新. 苍术化学成分和药理活性研究进展 [J]. 上海中医药大学学报，2006，20（04）：95-98.

[2] 张博，张婷，王树春. 黄柏的化学成分、质量分析方法及药理作用研究 [J]. 现代医药卫生，2013，29（10）：1505-1507.

（编者：陈华）

土茯苓　萆薢

【药性功效】

土茯苓，又名禹余粮、白余粮、草禹余粮、刺猪苓、仙遗粮、土萆薢，主产于广东、湖南、湖北、浙江、四川、安徽等地，福建、江西、广西、江苏等地亦产。味甘、淡，性平，归肝、胃经。具有除湿，解毒，通利关节之功效。临床常煎汤服，常用量为15~60g，亦可适量外用，研末调敷。《本草正义》云本品："利湿去热，能入络，搜剔湿热之蕴毒。其解水银、轻粉毒者，彼以升提收毒上行，而此以渗利下导为务，故专治杨梅毒疮，深入百络，关节疼痛，甚至腐烂，又毒火上行，咽喉痛溃，一切恶症。"《药性切用》云本品："渗利湿热解毒。"《滇南本草》云本品："健脾胃，强筋骨，去风湿，利关节，杨梅疮服之最良。"

萆薢，又名百枝、竹木、赤节、白菝葜、粉萆薢，主产于浙江，广东、广西亦产。味苦，性平，入肾、胃经。具有利湿去浊，祛风除痹的功效，是治疗膏淋的要药。临床常煎汤服，常用量为9~15g。《本草纲目》云："萆薢之功，长于去风湿，所以能治缓弱痛痹、遗浊、恶疮诸病之属风湿者。"《药品化义》云："萆薢，性味淡薄，长于渗湿，带苦，亦能降下，主治风寒湿痹，男子白浊，茎中作痛，女人白带，病由胃中浊气下流所致，以此入胃驱湿，其症自愈。"

【作用特点】

土茯苓，甘淡渗湿，具有除湿，解毒，通利关节的功效。其一，除湿。治疗湿热引起的热淋、带下、湿疹、湿疮，本品常与萹蓄、车前子同用；治疗阴痒带下，可单煎本品服用。其二，解毒。土茯苓为治梅毒要药，可单用本品煎服，如"土萆薢汤"（《景岳全书》）。此外，本品还具有清热、消肿散结的功效，治疗瘰疬溃烂，常与苍术、黄柏、苦参等伍用。

萆薢，苦能胜湿，既可祛风除痹，又能利湿祛浊。其一，利湿。本品为治膏淋的要药，对膏淋之小便浑浊，常与乌药、石菖蒲等同用，如"萆薢分清饮"（《杨氏家藏方》）。其二，祛风除痹。对腰膝痹痛属寒湿者，常与附子、牛膝同用；对腰膝痹痛偏热者，常与黄柏、忍冬藤等伍用。

【配伍应用】

《本草纲目》云："萆薢、菝葜、土茯苓，三物形虽不同，而主治之功不相远，岂亦一类数种乎？"土茯苓与萆薢均有清利湿浊，祛风除痹的作用。于教授认为，土茯苓气味甘淡而性平，以清泻湿热蕴毒见长，尤善治梅毒；而萆薢味苦性平，为足阳明、厥阴经药也，能利湿泄浊祛风湿，《本草思辨录》谓："后世以萆薢为分清浊之剂。"二药相须为用，使清热泻浊解毒、祛风除痹之功效倍增。于教授在临床上主要用该药对治疗痛风及湿热蕴结而致的淋证、带下过多、阴道瘙痒等。

1. 痛风（急性发作期）。现代医学之痛风是由嘌呤代谢障碍和 / 或尿酸排泄减少引起的一种晶体性关节炎，临床上以高尿酸血症、反复发作的急性关节炎为主要特点。历代医家多将其归于中医"痛风""历节""白虎历节"范畴。于教授认为，痛风发病的根本原因是饮食不节、嗜酒过度或过食肥甘厚味，致使脾失健运，痰热内生或湿热内蕴，郁久痰瘀互结，热毒炽盛，流注或痹阻于四肢、关节、肌肉而发病，其病机要点为痰、热、毒、瘀。在治疗方面，于教授主张以分期辨证治疗为宜。由于本病在急性发作期临床表现具有明显的一致性，多以突发关节（以第一跖趾关节多见）红、肿、灼热、疼痛，昼静夜发，难以忍受，舌苔黄或黄腻，舌质红且暗，脉象弦滑或滑数为中心证候，故于教授自拟"痛风灵"治之，专病专方，随证加减，灵活运用。组成如下：苍术 10g，黄柏 10g，薏苡仁 15g，土茯苓 30g，萆薢 15g，金银花 30g，紫花地丁 30g，牡丹皮 10g，赤芍 10g，地龙 12g，槟榔 12g，泽泻 30g，水牛角粉 1.5g（装入胶囊温开水送服）。本方具有清热解毒，利湿化痰，凉血活血止痛的作用。

2. 膏淋（膀胱湿热）。症见：小便混浊不清，灼热疼痛，尿呈乳糜色，置之沉淀如絮状，上有浮油如脂，尿不畅，舌淡红苔黄腻，脉弦滑。于教授常治以清热利湿，分清泌浊之法，方选"程氏萆薢分清饮"化裁治之：萆薢15g，土茯苓30g，石菖蒲12g，乌药6g，莲子心6g，黄柏10g，车前子30g^{包煎}，茯苓15g，薏苡仁15g，白茅根30g，甘草梢10g。

3．阴道滴虫（湿热下注所致阴道瘙痒）。症见：阴道瘙痒，小便黄赤，白带过多，色淡黄，稠有异味，舌红苔黄腻，脉弦滑。于教授常治以清热利湿，杀虫止痒之法，方选"易黄汤"加减治之：车前子30g^{包煎}，土茯苓30g，萆薢15g，山药10g，白果10g，芡实10g，苦参10g，地肤子15g，白鲜皮15g，生甘草10g，黄柏10g，鸡冠花10g。

【药理研究】

土茯苓，为百合科植物光叶菝葜 *Smilax glabra* Roxb. 的干燥根茎。其具有明显药理作用的化学成分为皂苷类、黄酮类。总皂苷对心血管疾病有防治作用，兼有抗肿瘤、抗血管粥样硬化作用。总黄酮有抗脂质过氧化、保护缺血心肌和增加机体免疫能力的作用，其中落新妇苷是本品利尿、镇痛、解毒作用的主要物质之一。观察土茯苓的提取物落新妇苷对大鼠的利尿作用发现，其可使大鼠的尿量增加，而且该作用呈现土茯苓剂量－反应关系；通过小鼠扭体反应试验和热板法镇痛试验发现，落新妇苷对冰乙酸引起的内脏躯体疼痛有镇痛作用，并能显著提高小鼠的热板痛阈值，表明其有明显镇痛作用。这可能为土茯苓具有利尿、解毒、镇痛功效，应用于痛风的治疗提供了药理学依据。

萆薢，为薯蓣科多年生草本植物绵萆薢 *Dioscorea spongiosa* J. Q. Xi，M. Mizuno et W. L. Zhao 或福州薯蓣 *Dioscorea futschauensis* Uline ex R. Kunth 的干燥根茎。萆薢的化学成分主要包含皂苷类和甾体皂苷类化合物。研究表明，萆薢总皂苷对高尿酸血症小鼠具有明显降低血清尿酸水平的作用。这可能为其利湿祛浊，治疗膏淋提供了相关药理学依据。

参考文献

[1] 张白嘉，刘亚欧，刘榴，等．土茯苓及落新妇苷抗炎、镇痛、利尿作用研究[J]．中药药理与临床，2004，20（01）：11-12.

[2] 沙飞，禹志领，王一涛．土茯苓品质与药理研究进展[J]．中药材，2006，29

（05）：516-519.

[3] 杜鹏，薛洁，周承明，等.赤土茯苓苷对实验性胃溃疡的保护作用 [J].中草药，2000，31（04）：39-42.

[4] 苏筠霞，李建华，刘天喜，等.草薢水提物对尿酸性肾病大鼠 TNF-α、MCP-1 和 ICAM-1 表达的影响 [J].中成药，2013，35（05）：1088-1091.

[5] 陈光亮.草薢牛膝总皂苷防治痛风及其机制研究 [D].合肥：安徽医科大学，2005.

（编者：刘长玉）

车前子　益母草

【药性功效】

车前子，又名车前实、虾蟆衣子、猪耳朵穗子、凤眼前仁，广泛分布于全国各地。其味甘，性寒，归肝、肾、肺、小肠经。具有利尿通淋，渗湿止泻，明目，祛痰的功效。临床多煎汤服，常用量为 9~15g，宜包煎。《神农本草经》言本品："主气癃，止痛，利水道小便，除湿痹。"

益母草，又名益母蒿、益母艾、红花艾、坤草、茺蔚、三角胡麻、四楞子棵，我国大部分地区均产。其味辛、苦，性微寒，入心、肝、膀胱经。主要功效为活血调经，利水消肿，清热解毒。临床多煎汤服，常用量为 10~30g，或熬膏、入丸剂，外用适量捣敷或煎汤外洗。《本草纲目》言本品："活血破血，调经解毒，治胎漏难产，胎衣不下，血运，血风，血痛，崩中漏下，尿血泻血，疳痔痢疾，打扑内损瘀血，大便小便不通。"

【作用特点】

车前子，甘寒而利，又因其归肝、肾、肺、小肠经，故入肝经能清肝明目，入肾经能利尿通淋，入肺经能清肺化痰止咳，入小肠经能渗湿止泻。其一，清肝明目。对目赤肿痛，目暗昏花，常与决明子、菟丝子等配伍。其二，利尿通淋。对水湿停滞之水肿，常与茯苓、猪苓、泽泻配伍；对湿热下注膀胱所致的小便淋漓涩痛，常与木通、滑石、泽泻等配伍。其三，清肺化痰。对痰热咳嗽，多与瓜蒌、浙贝母配伍。其四，渗湿止泻。对脾虚湿盛之泄泻，可与茯苓、白术等配伍；对暑湿泄泻，常与香薷、茯苓等配伍。

益母草，味辛、苦能散能燥，性微寒则清热，又因其入心、肝、膀胱经，故入心、肝经可活血破瘀，入膀胱经能清热利水。其一，调经活血。益母草为妇科要药，主入血分，祛瘀通经，单用熬膏即可治疗闭经、痛经。对经行不畅、腹中瘀滞腹痛，常配伍赤芍、丹参等活血之药；对产后恶露不尽或难产等，常配伍没药。其二，利水消肿。本品尤宜水瘀互结之水肿，既可单用，也可配伍泽兰、白茅根等利水之药；对血热之血淋，常配伍车前子、石韦等药。其三，清热解毒。对跌打损伤所致血瘀疼痛，常配伍川芎、当归等行气活血之药，并可单用外洗或外敷；对热毒所致疮痈肿毒等，常配伍蒲公英、苦参等清热解毒之药；本品亦可治疗皮肤瘾疹。

【配伍应用】

两药均入肝经，车前子利尿通淋、渗湿止泻；益母草虽为妇科要药，但亦具有消水行血、去瘀生新的作用。两药合用，既能利水通淋，又能行血祛瘀。临床上用于水瘀互结而致的小便不利、四肢水肿、血尿、血淋或臌胀腹水者（现代医学之急慢性肾小球肾炎、肾病综合征、糖尿病肾病、慢性肝炎、肝硬化腹水等病）。此外，于教授根据西医利尿降压之理论，亦常用此药对治疗高血压病，效果明显。

1. 眩晕（高血压病）标实证（风、火、痰、瘀）。于教授临证方选自拟"降压护心煎Ⅰ号"治之：天麻 12g，夏枯草 12g，苦丁茶 10g，牛膝 30g，钩藤 30g[后下]，土鳖虫 10g，水蛭 10g，羚羊角粉 0.3g[冲服]，乌梅 10g，石决明 30g[先煎]，天竺黄 10g，车前子 30g，益母草 30g。

2. 臌胀（慢性肝炎、肝硬化腹水等）。于教授临证方选自拟"消积逐水煎"治之：水红花子 15g，大腹皮 15g，黑白丑各 4.5g，益母草 30g，车前子 30g[包煎]，制鳖甲 30g，莪术 10g，炒白术 20g，半边莲 15g，半枝莲 15g。

3. 各种水肿。根据临床辨证，于教授常以该药对配伍益气健脾、温阳行气等药物组方，以达到利水消肿的目的。

【药理研究】

车前子，为车前科植物车前 *Plantago asiatica* L. 或平车前 *Plantago depressa* Willd.

的干燥成熟种子，主要成分有苯乙醇苷、环烯醚萜、黄酮、多糖类化合物等。现代药理研究表明，车前子具有缓泻、护肝、降压、抑菌、降低血清胆固醇等作用。其中车前子多糖具有润肠通便、促进树突状细胞成熟的作用，车前子苷可通过增加大鼠气管分泌液的排出而发挥祛痰作用。研究表明，在调节免疫系统方面，车前子多糖可以通过调节树突状细胞分泌不同类型的细胞因子及趋化因子，促进初始 T 细胞向辅助 T 细胞分化，可提高机体固有免疫能力，有保护肝脏的作用，并推测车前子多糖是车前子平肝明目的主要有效成分；车前子的酒精提取物能促进口腔上皮细胞生长，其中果胶多糖既是补体经典途径也是旁路途径的激活剂，可通过激活补体介导的杀菌、溶菌作用发挥止泻功效，可能是车前子渗湿止泻功效的药理学依据；此外，车前子还可通过其利尿作用及抑制血管紧张素转化酶的活性来发挥降血压功效，为其临床利尿通淋作用提供了药理学依据。

益母草，为唇形科植物益母草 *Leonurus japonicus* Houtt. 的地上部分，主要化学成分为生物碱、二萜、挥发油等，对子宫平滑肌有双向调节作用。其所含生物碱有明显的抗炎、止痛作用；能降低血液黏度，防止血小板聚集，抑制肾上腺素诱导的红细胞聚集，明显抑制血栓形成，改善微循环及心肌缺血，改善异丙肾上腺素诱导的心肌缺血的病理损伤，明显改善冠心病患者的症状、心功能、微循环、血液流变学等指标。由此推测，益母草生物碱可能是益母草活血作用的有效成分。而益母草提取物可促进淋巴微循环及 T 细胞增殖，有利尿作用，为益母草利水消肿功效提供了药理学依据。

参考文献

[1] 王劲华，罗光明，曾金祥，等.中药车前子的化学成分及药理学研究进展 [J].亚太传统医药，2008，4（09）：133-135.

[2] 张然，袁从英，冯娜，等.车前子多糖对糖尿病小鼠氧化应激的影响 [J].天津医药，2011，39（03）：253-255.

[3] 刘强，牟洪波，刘元禄.中药车前子对小鼠气囊滑膜炎细胞因子 TNF-β 及 IL-12 影响的实验研究 [J].中华中医药学刊，2007，25（04）：816-818.

[4] 王芳，王敏.车前子的新药理作用及机制的研究进展 [J].医学综述，2013，19（19）：3562-3564.

[5] 陈刘庆. 益母草药理作用及临床应用研究进展 [J]. 中国社区医师（医学专业），2012，14（34）：41-42.

（编者：林杨）

水红花子　益母草

【药性功效】

水红花子，又名水荭子、荭草实、河蓼子、川蓼子、水红子等，主产于江苏、辽宁，四川、山东、吉林等地亦产。味咸，性微寒，入肝、胃、脾经。具有清热软坚，利水消肿，明目，活血消积之功。内服可煎汤、研末、熬膏或浸酒，常用量为4.5~9g，大剂量可用至30g；外用可熬膏或捣烂敷。西汉·刘向《名医别录》言本品："主消渴，去热，明目，益气。"明·《本草品汇精要》言本品："明眼目，消疮毒。"《滇南本草》言本品"破血，治小儿痞块积聚，消年深坚积，疗妇人石瘕癥。"

益母草的药性功效见第55页。

【作用特点】

水红花子，咸能软坚散结，寒能清热，又因其入肝、胃、脾经，故入肝经则活血软坚，清热明目；入脾胃经可利湿。于教授认为其作用特点有以下几点：其一，清热软坚。对疖肿，配伍金银花、黄芩等药，疗效甚佳，亦可用治腹部肿块、颈淋巴结结核，用文武火熬成膏摊贴于肿块部位，或以酒调膏服。其二，利水消肿。以水红花子为主药，配伍大腹皮、茯苓、泽泻等利水之药，或将水红花子水煎熬制，以黄酒或开水送服，可治水臌。其三，明目。对火眼等热毒之证，配伍车前子、栀子等药。其四，活血消积。对瘀血痞块、癥瘕积聚，配伍穿山甲，取其活血通经之功。

益母草的作用特点见第56页。

【配伍应用】

二药皆性微寒，同入肝经，在炮制上皆可熬膏用，均能利水消肿。水红花子，功擅利水软坚；益母草，辛散苦泄，寒而清热，功擅活血调经。两药合用，善走血分，共奏活血化瘀、利水消肿之功，尤擅治水瘀互结、痰瘀互结之证。

于教授常以此药对治疗慢性肝炎、脾肿大、肝硬化腹水（即中医之"癥积""臌胀"），自拟"消积逐水煎"：以水红花子 15g 为君药，辅以益母草 30g，大腹皮 15g，黑白丑各 4.5g，炒白术 20g，车前子 30g^包煎，制鳖甲 30g，莪术 10g，半边莲 15g，半枝莲 15g，共奏活血逐瘀，利水消积之功。

【药理研究】

水红花子，为蓼科植物红蓼 *Polygonum orientale* L. 的干燥成熟果实，主要成分有黄酮、木脂素、柠檬苦素及罗布麻宁等。对免疫系统，本品可提高巨噬细胞的吞噬能力，提示其具有提高免疫力的作用；对心血管系统，水红花子醇提物可明显增加离体心脏的冠脉流量，减轻心肌缺血的程度，缩小心肌缺血面积，对急性心肌梗死有一定的保护作用，由此推测水红花子醇提物乃水红花子活血功效的有效成分之一。而本品的水提物则有较好的消肿止痛及抗肿瘤功效，有明显清除氧自由基、活性氧，抗脂质过氧化作用，为水红花子软坚、活血之功效提供了药理学依据。

益母草的药理研究见第 57 页。

参考文献

[1] 秦瑀，来颖. 红蓼对小鼠腹腔巨噬细胞吞噬鸡红细胞能力的影响 [J]. 通化师范学院学报，2003，24（04）：62-63.

[2] 陶玲，沈祥春，王永林，等. 注射用复方莛草冻干粉针剂对兔离体心脏缺血再灌注损伤的保护作用 [J]. 时珍国医国药，2006，17（09）：1650-1652.

[3] 吕俊海，张海丰，腾坤，等. 水红花子化学成分及活性研究 [J]. 中国药物警戒，2011，8（12）：744-745.

（编者：林杨）

槟榔　车前子

【药性功效】

槟榔，又名槟榔子、大腹子等，主产于海南、福建、云南、广西等地。味苦、辛，性温，归胃、大肠经。具有杀虫，消积，行气，利水，截疟的功效。临床常煎汤服，常用量为 3~9g；若用于驱绦虫、姜片虫，宜用 60~120g；外用适量，可煎水洗或研末调。《名医别录》谓本品："主消谷，逐水，除痰癖，杀三虫伏尸，疗寸白。"

车前子的药性功效见第 55 页。

【作用特点】

槟榔，味苦能泄，辛温走散，又因其归胃、大肠经，故善行胃肠之气，破气坠积，下肠胃有形之物。此外，本品还具有杀虫的特殊功效。其一，治疗肠道寄生虫病，常与南瓜子、乌梅配伍。生用力强，炒用力缓。其二，治疗食积气滞，常与木香、青皮配伍。炮制槟榔较生槟榔效果好，焦槟榔尤佳。其三，治疗湿热泻痢，常与木香、黄连、芍药配伍。其四，治疗水肿，常与泽泻、木通同用。此外，槟榔还可治疗脚气肿痛、疟疾等。

车前子的作用特点见第 55~56 页。

【配伍应用】

槟榔，具有杀虫、消积、行气、利水之功效；车前子，具有利尿通淋、渗湿止泻、明目、祛痰的功效。于教授在《金匮要略·水气病脉证并治》"诸有水者，腰以下肿，当利小便"的基础上，认为利水药配伍下气利水之品，其疗效更好。车前子与槟榔，就是具有下气利水消肿作用的药对，可用于临床所见一切腰以下水肿，尤以足部、小腿部水肿为甚者，疗效显著。以此二味为主药，于教授专拟"足跗消肿汤"治疗上述水肿，组方如下：槟榔 15g，白术 15g，茯苓 30g，泽泻 15g，冬瓜皮 30g，益母草 30g，薏苡仁 15g，牛膝 15g，地龙 10g，车前子 30g[包煎]。若见面色萎黄、倦怠乏力、尿少便溏者，酌加党参、黄芪、白扁豆、薏苡仁、砂仁，健脾益气、渗湿消肿；若见神疲肢冷、小便不利、腰膝酸软者，酌加制附子、桂枝、干姜，温阳化水；若见舌暗有瘀点、瘀斑，病程较长者，酌加泽兰、赤芍、红花，活血利水；若见腹胀、腹水者，酌加大腹皮、厚朴、红花，理气活血利水。

【药理研究】

槟榔，为棕榈科常绿乔木植物槟榔 *Areca catechu* L. 的干燥成熟种子。其主要成分为酚、多糖、脂肪、粗纤维、生物碱及无机盐，以及 20 多种微量元素，其所含总生物碱主要为槟榔碱。本品药理作用广泛，主要有驱虫、兴奋 M- 胆碱受体、兴奋 N- 胆碱受体、抗动脉粥样硬化、降血压、抗炎、抗过敏等。但对骨髓细胞的 DNA 有一定的损伤作用，还可降低人体免疫力。其中槟榔碱兴奋 M− 胆碱受体的作用可为槟榔杀虫消积的功效提供药理学依据。

车前子的药理研究见第 56~57 页。

参考文献

[1] 申秀丽，段亮亮. 槟榔的化学成分及药理研究进展 [J]. 宜春学院学报，2009，31（02）：95−97.

（编者：张福垄）

白术　泽泻

【药性功效】

白术，又称桴蓟、于术、冬白术、浙术、杨桴、吴术、片术等，主产于浙江、湖北、湖南等地。味甘、苦，性温，归脾、胃经。具有健脾燥湿，益气养血，淡渗利湿，和中安胎的功效。临床常煎汤服，常用量为 6~12g。《神农本草经》中记载本品："主风寒湿痹，死肌，痉，疸，止汗，除热，消食。作煎饵，久服轻身，延年，不饥。"《本草备要》言本品："苦燥湿，甘补脾，温和中。在血补血，在气补气，无汗能发，有汗能止。"

泽泻，又称建泽泻、水泻、芒芋、泽芒、及泻等，主产于四川、福建、江西等地。味甘淡、微咸，性寒，归肾、膀胱经。具有利水渗湿，泻肝、肾二经火邪的功效。临床常煎汤服，用量为 5~10g。《神农本草经》中记载："泽泻，味甘寒，主风寒湿痹，乳难消水，养五脏，益气力，肥健。久服耳目聪明，不饥，延年，轻身，面生光，能行水上。"《药性论》曰本品："主肾虚精自出，治五淋，利膀胱热，宣通水道。"

【作用特点】

白术，甘温能补，苦温燥湿，又因其入脾、胃经，故能健脾益气利水，和中养血。其药性平和，同他药配伍可起到辅助或增效之功，临床应用非常广泛，尤其在脾胃疾病治疗中有着不可或缺的地位。《本草通玄》赞其为"补脾胃之药，无出其右者"。于教授认为其作用特点主要有以下几点：其一，健脾制水。对小便不利，水肿腹胀，腹痛下利，可与茯苓、泽泻、黄芪、猪苓、桂枝、附子等伍用，方如五苓散、猪苓汤、真武汤。其二，益气养血。同补气生血药同用，可增强此类药物的补益作用，治疗气血两虚，面色苍白或萎黄，头晕耳眩，四肢倦怠，气短懒言，心悸怔忡等，常配伍党参、茯苓、甘草、黄芪、白芍、当归、熟地黄等，方如八珍汤、升阳益胃汤。其三，和中安胎。妇人怀胎之后易出现妊娠呕吐、胸闷、不食等症，可以本品配伍陈皮、茯苓、藿香、生姜等；兼有胎热者，可配伍黄芩、白芍；兼有肾虚者，可配伍桑寄生、杜仲、山药、熟地黄、黄芪、党参等，方如泰山磐石散、白术散、安胎白术汤（黄芩、白术、杜仲）等。另外，白术还可配伍黄芪、防风、牡蛎等，发挥益气固表止汗的作用，如玉屏风散；配伍党参、茯苓、白扁豆、山药等，发挥健脾祛湿止泻的功效，如参苓白术散；配伍枳壳、陈皮、山楂、神曲、麦芽等，还有消痞化滞的功能，如枳术丸、白术枳实散等。

泽泻，甘淡能渗，性寒能清热，又因其归肾、膀胱经，故有利水渗湿清热之功。于教授认为其作用特点主要有以下几点：其一，利水渗湿。可治疗水湿停聚之水肿，如腹水，小便不利，常与猪苓、茯苓、滑石、木通等同用，如五苓散。尚能治疗水停心下，清阳不升，浊阴上冒之头目眩晕，方如泽泻汤。其二，清热。可清泻膀胱之热，治疗淋证，《本草求真》谓："泽泻专入膀胱、肾。甘淡微寒，能入膀胱气分，以泻肾经火邪。"《本草纲目》曰："泽泻渗去其湿，则热亦随去。"可与木通、车前子、萹蓄、滑石等同用，方如猪苓汤。泽泻还常与补肾药同用，因补益药物容易生热而产生肾火，故可利用泽泻泻热的作用辅佐使用，如六味地黄丸运用泽泻即有此意；配伍苍术、厚朴、陈皮、茯苓、猪苓等健脾利湿止泻药，取"利小便实大便"之意，方如胃苓汤；配伍茵陈、滑石等清利湿热之品治疗黄疸；在知柏地黄丸中配伍他药可泻火坚阴，治疗相火过旺，骨蒸盗汗，遗精阳强；在消渴、痹证及妇科带下、乳闭的治疗中也有应用。

【配伍应用】

白术与泽泻配伍，见于《金匮要略》之泽泻汤。于教授认为，白术健脾为主，助升脾阳；泽泻渗湿利水，使浊气得降。二者一补一泻，一升一降，调气利水，标本兼顾。临床常用该药对治疗以下疾病：

1. 高脂血症。症见：形体肥胖，身体重着，倦怠乏力，腹胀便溏，或眼睑浮肿，或下肢浮肿，舌淡胖边有齿痕，苔白滑或白腻，脉濡缓。药用：党参 10g，白术 15g，泽泻 30g，陈皮 10g，半夏 10g，茯苓 15g，砂仁 3g，白蔻仁 10g，木香 10g 等。

2. 高血压病。症见：头晕目眩，头重头沉，或见其形如肿，面色黄而晦暗或面色黧黑，舌体胖大且淡，舌苔水滑或白厚，脉沉或弦。药用：泽泻 30g，白术 12g，茯苓 15g，炙甘草 10g，生姜 6g。

3. 泄泻。对脾虚泄泻，于教授常用参苓白术散合泽泻汤加减：党参 10g，白术 15g，茯苓 15g，炙甘草 10g，泽泻 30g，莲子肉 15g，白扁豆 15g，陈皮 10g，桔梗 10g，砂仁 6g。对寒湿泄泻，常用加味泽泻汤合五苓散加减：白术 15g，泽泻 30g，车前子 30g^{包煎}，茯苓 30g，桂枝 10g，炙甘草 10g，生姜 5g，大枣 3 枚，猪苓 30g，苍术 10g，陈皮 10g，木香 3g。

4. 水肿（头面肢体水肿）。于教授常用泽泻汤合五皮饮加减：炒白术 15g，泽泻 30g，茯苓皮 15g，大腹皮 15g，桑白皮 15g，陈皮 10g，生姜皮 6g，冬瓜皮 30g。腹胀者，加厚朴 10g；腰以下肿甚者，加槟榔 15g，牛膝 15g；脾气虚者，加黄芪 30g，党参 15g；头面部肿甚者，加薄荷 10g^{后下}，炙麻黄 6~10g；肾阳虚水肿明显者，加制附片 10~15g；腹水明显者，加水红花子 15g，黑白丑各 0.3~0.5g^{冲服}。

【药理研究】

白术，为菊科植物白术 *Atractylodes macrocephala* Koidz. 的干燥根茎，主要含有苍术酮、苍术醇挥发油、白术多糖及内酯类等成分。药理研究表明，白术糖复合物具有促进小肠隐窝细胞（IEC-6）超微结构发生分化及促进分化标志物之一绒毛蛋白（villin）表达的作用，从而可达到修复胃肠黏膜的效果。在对白术内酯Ⅰ、Ⅲ活性的研究中发现，白术内酯Ⅰ具有提高唾液淀粉酶活性、促进肠壁吸收、调节肠道功能的显著作用，这为白术健脾功效提供了佐证。白术对子宫平滑肌的收缩有抑制作用，可能是其安胎作用的基础。同时，白术能使腹膜孔数量增加，是消腹水的有效药物，这可能是其淡渗利湿作用的药理学基础。另外，白术还有调节免疫、抗肿瘤、抗炎、抗菌、抗衰老等作用。

泽泻，为泽泻科植物泽泻 *Alisma orientale* （Sam.）Juzep. 的干燥块茎，主要化学成分是三萜及倍半萜类成分，还含有二萜、植物甾醇、挥发油、生物碱、天门冬素、幽醇普、脂肪酸、蛋白质及淀粉等化学成分。现代药理研究证明，用泽泻中 24- 乙酰泽泻醇 A、23- 乙酰泽泻醇 B 灌胃给药，能使大鼠尿液的钠含量增加，钾含量不变；泽泻醇 B 有增加尿量的倾向，以上成分可能是泽泻利尿的有效成分。此外，泽泻水提醇沉物（RAE）具有明显的降血糖和降血脂作用，并能保护胰岛组织免受损伤，RAE 降血糖作用与促进胰岛素的释放有关。泽泻还具有抑制动脉粥样硬化和降血压的作用，可能与其活血化瘀作用相关。

有研究证明，对两个药物单独提取挥发油和提取药对挥发油，对比发现，后者较前者提取的挥发油有很大变化，药对泽泻—白术中新增成分主要为脂肪类和萜类化合物，如四亚异丙基环丁烷、香树烯、3,5- 二乙基甲苯、4,5- 二甲基 –1,2,3,6,7,8,8a,8b- 八氢化 – 联苯和（＋）– 喇叭烯等，但对药效的影响尚未得到证实。

参考文献

[1] 王洲，李茹柳，徐颂芬，等 . 白术糖复合物对 IEC-6 细胞分化及绒毛蛋白表达的影响 [J]. 中药材，2010，33（06）：938-944.

[2] 凌宗全 . 白术化学成分及药理作用研究进展 [J]. 内蒙古中医药，2013，32（35）：105-106.

[3] 王建平，傅旭春 . 泽泻的药理作用和临床研究进展 [A].2011 年浙江省医学会临床药学分会学术年会论文汇编 [C].2011：3.

[4] 陈建忠，李彧，肖建平，等 . 药对泽泻—白术与其单味药挥发油成分的比较分析 [J]. 福建中医药大学学报，2012，22（04）：43-46.

（编者：张贺翔）

石韦　冬葵子

【药性功效】

石韦，又名石樜、石皮、石苇、金星草、石兰等，主产于长江以南各省区，北至甘肃（文县）、西到西藏（墨脱县）、东至台湾。味甘、苦，性微寒，归肺、膀胱经。具有利尿通淋，清肺止咳，凉血止血的功效。常煎汤服，常用量 6~12g，大剂量可用

30~60g。《本草逢源》曰：“石韦，其性寒利，故《本经》治劳热邪气，指劳力伤津，癃闭不通之热邪而言，非虚劳之谓。沿妊娠转胞，同车前煎服。”意为石韦有清肺肾之邪热，利水通利之功。与此同时，石韦性微寒，入血分，故可凉血止血。

冬葵子，又名葵子、葵菜子，全国各地皆有分布。味甘，性寒，归大肠、小肠、膀胱经。具有润利孔窍，利尿通淋，通经下乳，滑胎止孕的功效。脾虚肠滑者忌服，孕妇慎服。常煎汤服，常用量6~15g；或入散剂。《本草纲目》言其：“气味俱薄，淡滑为阳，故能利窍通乳，消肿滑胎也。”可见冬葵子乃滑润而下，非猛峻攻下之药物。

【作用特点】

石韦，苦寒清热，甘寒能润，又因其入肺、膀胱经，故可清肺、膀胱之热邪。其一，利尿通淋。可恢复肾、膀胱之气化功能；清肺热，有助于恢复肺气宣发肃降功能，肺气得宣，上焦得通则小便得利，故用于小便不通。石韦还用于邪热闭阻之淋证、癃闭及小便不利之水肿等，尤适用于热盛之血淋。其二，清肺止咳。石韦可清金泄热化痰，故能治疗肺热咳喘。其三，凉血止血。石韦入血分，可治疗咯血、吐血、衄血、崩漏、外伤出血等血证。

冬葵子，甘寒质润，乃种子类药，其性沉降滑润，可润利孔窍，兼入下焦之肠腑、膀胱，故具有利尿通淋，润肠通便等功效。其一，利尿通淋消肿。仲景以冬葵子配伍茯苓治疗孕妇水肿，即取其缓利的特性，当徐徐图之，而不致伤胎气。其性甘润，尤适于津亏而小便不畅者。其二，润肠通便。对肠燥津枯之大便不通，可配伍麻子仁、郁李仁、柏子仁等药物，以滋润肠腑，润下通便。其三，通经下乳。对产妇气脉壅塞所致乳汁不通及经络凝滞之乳房胀痛等，可与穿山甲、王不留行、砂仁等配伍使用。

【配伍应用】

石苇与冬葵子伍用，见于《外台秘要》之石韦散。于教授认为，二药皆为滑利之品，《黄帝内经》云“滑可去着”，即用润滑通利的药物去除体内留滞的病邪，故二药配伍是常用的利水通淋药对。然石苇又兼凉血止血，故治疗血淋尤佳；冬葵子又能下石，故治疗石淋为要。二药合用，相辅相成，以通为用，可以治疗因膀胱热盛或湿热下注，膀胱气化失司，水道不利而引起的血淋、热淋、石淋等诸淋证。

1. 血淋（实热证）。于教授常用方：石苇 30g，冬葵子 15g，小蓟 30g，白茅根 30g，茜草 10g，琥珀粉 1.5g^{冲服}，生地黄 15g，三七粉 3g^{冲服}等。

2．热淋（湿热证）。于教授常用方：石苇 30g，冬葵子 15g，车前草 30g，滑石 15g^{包煎}，栀子 10g，生甘草 10g，瞿麦 10g，萹蓄 10g，淡竹叶 10g 等。

3．石淋（湿热证）。于教授常用方：石苇 30g，冬葵子 15g，车前草 30g，滑石 15g^{包煎}，金钱草 30g，海金沙 30g，鸡内金 10g，牛膝 30g 等。

【药理研究】

石韦，为水龙骨科多年生草本植物石韦 *Pyrrosia lingua* （Thunb.）Farwell、庐山石韦 *Pyrrosia sheareri* （Bak.）Ching 或有柄石韦 *Pyrrosia petiolosa* （Christ）Ching 等的干燥叶。其主要活性成分为黄酮类、总皂苷类、多糖、蒽醌类化合物，具有调节免疫、抗病原微生物、抗炎、降血压、抗缓慢型心律失常、降血糖、预防肾结石、保护肾脏、祛痰、镇咳等作用。

冬葵子，为锦葵科一年生草本植物冬葵 *Malva verticillata* L. 的干燥成熟种子，主要含有脂肪油、蛋白质、中性多糖、酸性多糖及肽聚糖，其现代药理研究较少。

参考文献

[1] 马越，畅洪昇. 石韦的临床应用和药理研究 [J]. 江西中医学院学报，2011，23（04）：87-90.

[2] 赖海标，梅全喜，范文昌. 石韦的化学成分、药理作用和临床应用研究进展 [J]. 中国医药导报，2010，7（21）：9-11.

[3] 南京中医药大学. 中药大辞典（第二版）上册 [M]. 上海：上海科学技术出版社，2006：1053.

（编者：杜武勋）

泽兰　卷柏

【药性功效】

泽兰，又名虎兰、龙枣、虎蒲、小泽兰、地瓜儿苗、红梗草等，分布于我国大部分地区。味苦、辛，性微温，归肝、脾经。具有活血调经，祛瘀消痈，利水消肿的功效。临床常煎汤服，常用量为 6~12g，外用适量。《本草求真》云其："入脾行水，入肝治血之味，是以九窍能通，关节能利，宿食能破，月经能调，癥瘕能消，水肿能散，产后血淋腰痛能止，吐血、衄血……入补气补血之味同投，则消中有补，不致损真，诚佳品也。"

卷柏，又名九死还魂草、一把抓、老虎爪、长生草、万年松，主产于山东、辽宁、河北。味辛，性平，归肝、心经。具有活血通经的功效。临床常煎汤服，常用量为 5~10g；外用适量，捣敷或研末敷。《本草求真》曰："卷柏，其治有分生熟。生则微寒，力能破血通经，故治癥瘕淋结等症；炙则辛温，能以止血，故治肠红脱肛等症，性与侧柏叶悬殊，治亦稍异，不可不辨。"

【作用特点】

泽兰，苦温能燥，辛温而散，是阴中之阳药，入肝、脾经，具有活血调经、利水消肿、祛瘀消痈之功。与其他活血化瘀药不同，泽兰既能活血通络，又能行气利水，具有独特的活血利水作用。其一，活血调经，行而不峻。用于血瘀经闭、月经不调、痛经、产后瘀滞腹痛，常与当归、丹参、芍药等同用。其二，祛瘀消痈。用于跌扑损伤，常与当归、川芎、桃仁、红花等相配伍；用于金疮痈肿，常与当归、银花、生甘草等相伍。其三，利水消肿。对气滞血瘀而有水肿者尤为适宜，用于产后小便淋漓、身面浮肿等症，因其利水之力较缓，单用力薄，故常配伍防己等利水消肿药。

卷柏，辛能行散，又因其入肝、心经，故入肝经能活血通经，入心经可破血逐瘀；卷柏炭还具有止血的功效。其一，活血通经。用于血瘀经闭，常与赤芍、当归、益母草等伍用。其二，破血逐瘀。用于癥瘕积聚，常与当归、王不留行、莪术等破血通经之药相伍。其三，止血。用于吐血、便血、尿血及衄血等，可将卷柏炒炭后与其他止血药配伍。

【配伍应用】

泽兰，归肝、脾二经，功擅活血调经，利水消肿；卷柏，亦入肝经，《本草汇言》曰："卷柏，行血通经之药也。"于教授认为，泽兰气性微温，味辛而散，可以快气悦脾，利水消肿；卷柏生用辛平，炙用辛温，生用活血通经，炒炭化瘀止血。二药相须为用，共奏行气活血，利水消肿之功。临床上主要用于妇人气滞瘀结型闭经、癥瘕、行经水肿诸证。

1. 闭经（继发性闭经）。方选逍遥散加减：柴胡 10g，当归 15g，赤芍 15g，白术 15g，茯苓 15g，炙甘草 10g，薄荷 6g[后入]，泽兰 15g，卷柏 10g，益母草 30g，生姜30g，大枣数枚。

2. 癥瘕（子宫肌瘤）。方选逍遥散加减：柴胡 10g，当归 15g，赤芍 15g，白术 15g，茯苓 15g，炙甘草 10g，薄荷 6g，泽兰 10g，卷柏 10g，王不留行 15g，莪术10g，五灵脂 10g，炮甲珠 15g[*]。

3. 行经水肿。主要表现为经前或行经期面部或下肢水肿，经前乳胀，烦躁易怒。方选逍遥散加减：柴胡 10g，赤芍 10g，当归 15g，白术 15g，茯苓 15g，薄荷 6g[后入]，炙甘草 10g，泽兰 15g，卷柏 10g，车前子 30g[包]，益母草 30g。

【药理研究】

泽兰，为唇形科植物毛叶地瓜儿苗 *Lycopus lucidus* Turcz. var. *hirtus* Regel 的干燥地上部分，含有黄酮类、酚类、挥发油、葡萄糖苷、鞣质和皂苷等成分。其主要成分黄酮类以黄酮醇、黄酮、二氢黄酮为主，具有抗肿瘤、杀虫、抗严重急性呼吸综合征（SARS）病毒、抗菌等作用。因此推测黄酮类可能是泽兰的主要有效成分之一。

卷柏，为卷柏科植物卷柏 *Selaginella tamariscina*（Beauv.）Spring 或垫状卷柏 *Selaginella pulvinata* (HooK.et Grev.) Maxim. 的干燥全草。卷柏中主要含有穗花杉双黄酮（即阿曼托双黄酮）、穗花杉双黄酮 –7– 甲醚、异柳杉双黄酮、扁柏双黄酮、苏铁双黄酮、芹菜素、柳杉双黄酮、芫花素等。垫状卷柏中，总黄酮含量达到 2.85%，穗花杉双黄酮含量达到 0.81%。卷柏总黄酮为卷柏的主要活性成分，具有抗氧化、降血糖、抗肿瘤及促进血管生成等作用。研究江南卷柏干膏和片剂对家兔血小板功能的影响发现，江南卷柏能够增强血小板的聚集作用。彭智聪等用毛细玻管法和玻片法进行凝血时间测定，探讨生卷柏及卷柏炭水煎液是否具有止血作用，发现生卷柏没有缩短凝血时间的作用，对凝血因子的影响不大；卷柏炭具有缩短凝血时间的

---

* 炮甲珠，即中药穿山甲，又名炮山甲，由穿山甲的鳞甲炮制而成。穿山甲为国家一级保护野生动物，已有临床实验证明，猪蹄甲在消痈、抗炎、催乳等方面可以取代穿山甲的功效。《中华人民共和国药典：2015 年版·一部》显示，为继续秉承保护野生资源和自然环境、坚持中药可持续发展、倡导绿色标准的理念，不再新增处方中含豹骨、羚羊角、龙骨、龙齿等濒危物种或化石的中成药品。——编者注

作用，能使凝血酶原时间（PT）和活化部分凝血活酶时间（APTT）减短，使纤维蛋白原（FIB）含量减少，具有凝血作用，所以认为生卷柏没有止血作用，卷柏炭有止血作用。这为卷柏炭的止血功效提供了药理学依据。卷柏所含异银杏双黄酮能使缺氧大鼠血浆及红细胞内超氧阴离子含量显著降低，且能升高血清SOD，作用强度大于阿司匹林。这为卷柏活血通经的作用提供了药理学依据。

参考文献

[1] 袁经权，杨峻山，缪剑华. 泽兰属植物中黄酮类化学成分与药理作用 [J]. 国外医药（植物药分册），2007，22（06）：238-243.

[2] 张莲珠. 卷柏总黄酮及穗花杉双黄酮对认知障碍模型的治疗及可能作用途径 [D]. 长春：吉林大学，2014.

[3] 邓祥坚，黄侃，黄志刚. 江南卷柏对家兔血小板聚集的影响 [J]. 广州医药，2001，32（02）：54-55.

[4] 彭智聪，张少文，刘勇，等. 卷柏炒炭后对止血作用的影响 [J]. 中国中药杂志，2000，（02）：25-26.

[5] 潘苏华，沈源，王丽珠，等. 异银杏双黄酮对缺氧大鼠的氧自由基清除作用 [J]. 中药新药与临床药理，1993，（02）：12-14，59-60.

（编者：蒋璐）

泽兰　苍术

【药性功效】

泽兰的药性功效见第66~67页。

苍术的药性功效见第49页。

【作用特点】

泽兰的作用特点见第67页。

苍术的作用特点见第49~50页。

【配伍应用】

泽兰，辛温而散，苦温能燥，是阴中之阳药，具有活血通经、利水消肿、祛瘀消痈之功；苍术，味辛、苦，性温，具有燥湿健脾、祛风除湿、明目之功。两药性味相似，同归肝、脾经，《本草求真》言泽兰"入脾行水，入肝治血之味，是以九窍能通，关节能利"；《珍珠囊》言苍术"能健胃安脾，诸湿肿非此不能除"。于教授认为两药配伍则健脾、祛风之力存，且除湿、行水之力增，临床常用于治疗脾虚湿盛及风湿痹证。

1. 痞满。适用于脾失健运，湿困脾胃者，症见脘腹胀满、纳呆、呕吐、泄泻、舌苔白腻。方用：泽兰 10g，苍术 10g，藿香 10g，半夏 10g，枳壳 10g，桔梗 10g，厚朴 10g，茯苓 20g，紫苏 10g，甘草 10g 等。

2. 风湿痹证。症见关节、肌肉酸痛、重浊、肿痛及关节屈伸不利。方用：泽兰 10g，苍术 10g，羌活 10g，独活 10g，当归 15g，川芎 10g，桑枝 10g，姜黄 10g 等。

【药理研究】

泽兰的药理研究见第 68 页。

苍术的药理研究见第 51 页。

枳实　白术

【药性功效】

枳实，又名只实、江只实、川枳实、苏枳实、枸橘实、香圆枳实等，主产于四川、江西、福建、江苏等地。味苦、辛、酸，性微寒，归脾、胃经。具有破气消积，化痰除痞，导滞通下的功效。临床常入汤剂煎服，用量为 3~9g，外用煎水洗或炒热熨。《神农本草经》记载："枳实，味苦寒。生川泽。治大风在皮肤中，如麻豆苦痒，除寒热，热结，止痢，长肌肉，利五脏，益气，轻身。"

白术的药性功效见第 61 页。

【作用特点】

枳实，苦辛能散，酸能柔肝，又因其入脾、胃经，故能破气消积，化痰散痞。其一，破气消积。善于破泻胃肠结气，用于胃肠积滞，腹胀腹痛，大便不畅等，常与焦三仙、槟榔、大黄、厚朴、黄芩、黄连等配伍使用，如大承气汤、枳实导滞汤等。其二，化痰散痞。用于痰浊闭阻，胸阳不振，心下痞痛，胸胁疼痛等作用较好，可配以厚朴、半夏、黄连、瓜蒌、薤白、桂枝等药物，如枳实消痞丸、枳实薤白桂枝汤等。枳壳性味归经、功用与枳实同，但作用较缓和，开胸宽中、除胀之力较强。王好古对此论述道："枳壳主高、枳实主下；高者主气，下者为血。故壳主胸膈皮毛之病，实主心腹脾胃之病，大同小异。"另外，枳实还可以与黄芪配伍治疗脏器下垂，与桔梗配伍用于气机逆乱引起的气逆、气乱、气郁等症。

白术的作用特点见第61~62页。

【配伍应用】

枳实与白术配伍，源于《金匮要略》，治水饮停滞于胃，心下坚，大如盘，边如旋杯者。而《内外伤辨惑论》言张洁古枳术丸功专健脾消痞。枳实作用较缓和，长于行气除痞，化痰消积；白术，功专健脾益气，燥湿利水。二药合用，一补一消，消补兼施，从而达到补气而不滞气，破气而不伤正气的目的。于教授遵理立旨，并结合数十年临床经验，经常将枳实、白术配伍，治疗以下病症：

1. 胃下垂。中医认为，胃下垂的病机关键为中气下陷，多以补中益气汤治之。于教授在治疗本病时，将枳壳、白术重用（各30g）加入补中益气汤方中，一方面取中焦气机升清降浊之意，另一方面取欲升先降之说，每每获效。

2. 痞满。于教授认为，痞满病因较多，枳实与白术配伍主治脾胃虚弱、气滞中焦之痞满。临证时多以胃脘痞满，不思饮食，腹胀便溏为辨证要点。方选自拟"消痞汤"：白术15g，枳实15g，木香6g，砂仁6g，炒麦芽15g，炒谷芽15g，炒稻芽15g。脾虚便溏明显者，以白术为君，减枳实为10g，并加莲子肉、白扁豆；气滞腹胀明显者，以枳实为君，减白术为10g，并加鸡内金，厚朴花。于教授强调，临证用药应辨证精研，审因增减。

【药理研究】

枳实，为芸香科小乔木植物酸橙 *Citrus aurantium* L. 及其栽培变种或甜橙 *Citus sinensis* Osbeck 的干燥幼果。所含化学成分较为复杂，目前已知的有效成分主要有挥发油、生物碱、黄酮、香豆素和一些微量元素等。挥发油是枳壳理气、行滞、镇咳、祛痰、抑菌作用的重要成分，但挥发油又具有"燥性"，多量服用后易引起恶心、呕吐等副作用。黄酮也是枳壳的 3 大主要成分之一，具有显著的生理活性。枳壳所含的生物碱主要是辛弗林、N – 甲基酪胺，是升血压、抗休克的主要有效成分。药理研究表明，枳壳对胃肠平滑肌具有双向调节作用，对完整的胃肠运动具有一定的兴奋作用，使胃肠蠕动及收缩节律增强，对麻醉的胃肠运动呈抑制作用；枳壳的挥发油具有促进胃排空和加快肠蠕动的作用，对氯化钙（CaCl₂）、乙酰胆碱（Ach）及磷酸组织胺引起的痉挛性收缩有明显的松弛作用，且能减少胃酸量及对抗大鼠幽门溃疡的形成，因此推测挥发油是枳壳破气消积，化痰除痞，导滞通下的有效成分。此外，枳壳还有抗炎、抗氧化、抗癌、保肝、调节心血管功能、促进免疫调节等作用。

白术的药理研究见第 63 页。

参考文献

[1] 刘冈，王欢．枳壳研究现状 [J]．九江学院学报（自然科学版），2010，25（03）：93−97.

[2] 舒尊鹏，胡书法，翟亚东，等．中药枳壳化学成分及药理作用研究 [J]．科技创新与应用，2012，（17）：8−9.

（编者：张贺翔）

决明子　荷叶

【药性功效】

决明子，又名马蹄决明、钝叶决明、草决明等，分布于华东、中南、西南等地。味苦、甘、咸，性微寒，归肝、大肠经。具有清热明目，润肠通便的功效。临床常煎汤服，常用量为 9~15g。《本草经疏》言决明子"得水土阴精之气，而兼禀乎清阳者也，故其味咸平"。《名医别录》言本品"益以苦甘，微寒而无毒。咸得水气，甘得土气，苦可泄热，平合胃气，寒能益阴泄热，足厥阴肝家正药也"。

荷叶，又名莲叶、莲花茎、莲茎等，全国大部分地区均产。味苦，性平，归肝、脾、胃经，具有清暑化湿，升发清阳，凉血止血之功效。临床常煎汤服，常用量：饮片 3~9g，鲜品 15~30g，荷叶炭 3~6g。荷叶其形如仰盂，其象为震，震为雷，属木化风，故《药性解》言："荷叶，主雷头风，破血止渴。叶蒂，主安胎，逐瘀血，留好血，止血痢。"

【作用特点】

决明子，苦寒泻热，味甘能补，咸能软坚，又因其入肝、大肠经，故能入肝经除风散热，养血明目，入大肠经润肠通便。其一，清热疏风。凡人目泪不收，眼痛不止，多属风热内淫，以致血不上行，治当驱逐。对目赤涩痛，羞明多泪，头痛眩晕，目暗不明，属风热者，常与菊花、蝉衣等伍用；属肝火者，常配伍黄芩、夏枯草等。其二，养血明目。对肝血亏虚出现的目暗不明，肝肾亏虚导致的青盲内障，常与补养肝肾药如女贞子、枸杞子、生地黄等配伍。另外，决明子归大肠经，尚能润肠通便。民间有单用生决明子置锅中炒至微有香味，冲泡代茶服用或装枕助眠。

荷叶，苦能清热燥湿，质轻上浮，又因其入肝、脾、胃经，故可清热解暑湿，泻肝凉血，升发阳气，凡肝经病，用此引经甚妙。《医林纂要》言："荷叶，功略同于藕及莲心，而多入肝分，平热、去湿，以行清气，以青入肝也。然苦涩之味，实以泻心肝而清金固水，故能去瘀、保精、除妄热、平气血也。"其一，清暑化湿。对感受暑热、头胀胸闷、口渴、小便短赤等，常取鲜品与鲜藿香、鲜佩兰、西瓜翠衣等配伍应用。其二，升发清阳。对夏季暑热泄泻等，常与白术、白扁豆等配伍应用，如枳术丸，即取其引升少阳经清气之意；对脾虚气陷，大便泄泻者，本品也可与补脾胃药同用。其三，凉血止血。荷叶炭收涩化瘀止血，可用于多种出血证及产后血晕，《本草纲目》云其："生发元气，裨助脾胃，涩精浊，散瘀血，消水肿、痈肿，发痘疮。治吐血、咯血、衄血、下血、溺血、血淋、崩中、产后恶血、损伤败血。"

【配伍应用】

决明子与荷叶配伍为于教授临床常用对药。于教授认为，决明子入肝经，味苦性微寒，专清肝经热邪，为足厥阴肝经要药，并有很好的通便作用；荷叶，味苦性平，专解暑热而利湿，升发阳气以助脾胃。二药合之，相须为用，相得益彰，使肝经热邪得去，暑热得清，脾胃得健，水湿得利。

临床上该药对主要治疗肝经热盛、湿热内蕴引起的头目眩晕、形体肥胖等症，还可用于治疗高血压病合并高脂血症。于教授常用自拟"天茶温胆汤"加减：天麻 12g，黄连 10g，陈皮 10g，茯苓 15g，清半夏 10g，夏枯草 12g，炙甘草 10g，竹茹 10g，枳壳 10g，苦丁茶 10g，钩藤 30g^{后下}，石决明 30g^{先煎}，决明子 30g，荷叶 10g。疗效显著。若以决明子 15g，荷叶 10g，生山楂 15g，泡水，代茶饮，亦有明显的降血脂作用。

【药理研究】

决明子，为豆科植物决明 *Cassia obtusifolia* L. 或小决明 *Cassia tora* L. 的干燥成熟种子，以其有明目之功得名。决明子的水浸液、醇－水浸液、醇浸液对麻醉犬、猫、兔等均有降压及利尿作用，能使自发性遗传性高血压大鼠收缩压和舒张压均明显下降。决明子还能降血脂，抑制血清胆固醇升高和主动脉粥样硬化斑点形成，抑制磷酸二酯酶；其泻下作用源于相当于番泻苷 A 的大黄酚二蒽酮苷。此外，决明子有抗病原微生物作用，其醇浸出物或煎剂对各种皮肤真菌及细菌有抑制作用；还有研究表明，决明子有保肝、促进胃液分泌的作用。

荷叶，为睡莲科草本植物莲 *Nelumbo nucifera* Gaertn. 的干燥叶。荷叶中的黄酮和生物碱的生物活性较高，通过大鼠实验证明，荷叶的提取物有调脂、减肥作用。荷叶黄酮可降低肝脏氨肽酶 N（APN）的表达和血清亮氨酸氨肽酶（LAP）的活性，改变血脂水平，有助于预防胆囊胆固醇结石的形成，这为其清热凉血的功效提供了药理学依据。此外，邓胜国等分别采用 1,1－二苯基－2－三硝基苯肼（DPPH）法、硫氰酸铁（FTC）法及硫代巴比妥酸（TBA）法测定和评价荷叶黄酮的抗氧化效果，发现其具有抑菌、抗病毒、抗炎、抗过敏作用。

<h1 style="text-align:center">参考文献</h1>

[1] 刘斌，巩鸿霞，肖学凤，等. 决明子化学成分及药理作用研究进展 [J]. 药物评价研究，2010，33（04）：312-315.

[2]Hye Sook Yun-Choi，Jae Hoon Kim，Michio Takido. Potential Inhibitors of Platelet Aggregation from Plant Sources，V. Anthraquinones from Seeds of Cassia obtusifolia and Related Compounds [J]. *Journal of Natural Products*，2004，53（3）：630-633.

[3] 王福刚，曹娟，刘斌，等. 荷叶的化学成分及其药理作用研究进展 [J]. 时珍国医国药，2010，21（09）：2339-2340.

[4] 叶德强，丁佑铭，周明全，等. 荷叶提取物黄酮对兔胆囊结石形成的影响 [J]. 江西医药，2006，（05）：252-254.

[5] 邓胜国，邓泽元，黄丽.荷叶黄酮体外抗氧化活性的研究 [J].食品科技，2006，31（7）：276.

[6] Boustie J, Stigliani JL, Montanha J,et al. Antipoliovirus structure−Activity Relationships of Some Aporphine Alkaloids[J]. *Journal of Natural Products*,1998,61（4）：480.

（编者：刘长玉）

第三章　理气降逆类

在于教授常用配伍中，凡具有调理气机升降出入等作用的药对，均归入本章。主治与气机郁滞有关的疾病。在使用此类药对时，一要辨明病之虚实，气虚者误用行气，则更伤其气；二要谨防伤津耗气之弊，此类药对多为辛温香窜之品，多用则易伤津耗气，应适可而止，切勿过投；三要注意使用升举阳气药对时，加入大剂量补气健脾药，作用更佳。

枳壳　桔梗

【药性功效】

枳壳，又名枸橘壳、枸枳壳、臭橘壳、什果枳壳、鹄壳、金球，主产于四川、江西、福建等地。味苦、辛、酸，性微寒，归脾、胃经。具有理气宽中，行滞消胀之功。常煎汤内服，常用量为 3~10g，或入丸、散，外用适量。《雷公药性赋》载其"消心下痞塞之痰，泄腹中滞塞之气，推胃中隔宿之食，削腹内连年之积。"

桔梗，又名白药、梗草、卢茹、苦梗、大药、苦草根等，主产于安徽、河南、湖北、辽宁、吉林、河北、内蒙古等地。味苦、辛，性平，归肺经。具有宣肺祛痰，利咽，排脓之功。常煎汤内服，常用量为 3~10g，或入丸、散。《本草蒙荃》言本品"开胸膈，除上气壅，清头目，散表寒邪，驱胁下刺痛，通鼻中窒塞，咽喉肿痛急觅，中恶蛊毒当求。逐肺热，住咳，下痰，治肺痈排脓，养血，仍消恚怒，尤却怔忡。"

【作用特点】

枳壳，味苦酸能敛，味辛能散，性微寒能清热，可调理上、中、下三焦气机。其一，理气宽中。生枳壳理气宽中作用较强，临床多用于脘腹胀痛，可配伍木香、陈皮等。《医学纲目·卷十六》引丹溪方描述宽中丸"枳壳为末，酒糊丸"，其能治疗诸般气痛。方剂柴胡达原饮、膈下逐瘀汤应用枳壳均取其调理气机之功。其二，行滞消胀。因枳壳生品性烈行气作用过盛，有损伤正气之虑，多以麸炒炮制缓和其燥烈之性。对胸胁气滞，胀满疼痛，食积不化，痰饮内停，可配伍陈皮、山楂、半夏等。

桔梗，味苦能泄，味辛能行散，既能开宣肺气，止咳利咽，又能祛痰排脓。其气上行，能开肺利窍，故桔梗可以作为胸肺部病症的引经药。其一，宣肺祛痰，利咽，排脓。《伤寒论》的桔梗汤以桔梗与甘草配伍，宣肺理气，为止咳祛痰的基本方。无论咳嗽为外感或内伤所致，属寒证或热证，虚证或实证，皆可用之。《金匮要略》运用桔梗汤主治"咳而胸满，振寒脉数，咽干不渴，时出浊唾腥臭，久久吐脓如米粥"之肺痈。桔梗汤为治疗肺痈脓溃期的基本方，可促进脓的排出，用量宜大；常与苇茎、薏苡仁、桃仁、冬瓜子、鱼腥草、金荞麦等配伍，可加强祛痈排脓之效。其二，载药上行，调畅气机。桔梗入肺经，肺与大肠相表里，故也可配伍芍药、白头翁等治疗大肠疾患。

【配伍应用】

枳壳与桔梗伍用，源于《苏沈良方》卷三之枳壳汤。枳壳，能泻至高之气，调畅三焦；桔梗，长于开肺气之结，化痰除痞。二者合用，一降一散，一敛一泄，具有升降气机，开郁豁痰，宽胸利膈之功效，常用于气郁痰阻所致诸症。

1. 梅核气。于教授常方用半夏厚朴汤加减治之：半夏 12g，茯苓 15g，厚朴 10g，苏叶 6g，生姜 6g，枳壳 10g，桔梗 10g，合欢皮 15g。若痰瘀化热，舌红苔黄厚者，加竹茹 10g，瓜蒌 10g，黄芩 10g，清热化痰；若痰瘀化火，心中懊恼者，加栀子 10g，豆豉 10g，清心除烦；若久病入络入血者，加丹参 30g，郁金 10g，檀香 10g，以加强理气活血之功。

2. 呃逆（气滞痰阻）。于教授常用自拟"降呃逆方"治之：旋复花 10g，代赭石 15g[先煎]，枳壳 10g，桔梗 10g，半夏 10g，炙甘草 6g，大枣 3 枚，生姜 10g，海蛤壳 10g，陈皮 10g。

3. 胸痹心痛（气郁痰阻）。于教授常用自拟"枳桔二陈汤"加减治之：陈皮 10g，半夏 10g，茯苓 10g，炙甘草 10g，生姜 6g，大枣 3 枚，枳壳 10g，桔梗 10g，石菖蒲 10g。

【药理研究】

枳壳，为芸香科植物酸橙 *Citrus aurantium* L. 及其栽培变种的干燥未成熟果实。枳壳所含化学成分较为复杂，目前已知的有效成分主要有挥发油、生物碱、黄酮、香豆素和一些微量元素等。其挥发油是其理气、行滞、镇咳、祛痰、抑菌作用的重要成分，但又具有"燥性"，大量服用后易引起恶心、呕吐等副作用。黄酮类成分也具有显著的生理活性。枳壳所含的生物碱主要是辛弗林、N–甲基酪胺，是升压、抗休克的主要有效成分。药理研究表明，枳壳对胃肠平滑肌具有双向调节作用，对完整胃肠运动有一定的兴奋作用，使胃肠蠕动及收缩节律增强，对麻醉的胃肠运动呈抑制作用；枳壳挥发油具有促进胃排空和加快肠蠕动的作用，对氯化钙（$CaCl_2$）、乙酰胆碱（Ach）及磷酸组胺引起的痉挛性收缩有明显的松弛作用，且能减少胃酸量及对抗大鼠幽门溃疡的形成，因此推测挥发油是枳壳破气消积、化痰除痞、导滞通下的有效成分。此外，枳壳还有抗炎、抗氧化、抗癌、保肝、调节心血管功能、促进免疫调节等作用。

桔梗，为桔梗科植物桔梗 *Platycodon grandiflorum*（Jacq.）A.DC. 的干燥根。三萜皂苷是桔梗的主要活性成分，皂苷会刺激胃黏膜引起轻度恶心，能使痰液稀释、咳出，桔梗皂苷 D 可能为其化痰成分，这为桔梗止咳利咽、祛痰排脓提供了药理学依据。桔梗还含有黄酮、甾醇、多糖、酚、聚炔、脂肪油、脂肪酸、微量元素、挥发油等成分。现代药理研究表明，桔梗具有抗肿瘤、祛痰镇咳、降血糖、免疫调节等多种药理活性。

参考文献

[1] 刘冈，王欢.枳壳研究现状 [J].九江学院学报（自然科学版），2010，25（03）：93-97.

[2] 舒尊鹏，胡书法，翟亚东，等.中药枳壳化学成分及药理作用研究 [J].科技创新与应用，2012，（17）：8-9.

[3] 张红梅，王文静.X 射线荧光光谱法测定桔梗中的微量元素 [J].光谱实验室，2008，25（05）：925-926.

[4] 赵秀玲.桔梗的化学成分、药理作用及资源开发的研究进展 [J].中国调味品 .2012，37（02）：5-8，24.

[5] 吴敬涛，王建军，汤卫东，等.桔梗皂苷对高脂大鼠血清指标的调节 [J].济南大学学报（自然科学版），2010，24（01）：68-70.

[6] 张莲姬，南昌希，张丽霞.桔梗多糖的提取及其抗氧化作用研究 [J].食品与机械，2008，24（03）：60-63.

（编者：孙飞）

百合　乌药

【药性功效】

百合，又名野百合、喇叭筒、山百合、药百合、家百合，主产于湖南、浙江等地。味甘，性微寒，归肺、心经。具有养阴润肺，清心安神的功效。临床常煎汤服，常用量为 6~12g；亦可蒸食，煮粥；外用，鲜品适量捣散。《药性论》谓其"除心下急、满、痛，治脚气，热咳逆"。《日华子本草》载本品可"安心，定胆，益志，养五脏"。

乌药，又名旁其、天台乌药、矮樟、矮樟根、鸡骨香、白叶柴，主产于浙江、福建、安徽、湖南、广东等地。味辛，性温，归肺、脾、肾、膀胱经。具有行气止痛，温肾散寒的功效。临床常煎汤服，常用量为 6~10g。《日华子本草》言乌药"治一切气，除一切冷，霍乱及反胃吐食，泻痢，痈疖疥癞，并解冷热"。

【作用特点】

百合，味甘能和中，性微寒能祛热，又因其归心、肺经，故入心经能清心安神，入肺可养阴润肺。其一，养阴润肺，祛热生津。用于阴虚燥咳，咳嗽咯血，可配伍款冬花等。用于胃热，可配伍麦冬等。其二，清心安神。用于热病后余热未清、虚烦惊悸、失眠多梦，可配伍生地黄、龙骨、牡蛎等。正如《本草经疏》云："百合，主邪气腹胀。所谓邪气者，即邪热也。邪热在腹故腹胀，清其邪热则胀消矣。解利心家之邪热，则心痛自瘳。肾主二便，肾与大肠二经有热邪则不通利，清二经之邪热，则大小便自利。"百合生用以清心安神力胜，蜜炙后润肺止咳作用增强，多用于肺虚久咳或肺痨咯血。

乌药，味辛能行散，性温则散寒，又因其归肺、脾、肾、膀胱经，故本品入肺、脾经能行气止痛，入肾经能温肾散寒，入膀胱经能缩尿止遗。其一，行气止痛。用于寒邪侵犯肺脾，气行不畅所致胸腹诸痛，常以本品与香附、高良姜、吴茱萸等同用。其二，温肾散寒。用于下焦肾寒所致少腹冷痛、疝气疼痛、睾丸冷痛等，多与小茴香、青皮、高良姜、荔枝核等配伍。其三，缩尿止遗。用于肾精虚冷而致尿频、遗尿，常与益智仁、山药、桑螵蛸等同用。此外，治疗寒凝气滞痛经亦常使用本品，可配伍当归、香附、木香等。

【配伍应用】

百合与乌药配伍，出自陈修园《时方歌括》之百合汤。百合，长于养阴润肺，清心安神，又有清泻肺胃郁热之功效；乌药，长于理气散寒。两药配伍，寒温并施，刚柔相济，相反相成，"一切病之属气者，皆可治"。百合汤临床应用于肝胃不和兼有郁热，而致胃脘胀痛，久而不愈的顽固性胃痛，是为奇方。

于教授常于百合汤中加玫瑰花、玳玳花、凌霄花三味药，取名"三花百合汤"，主治阴虚气滞血瘀、寒热夹杂、长久难愈的胃脘痛（包括慢性胃炎、胃及十二指肠球部溃疡、胃神经官能症、胃癌、胃黏膜脱垂等）。临床症见：胃脘隐痛或胀痛，迁延不愈，时而喜按，时而拒按，大便或干或溏，口干咽干，舌苔薄少津，脉多弦细或弦细滑。若胃痛遇寒加重得温痛减者，可加高良姜、炙白术，理气解郁，温中散寒；胃脘胀痛昼轻夜重者，可加丹参、五灵脂，活血止痛；气郁化热而痛者，可加川楝子、延胡索，疏肝清热，理气止痛；兼腹胀便溏者，可加炒白术、枳壳，理气除胀。

【药理研究】

百合，为百合科多年生草本植物卷丹 *Lilium lancifolium* Thunb.、百合 *Lilium brownii* F.E.Brown var. *viridulum* Baker 或细叶百合 *Lilium pumilum* DC. 的干燥肉质鳞叶。百合含有生物碱、皂苷、磷脂、多糖等多种活性成分，其中甾体皂苷类化合物是其主要活性成分之一。百合甾体皂苷可以通过对脑肠肽类激素的调节，改善胃肠不适症状，并具有抗炎、抗菌作用。百合多糖能明显延长缺氧状态下阴虚小鼠的存活时间，升高小鼠血清超氧化物歧化酶（SOD）活力，提高清除氧自由基的能力，降低血清中丙二醛（MDA）的含量，提示百合多糖可能是百合滋阴功效的有效成分。百合多糖在百合中含量较高，而耐缺氧能力、抗氧化和免疫功能的强弱常作为补益作用的一个重要指标，因此可以认为百合多糖也是百合的主要活性成分之一。

乌药，为樟科植物乌药 *Lindera aggregata*（Sims）Kosterm. 的干燥块根。研究证实，乌药的有效化学成分复杂，其含有丰富的呋喃倍半萜及内酯、黄酮、挥发油、异喹啉生物碱等，具有抗炎镇痛、抗病毒、抑菌、抗氧化、抗疲劳、调节消化道功能、松弛内脏平滑肌、改善中枢神经系统功能和调理妇科病症等药理作用，故具有镇痛、抗炎、抗微生物，并可以促进胃肠动力、缓解胃肠痉挛、抑制溃疡等多种功效。聂子文对乌药不同提取部位进行胃肠道和血清相关药物化学实验研究，推测挥发油是乌药行气的物质基础，也是辛味"行气"的物质基础。

参考文献

[1] 曲伟红，周日宝，童巧珍，等.百合的化学成分研究概况 [J].湖南中医药导报，2004，10（03）：75-76，88.

[2] 高淑怡，李卫民，帅颖，等.药用植物百合甾体皂苷研究进展 [J].中国实验方剂学杂志，2012，18（16）：337-343.

[3] 胡敏敏，蔡宝昌，张志杰，等.百合多糖的药效学研究 [J].中药新药与临床药理，2007，18（02）：107-109.

[4] 陈方亮，余翠琴.乌药的药理研究概况 [J].海峡药学，2011，23（12）：44-46.

[5] 聂子文.乌药"行气"功效物质基础研究 [D].长沙：湖南中医药大学，2012.

（编者：张福垒）

柴胡　升麻

【药性功效】

柴胡，又称地熏、茈胡、山菜、茹草、柴草等，"北柴胡"主产于河北、河南、辽宁、湖北、陕西等地，"南柴胡"主产于湖北、四川、安徽、黑龙江、吉林等地。味苦、辛，性微寒，归肝、胆、肺经。具有疏肝解郁，解表退热，升举阳气的功效。临床常煎汤服，常用量为 3~10g，退热宜用生品，舒肝解郁宜用醋制品。《滇南本草》言本品："伤寒发汗解表要药，退六经邪热往来，痹痿，除肝家邪热、痨热，行肝经逆结之气，止左胁肝气疼痛，治妇人血热烧经，能调月经。"

升麻，又称周升麻、周麻、鸡骨升麻、鬼脸升麻等，主产于辽宁、吉林、黑龙江、河北、山西、陕西、四川、青海等地。味辛、甘，性微寒，归肺、脾、胃、大肠经。具有解表透疹，清热解毒，升举阳气的功效。临床常煎汤服，常用量为 3~9g。《本草纲目》言本品："消斑疹，行瘀血，治阳陷眩运，胸胁虚痛，久泄下痢，后重遗浊，带下崩中，血淋下血，阴痿足寒。"

【作用特点】

柴胡，味苦辛能行散，性微寒能清热，则入肝、胆经能疏解肝胆之郁，入肺经能解表清热。其一，疏肝解郁。对肝郁气滞的胁肋胀痛、腹痛等症，常配伍香附、川芎、白芍；"醋炙则收"，本品醋炙后可增强引药入肝，疏肝解郁，行气止痛功效，并能降低毒性，故在治疗抑郁症时多用醋炙柴胡。其二，解表退热。对外感表证发热，无论风寒、风热，皆可使用。"入解表药生用"，生柴胡为辛凉之品，善于祛邪解表退热和疏散半表半里之邪，最宜于表有热者。对风寒感冒，常与防风、生姜配伍。其三，润肺止咳。"蜜炙则和"。蜜炙后可增强润肺止咳，补脾益气的功效，缓和药性，临床用于治疗体质虚弱，津亏气耗等虚劳病症多用蜜炙。其四，清肝。"清肝炒熟用"，多与黄连相伍。其五，升举阳气。"酒炒则升"，可行气活血，升阳举陷，临床多用酒炙柴胡治疗气虚下陷，脏器脱垂等症。其六，滋阴补血。"鳖血炙则补"，鳖血炙柴胡具有填阴滋血，抑制浮阳，清退虚热的作用。

升麻，味辛能行散，味甘能和缓，性微寒能清热，又因其归肺、脾、胃、大肠经，故入肺经能解卫分热；入脾、胃、大肠经能治中气下陷。其一，升举阳气。李东垣认为升麻"引胃气上腾而复其本位，便是行春生之气"。本品常用于治疗气虚下陷之脘腹重坠，久泻脱肛等脏器脱垂，如补中益气汤。其二，解表透疹。治疗麻疹欲出不出，配伍葛根、薄荷、牛蒡子等，如宣毒发表汤。其三，清解热毒。用于牙龈肿痛、口舌生疮，多与生石膏、黄连同用，如清胃散；治疗头面红肿热痛之大头瘟，可与黄芩、黄连、玄参等配伍，如普济消毒饮。

【配伍应用】

柴胡与升麻伍用，见于《脾胃论》之"补中益气汤"、《医学衷中参西录》之"升陷汤"等。柴胡主入肝经，以升举少阳之清气为要；升麻主入脾胃经，以升发阳明之清气为主。二药合用，其意有三：其一，柴胡升肝胆之清阳，行气于左；升麻升阳明清气，行气于右。一左一右，相须相成，对脾胃内伤之气陷证最为适宜。其二，两药皆为辛凉宣泄之品，能疏散上焦风热之邪，亦能引诸药直达病所。其三，二者配伍，于升发胃气之中寓疏肝之法，"人之脾胃气衰，不能升发阳气，故用升麻柴胡助辛甘之味，以引元气上升"，即升发阳气以资肝阴，使肝气条达，气机畅通。于教授常将该药对与党参、黄芪等补气药配伍，治疗各种气虚下陷型疾病，升举阳气作用更佳。

1. 中气下陷之脏器下垂（胃下垂、子宫下垂、脱肛）。症见面色萎暗，脘腹坠胀，食后更甚；或肛门重坠，或子宫下垂，少气懒言，或腹泻便溏，舌胖大且淡，边有齿痕，脉虚或弱。方选补中益气汤加枳壳 30g，以补中益气，升阳举陷：党参 15g，黄芪 30g，炙甘草 10g，炒白术 15g，升麻 6g，柴胡 6g，陈皮 10g，当归 10g，枳壳 30g。

2. 中气下陷，脾不统血之崩漏。方选补中益气汤加地榆：党参 15g，黄芪 30g，炙甘草 10g，炒白术 15g，升麻 6g，柴胡 6g，陈皮 10g，当归 10g，地榆 30g（主要取地榆止血收涩之功）。

3. 癌症术后或放疗、化疗后，证属气虚下陷者。症见短气不足以息，呼吸作喘，面色㿠白，或小腹下坠，心悸怔忡，脉象沉迟细弱或结代。方选升陷汤加味：黄芪 40~60g，升麻 6g，柴胡 6g，桔梗 10g，知母 10g，山茱萸 10g，太子参 15g。若见心阳不振，心悸怔忡明显，兼畏寒肢冷者，加桂枝 10g，炙甘草 10g，以振奋心阳；若见瘀血内阻者，加桃仁 10g，红花 10g，以活血化瘀；若见脾气不足，小便失禁者，加白术 15g，山药 10g，煅龙骨 15g，以健脾缩泉（"中气不足，溲便为之变"）。

4. 外感发热。于教授常用该药对配伍石膏，治疗发热、头身疼痛等症，此法柴胡用量宜大（一般为 40~60g）以解肌退热，升麻性专主升，用量宜轻（一般为 3~6g），引药直达病所。

5. 更年期综合征。现代医学认为，本病与卵巢功能衰退及功能失调有关，中医对本病病因病机的认识，主要责之肝肾。柴胡、升麻配伍可使肝气条达、气机通畅，是本病从肝论治的经典配伍。

【药理研究】

柴胡，为伞形科植物柴胡（北柴胡）*Bupleurum chinense* DC. 或狭叶柴胡（南柴胡）*Bupleurum scorzonerifolium* Willd. 的干燥根。其主要含有柴胡皂苷、挥发油、α-菠菜甾醇、多糖等成分。有研究表明柴胡解热的主要物质基础是柴胡挥发油和柴胡皂苷，其中柴胡皂苷对多个炎症过程包括炎性渗出、毛细血管通透性升高、炎症介质释放、白细胞游走、结缔组织增生和多种变态反应炎症均有显著抑制作用；还可降低细胞色素的活性，保护肝细胞以防坏死，促进肝细胞再生，刺激垂体肾上腺皮质系统，使内源性糖皮质激素分泌增加。其中抗炎作用可为柴胡解表清热功效提供药理学依据，保肝作用可说明疏肝解郁的功效。此外，柴胡皂苷可抑制胃酸、降血脂、抗肿瘤、调节免疫、抗惊厥。

升麻，为毛茛科植物大三叶升麻 *Cimicifuga heracleifolia* Kom.、兴安升麻 *Cimicifuga dahurica*（Turcz.）Maxim. 或升麻 *Cimicifuga foetida* L. 的干燥根茎。升麻主要含有三萜皂苷、肉桂酸衍生物、色原酮及含氮化合物等。现代研究表明，三萜皂苷类化合物等成分具有抑制核苷转运及抗病毒、抗炎、解热镇痛、抗溃疡、解毒、抗骨质疏松、降血脂、降血压、镇静解痉和舒张血管作用。马晓艳研究黑升麻治疗绝经综合征作用机制发现，黑升麻不属于植物雌激素，亦不具有雌激素样作用，其机制可能是选择性调节雌激素受体，通过 5- 羟色胺通路、抗氧化及炎症反应发挥作用。

参考文献

[1] 逯全东. 柴胡解热作用的物质基础及作用机制的实验研究 [D]. 济南：山东中医药大学，2014.

[2] 李琰. 柴胡药理作用的研究进展 [J]. 河北医学，2010，16（05）：633-636.

[3] 李仁国. 柴胡有效成分及药理作用分析 [J]. 陕西中医，2013，34（06）：750-751.

[4] 吴德松，卿晨. 升麻药理学活性研究进展 [J]. 医学综述，2009，15（06）：918-920.

[5] 林玉萍，邱明华，李忠荣. 升麻属植物的化学成分与生物活性研究 [J]. 天然产物研究与开发，2002，14（06）：58-68，76.

[6] 马晓艳，白文佩，胡丽娜. 黑升麻治疗绝经综合征的作用机制探讨 [J]. 实用妇产科杂志，2010，26（06）：422-425.

（编者：张瑜）

乌药　香附

【药性功效】

乌药的药性功效见第 79 页。

香附，又名莎草根、大香附、土香、水香棱、地藕草，主产于山东、浙江、湖南、河南等地。其味辛、微苦，性平，入肝、脾、三焦经。临床常用量为 6~10g。具有疏肝解郁，调经止痛，理气宽中的功效，临床善于解六郁而调月经。李时珍称其为"气病之总司，女科之主帅"。

【作用特点】

乌药的作用特点见第 79 页。

香附，辛开苦降，性平，入肝、脾、三焦经，因其性宣畅，通行"十二经、八脉气分"，故能理气调中，又能入血分，因此有人称之为"血中气药"。香附功擅调畅气机，尤擅"调血中之气"，故能疏肝解郁，调经止痛，理气宽中。其一，疏肝解郁。对因情志不遂、肝气郁结所致的胸胁胀痛、胃腹胀满、进食不香、烦闷叹气等症，常可配伍柴胡、青皮、木香、郁金等。其二，调经止痛。对肝气郁结之月经不调、小腹胀痛，常配伍柴胡、当归、青皮、红花等。本品醋炙止痛作用更强。其三，理气宽中。对脘腹胀满、纳呆，可配伍砂仁、甘草等。

【配伍应用】

香附与乌药配伍，出自《韩式医通》青囊丸，治一切气病。《药鉴》记载："乌药……诸冷能除，凡气堪顺……佐香附，能治妇人诸般气症。"香附为血中气药，功擅理气开郁，血中行气，主入肝经；乌药为气中血药，长于顺气散寒，气中和血，主入肾经。二药合用，气血并治，肝肾同调，相须为用，直奔下焦，既加强了行气除胀、散寒止痛之功，又免除了离血行气易耗气伤血之弊，共奏疏肝解郁，温肾散寒，和血止痛之功。

于教授多用此二药治疗因寒凝气滞引起的下焦诸痛症，对临床所见之心腹胀满疼痛，寒疝腹痛诸症，配伍高良姜、干姜、紫苏、陈皮；对腹中冷痛，身痛体寒为著者，加附子、桂枝等，以温里散寒；对少腹拘急冷痛尤甚者，加肉桂、小茴香、当归、沉香等，以暖肝散寒。

1. 痛经（闭经）。方选天台乌药散加减：乌药 12g，香附 10g，木香 6g，砂仁 6g，艾叶 6g，小茴香 10g，炮姜 6g。

2. 疝气（腹股沟疝）。方选暖肝煎加减：乌药 10g，香附 10g，小茴香 6g，肉桂 3g，当归 10g，枸杞子 10g，川楝子 10g，橘核 10g，延胡索 10g，吴茱萸 6g。

3. 遗尿。方选缩泉丸加减：益智仁 15g，山药 10g，乌药 10g，香附 6g，桑螵蛸 15g。兼气虚者加炙黄芪 30g，兼肾阳不足者加覆盆子 15g。

此外，该药对治疗寒湿痢也有很好的效果，临床见痢下赤白黏冻，里急后重，脘腹胀满，腹痛拘急者，以此药对联合苍术、厚朴、陈皮、半夏、木香、枳实、桂枝、芍药等，用之即效。

【药理研究】

乌药的药理研究见第 80 页。

香附，为莎草科多年生草本植物莎草 *Cyperus rotundus* L. 的干燥根茎。本品主含葡萄糖、果糖、酚、淀粉、挥发油等。香附提取物具有较好的抗抑郁活性，其有效成分主要集中在乙酸乙酯和正丁醇萃取部位。香附有效抗抑郁成分的作用可能与通过调节脑内单胺类神经递质 5- 羟色胺（5-HT）和多巴胺（DA）的含量有关。温东婷等的实验证明，香附酮能有效抑制小鼠子宫平滑肌的收缩，是香附调经止痛的主要成分。此外，香附具有减慢心率、降低血压、抗炎等作用。

参考文献

[1] 周中流，刘永辉. 香附提取物的抗抑郁活性及其作用机制研究 [J]. 中国实验方剂学杂志，2012，18（07）：191-193.

[2] 温东婷，张蕊，陈世忠. 香附化学成分的分离及对未孕大鼠离体子宫肌收缩的影响 [J]. 北京大学学报（医学版），2003，35（01）：110-111.

（编者：刘岩）

第四章　活血类

在于教授常用配伍中，凡具有通行血脉、消散瘀血、活血行气、活血祛瘀等作用的药对，均归纳于本章中，主要用于治疗以瘀血阻滞为主的各种病证。在使用此类药对时，一要注意此类药物多能活血通经，甚至可堕胎、催产，故月经过多或血虚无滞的经闭者和孕妇，均当慎用或忌用；二要注意活血祛瘀之品只可暂用，不可久服，以免损伤正气。

水蛭　土元

【药性功效】

水蛭，又名蚂蟥、马蛭、烫水蛭等，全国大部地区的湖泊、池塘以及水田中均有分布，主产于山东微山湖、东平湖、南阳湖等湖中。味咸、苦，性平，有小毒，归肝、膀胱经。具有破血通经，逐瘀消癥的功效。临床常入汤剂煎服，常用量为1.5~3g；或研末，0.3~0.5g装入空胶囊吞服；还可取活水蛭置于久治不愈的皮肤溃疡处，令其吸血以促进伤口愈合。《神农本草经》言本品："主逐恶血，瘀血，月闭，破血瘕积聚，无子，利水道。"

土元，又名土鳖虫、土鳖、地鳖等，主产于湖北、福建、广东、湖南、台湾、广西、海南等地。味咸，性寒，有小毒，归肝经。具有破血逐瘀，软坚散结，续筋接骨的功效。临床常入汤剂煎服，常用量为3~9g；或研末，0.25~0.3g装入空胶囊吞服。《金匮要略》言："鳖甲煎丸用之治病症日久，结为癥瘕；大黄䗪虫丸用之治虚劳腹泻，内有干血；下瘀血而用之治产后腹痛，内有瘀血；土瓜根散用之治经水不调，少腹满痛。以其消癥而破瘀也。"

【作用特点】

水蛭，味咸可入血走血，苦能泄结，咸苦并行，故可破血逐瘀，又因其归肝经、膀胱经，故入肝经血分能破血通经，入膀胱经能活血利水。其一，消癥。对瘀血内停，经脉痹阻所致血滞经闭、癥瘕积聚，常以本品配三棱、莪术、桃仁、当归等，兼有体虚者，亦可与人参同用。其二，破血通经，消肿止痛。对离经之血存于体内，阻碍气血，不通则痛的跌打损伤、心腹疼痛，常以本品配伍苏木、自然铜等。其三，逐瘀。对瘀血内阻所致疼痛、大便不畅等，常以本品配伍大黄、牵牛子等。此外，将活水蛭置于体表患处或头部使其吸血，可治痈肿、丹毒等。

注：关于水蛭有小毒问题，于教授赞同张锡纯之观点，认为水蛭不但无毒，还具有"破瘀血而不伤新血"之功，临证可大胆使用。

土元，味咸可入血，故善逐瘀滞，活血消肿，又因其归肝经，善行走窜，故本品入肝经，能破血通经，软坚散结。此外，土元还具有续筋接骨的功效。其一，软坚散结。对痰浊内停，瘀血阻滞，痰瘀搏结所致瘤病、妇科血脉不通诸疾，常以本品配伍柴胡、桃仁、鳖甲等药；治疗干血成劳，经闭腹满，肌肤甲错等，常佐以水蛭等药。其二，破血逐瘀。对血瘀内生，久病入络所致的经闭，常以本品配伍大黄、桃仁等药。其三，续筋接骨。对跌打损伤所致骨断筋伤，常配伍续断、杜仲等续筋壮骨之药。此外，对心血痹阻之胸痹，亦常使用本品配伍当归、三七粉、五灵脂等。

【配伍应用】

水蛭与土元伍用，见于《金匮要略》之"大黄䗪虫丸"。水蛭，具有破血逐瘀，通经消癥之功；土元，长于破血逐瘀，续筋接骨。于教授认为，二药皆为虫类药，水蛭系水中动物，得水之精气而生；土鳖虫为陆生昆虫，得土之精气而长。二者均味咸，入肝经，亦皆入血分，功专破血逐瘀，以通为用。二者合用，相须相助，使破血逐瘀、消癥散结之力倍增。正合"通以去其闭，虫以动其瘀"之意。于教授在临证时，主要将此二药用于瘀血停滞日久而正气不虚诸疾，如高血压病，冠心病，脑出血，缺血性脑梗死，前列腺增生，女子闭经、痛经、子宫肌瘤等。于教授常将二药水煎入药，常用剂量为5~12g；若将剂量减半，与他药合水为丸，或加工成细粉装入胶囊吞服，每日2~3g，分2~3次服用，效果更佳。

1. 眩晕（高血压病）。属风、火、痰、瘀兼夹为病者，用自拟"降压护心煎Ⅰ号"：天麻12g，夏枯草12g，苦丁茶10g，牛膝30g，钩藤30g^{后下}，土元10g，水蛭10g，羚羊角粉0.3g^{冲服}，乌梅10g，石决明30g^{先煎}，天竺黄10g。

2. 胸痹心痛（冠心病）。偏于气滞血瘀者，方选自拟"冠心煎Ⅰ号"：柴胡10g，当归 12g，川芎 12g，赤芍 10g，生地黄 15g，枳壳 10g，桔梗 10g，牛膝 30g，水蛭 10g，土元 10g，蜈蚣 2 条，郁金 10g，三七粉 1.5g^{冲服}。偏于痰热瘀血互结者，方选自拟"冠心煎Ⅱ号"：清半夏 10g，瓜蒌 30g，黄连 12g，丹参 30g，檀香 10g，砂仁 10g，石菖蒲 12g，水蛭 10g，土元 10g，蜈蚣 2 条，陈皮 10g。

3. 癥积（前列腺增生）。方选自拟"疏肝化瘀消增煎"加减：王不留行 15g，水蛭 3g，土元 10g，穿山甲 10g，莪术 10g，柴胡 10g，土贝母 10g，昆布 10g。

【药理研究】

水蛭，为水蛭科动物蚂蟥 *Whitmania pigra* Whitman、水蛭 *Hirudo nipponica* Whitman 或柳叶蚂蟥 *Whitmania acranulata* Whitman 的干燥体。其化学成分以大分子蛋白质、多肽类等物质为主，包括水蛭素、肝素、组织胺、氨基酸和其他多肽类物质等。其主要药理作用有抗凝、抗血栓形成、抗纤维化、保护脑组织，为水蛭逐瘀破血之功效提供了药理学依据。水蛭还具有抗肿瘤作用。研究发现，采用水蛭提取物可体外抑制人肝母细胞瘤（HepG2）细胞的增殖并诱导其凋亡，对癌瘤生长有抑制、破坏作用，有利于抗癌药及免疫活性细胞侵入癌组织而杀伤癌细胞，表明水蛭提取物可能是水蛭消癥功效的主要有效成分。此外，水蛭及其提取物亦有抗炎、降血脂、改善血流动力学及中止妊娠等作用，对高脂血症、高血压病等均有一定作用。

土元，为鳖蠊科昆虫地鳖 *Eupolyphaga sinensis* Walker 或冀地鳖 *Steleophaga plancyi* (Boleny) 的雌虫干燥体。其药理作用主要有以下几方面：其一，抗凝血及抗血栓。研究表明，土元溶栓酶（即纤溶活性成分）具有抗凝血和溶栓作用；土元水提物有调节脂质代谢、抗氧化自由基、保护血管内皮细胞的作用，为土元防治动脉粥样硬化和冠心病提供了理论依据。土元还能增加红细胞表面电荷，改善红细胞变形能力，在虫类活血化瘀药中作用最优，可为土元逐瘀之功提供药理学依据。其二，抑制血管生成及抗肿瘤。从土元体内分离出的土元纤溶活性蛋白（EFP）对血管生成具有抑制作用。研究发现，土元醇提物对黑色素瘤、胃癌、原发性肝癌等多种肿瘤细胞的生长有明显的抑制作用，且土元有比较明显的抗突变作用，亦为抗肿瘤治疗提供了支持，此药理作用表明，EFP 可能是土元软坚散结功效的重要成分。其三，治疗骨折。土元可改善局部血液循环，促进破骨细胞数量的增加，从而促进骨折愈合。

参考文献

[1] 刘晓帆，杨瑶珺，吴丽洁，等．中药水蛭生药学与化学成分的研究进展与展望 [J]．环球中医药，2012，5（08）：637-640.

[2] 郭永良，田雪飞，肖竺．水蛭提取物对人肝癌 HepG2 细胞体外抑制作用研究 [J]．中国中医药信息杂志，2009，16（08）：30-31.

[3] 周乐，赵文静，常惟智．水蛭的药理作用及临床应用研究进展 [J]．中医药信息，2012，29（01）：132-133.

[4] 李宁，赵霞，张文高．水蛭微粉治疗高脂血症疗效观察 [J]．中国误诊学杂志，2008，8（04）：802-803.

[5] 王征，陈晓光，吴岩．土鳖虫溶栓酶抗凝血及抗血栓作用的实验研究 [J]．中国实验诊断学，2007，11（09）：1143-1145.

[6] 曹付春．地鳖虫纤溶活性先导蛋白抑制肿瘤新生血管形成与作用机制研究 [D]．广州：广东工业大学，2011.

[7] 王凤霞．中华真地鳖（Eupolyphaga Sinensis）抗肿瘤蛋白分离纯化及其体外抗转移活性研究 [D]．济南：山东大学，2013.

[8] 王凤霞，吉爱国．药用土鳖虫化学成分及药理作用研究进展 [J]．中国生化药物杂志，2009，30（01）：61-64.

（编者：佟颖）

丹参　三七

【药性功效】

丹参，又名赤参、红参、山参、奔马草、木羊乳、红根等，主产于四川、安徽、江苏、河南、山西等地。味苦，性微寒，归心、肝经。具有活血调经，祛瘀止痛，凉血利痈，清心除烦之功。临床常入汤剂煎服，常用量为 5~15g。《日华子本草》云本品："养神定志，通利关脉，治冷热劳，关节疼痛，四肢不遂，排脓止痛，生肌长肉，破宿血，补新生血，安生胎，落死胎，止血崩带下，调妇人经脉不匀，血邪心烦，恶疮疥癣，瘿赘肿痛，丹毒，头痛、赤眼，热温狂恶。"

三七，又名田七、金不换、参三七、铜皮铁骨等，主产于云南、广西等地。味甘、微苦，性温，归肝、胃经。具有散瘀止血，消肿定痛的功效。临床多研末吞服，常用量为 1~3g。《本草新编》曰："三七根，止血之神药也，无论上中下之血，凡有外越者，一味独用亦效，加入补血补气药之中则更神。盖止药得补而无沸腾之患，补药得止而有安静之休也。"

【作用特点】

丹参，味苦能泄，性微寒能凉血，又因其归心、肝经，故能活血调经，祛瘀止痛，凉血消痈，清心除烦。其一，活血调经。用于妇女月经不调、痛经、带下病及产后瘀滞腹痛，常与当归、川芎、益母草、吴茱萸等配伍。丹参酒炙之后，寒凉之性缓和，活血祛瘀、调经止痛之功增强。其二，祛瘀止痛。用于瘀血之胸痹心痛，可配伍檀香、砂仁；治疗跌打肿痛，可配伍乳香、没药。其三，凉血消痈。用于由热毒引起的痈疡疮毒等，可与金银花、连翘等清热解毒药配伍。其四，清心除烦。用于血不养心之心烦失眠，常与生地黄、酸枣仁、柏子仁配伍；用于热病邪入心营之烦躁、神昏，可配伍生地黄、玄参、黄连等。

三七，甘能缓急，温能散寒，化瘀生新，又因其归肝、胃经，故能化瘀止血，活血止痛。其一，散瘀止血。其性温，止血而不留瘀，人体内外各种出血均可使用，尤为适合兼有瘀滞现象者，常配伍血余炭、血竭等。其二，消肿定痛。三七长于止痛，是外伤科常用药，三七研粉用白开水送服可治疗跌打损伤或筋骨折伤。

【配伍应用】

基于二药的作用特点，于教授认为，丹参色赤入心，专走血分，行血而祛瘀，调经而止痛。虽说"一味丹参，功同四物"，但丹参虽有参名，其补血之力微弱。因丹参具有去瘀血而生新血之功，且其味苦，性微寒，故又能清泻血中之火，故对血热而有瘀血者更为适用。丹参与三七配伍，一寒一温，相辅相成，令活血化瘀止痛的作用倍增。临床上，于教授主要将二药用于治疗瘀血内停而致的胸痹（冠心病、心绞痛），胃脘痛（急慢性胃炎、胃及十二指肠球部溃疡），以及心脏官能症、肋软骨炎、肋间神经痛属血瘀者。

1. 胸痹（冠心病、心绞痛）。于教授常以丹参 30g，三七粉 1.5~3g^{冲服}，郁金 10g，川芎 10g，延胡索 10g，檀香 6g，砂仁 6g 组方治之。

2. 胃脘痛。于教授常以丹参 30g，三七粉 1.5~3g^{冲服}，檀香 6g，砂仁 6g，五灵脂 10g，延胡索 10g，草果 10g，没药 6g 组方治之。

3. 胸肋痛（肋软骨炎、肋间神经痛）。于教授常以丹参 30g，三七粉 1.5~3g^{冲服}，延胡索 10g，川楝子 10g，苏梗 10g，鸡血藤 15g，青皮 10g 组方治之。

【药理研究】

丹参，为唇形科植物丹参 *Salvia miltiorrhiza* Bge. 的干燥根及根茎。其化学成分有脂溶性和水溶性两种，脂溶性成分主要有丹参酮Ⅰ、丹参酮ⅡA、丹参酮ⅡB、丹参酮Ⅲ、丹参酚、丹参醛等；水溶性成分主要有丹参素、丹参酸（甲、乙、丙）等。现代药理研究表明，对心血管系统，丹参素可降血脂，故丹参可用于动脉粥样硬化的防治，可减轻急性心肌梗死造成的心脏循环障碍，使梗死区内毛细血管损伤减轻，这为丹参活血化瘀止痛作用提供了药理学依据；对消化系统，丹参能预防溃疡产生和促进溃疡愈合。此外，丹参还具有保肝、抗炎、抗肿瘤、修复肾脏功能和创伤等作用。

三七，为五加科植物三七 *Panax notoginseng*（*Burk.*）F. H. Chen 的干燥根和根茎。其主要有效成分有三七素、三七总皂苷、黄酮、挥发油、氨基酸、糖类等。三七素又称三七氨酸或田七氨酸，能缩短小鼠的凝血时间，并使血小板数量明显增加，三七中原人参三醇型皂苷可使血小板内环磷酸腺苷（cAMP）含量增加，减少血栓素的生成；三七总皂苷具有明显抗凝、抑制血小板聚集作用，这为三七的散瘀止血，消肿定痛功效提供了佐证。此外，三七还具有保护心肌细胞、保护脑组织、降血脂、增强免疫力、抗炎、抗纤维化、抗肿瘤、清除氧自由基、抗氧化作用。

实验研究显示，丹参、三七用量为 5∶3 时，丹参主要成分含量最高，因此丹参与三七配伍可增加丹参成分的溶出率。丹参三七片还能减轻急性心肌缺血所致的心肌损伤。

参考文献

[1] 丰成相. 丹参的化学成分及药理作用概况 [J]. 中国民族民间医药，2012，（02）：25-26.

[2] 冯陆冰，潘西芬，孙泽玲. 三七的药理作用研究进展 [J]. 中国药师，2008，11

（10）：1185-1187.

[3] 陈锐娥，申东艳，李鹏，等. 中药药对的系统研究（Ⅴ）——丹参三七药对研究 [J]. 世界科学技术：中医药现代化，2012，14（2）：1342-1348.

（编者：靳冬慧）

丹参　檀香

【药性功效】

丹参的药性功效见第 90~91 页。

檀香，又名白檀香、黄檀香，主产于印度、澳大利亚、印度尼西亚，我国海南、广东、云南、台湾等地亦产。味辛，性温，归脾、胃、心、肺经。具有行气调中，散寒止痛的功效。临床常入汤剂煎服，常用量为 2~5g，宜后下。《本草备要》言本品："调脾肺，利胸膈，去邪恶，能引胃气上升，进饮食，为理气要药。"

【作用特点】

丹参的作用特点见第 91 页。

檀香，辛能行气，温则散寒，又因其归脾、胃、心、肺经，故能行气调中，散寒止痛。其一，行气调中。用于寒凝胃脘，食少呕吐，可与沉香、砂仁、白豆蔻配伍。其二，散寒止痛。用于寒凝之胸腹冷痛，常配伍白豆蔻、砂仁；用于寒凝气滞血瘀之胸痹，可与延胡索、高良姜配伍。

【配伍应用】

丹参与檀香配伍，源自《时方歌括》丹参饮。丹参，功专活血祛瘀，调气止痛；檀香，长于行气散寒止痛。二药配伍，一个入血分，一个入气分，气血调和，共奏行气活血、散瘀止痛之功。于教授临证时擅用丹参饮化裁治疗胸痹心痛和胃脘痛。

1. 胸痹心痛。于教授临证治疗胸痹心痛血瘀轻证，运用丹参饮（丹参、檀香、砂仁）加郁金、桃仁、红花；血瘀重证，再加水蛭、蜈蚣、三七粉；治疗痰热与瘀血互结痹阻心脉之胸痹心痛，用自拟"冠心煎Ⅱ号"（以丹参、檀香、砂仁、半夏、瓜蒌、黄连、石菖蒲、水蛭组方）。

2. 胃脘痛。于教授常运用丹参饮和手拈散组方治疗气滞血瘀型胃脘痛，方药如下：延胡索 10g，五灵脂 10g，草果 10g，没药 10g，丹参 30g，檀香 6g，砂仁 6g。

【药理研究】

丹参的药理研究见第 92 页。

檀香，为檀香科檀香属植物檀香 *Santalum album* L. 树干的干燥心材。檀香的化学成分主要是挥发油。其挥发油中的主要成分是倍半萜类化合物，α-檀香醇和 β-檀香醇约占 90% 以上，此外还含有檀香烯、檀香醛等。药理研究显示，檀香行气作用的物质基础是挥发油。檀香对正常状态下豚鼠离体肠有抑制作用，檀香水提液对其有兴奋作用，对痉挛状态下豚鼠离体肠有抑制作用，对松弛状态下豚鼠离体肠有兴奋作用；挥发油对在体肠有先兴奋后抑制的作用。这为檀香行气止痛，散寒调中的功效提供了药理学依据。

参考文献

[1] 颜仁梁，林励. 檀香的研究进展 [J]. 中药新药与临床药理，2003，05：218-220.

[2] 刘红艳. 檀香"行气"功效物质基础研究 [D]. 长沙：湖南中医药大学，2012.

（编者：靳冬慧）

丹参　石菖蒲

【药性功效】

丹参的药性功效见第 90~91 页。

石菖蒲，又名菖蒲、金钱蒲、九节菖蒲、水剑草等，主产于四川、浙江、江苏等地。味辛、苦，性温，归心、胃经。具有开窍醒神，宁神益智，化湿和胃的功效。临床常入汤剂煎服，常用量为 3~10g，鲜品加倍，外用适量。《神农本草经》言本品："主风寒湿痹，咳逆上气，开心孔，补五脏，通九窍，明耳目，出音声，主耳聋，痈疮，温肠胃，止小便利……久服轻身，不忘，不迷惑，延年，益心智，高志不老。"

【作用特点】

丹参的作用特点见第 91 页。

石菖蒲，味辛能散，味苦能燥，性温能通，又因其归心、胃经，故入心能开窍醒神，宁神益智；入胃能化湿和胃。其一，开窍醒神。开心窍，去湿浊，醒神志为其所长。对风痰闭阻心窍引起的神昏，临床常与半夏、郁金等相配，如菖蒲郁金汤（《温病全书》）。其二，宁神益智。用于失眠、健忘、耳鸣等，常与茯苓、远志、夜交藤等配伍。其三，化湿和胃。用于湿浊壅滞脾胃所致脘腹痞满，可与厚朴、苍术配伍；用于湿浊、热毒蕴结肠中所致水谷不纳、里急后重等噤口痢，可配伍茯苓、黄连等。此外，石菖蒲还可以治疗声音嘶哑，常与桔梗、射干、银花、玄参、甘草等配伍。

【配伍应用】

丹参，长于活血祛瘀，调经止痛，又能养心安神，凉血消痈；石菖蒲，长于宣化痰浊，通利九窍。二者合用，皆入心经，丹参以活血化瘀为主，石菖蒲以祛痰开窍为要，一宣一通，一气一血，一寒一温，一瘀一痰，瘀血与痰浊同治，活血与涤痰并立。

临床中，于教授多将该药对用于痰浊火热与瘀血互结而痹阻心脉引发的胸痹心痛。对痰浊瘀血互结型胸痹，于教授自拟"丹蒲二陈汤"治之：丹参 30g，砂仁 6g，檀香 6g，陈皮 10g，半夏 10g，茯苓 10g，甘草 10g，石菖蒲 12g，郁金 10g。对痰热瘀血互结型胸痹，于教授自拟"冠心煎 II 号"加减治之：黄连 10g，半夏 10g，瓜蒌 30g，丹参 30g，檀香 6g，砂仁 6g，石菖蒲 12g，土鳖虫 10g，水蛭 10g，郁金 10g。

【药理研究】

丹参的药理研究见第 92 页。

石菖蒲，为天南星科多年生草本植物石菖蒲 *Acorus tatarinowii* Schott 的干燥根茎。其主要含有挥发油、氨基酸、糖类、脂肪酸、无机元素等化学成分。石菖蒲煎剂及其所含挥发油均能使小白鼠自发活动减少、解除单笼饲养小鼠的攻击性，这可能是石菖蒲发挥宁神作用的药理学依据。石菖蒲水提醇沉液可使痴呆大鼠学习记忆改善、通过迷宫时间缩短，其机制可能与石菖蒲的神经元保护作用及突触可塑性有关，这说明石菖蒲有益智作用。石菖蒲水煎剂可促进消化液的分泌，抑制胃肠内容物异常发酵，并能缓解肠管平滑肌痉挛，充分验证了石菖蒲具有化湿和胃的功效。

参考文献

[1] 王争，王曙东，侯中华.石菖蒲成分及药理作用的研究概况 [J].中国药业，2012，21（11）：1-3.

（编者：靳冬慧）

第五章 化痰平喘类

在于教授常用配伍中，凡具有降气化痰、清热化痰、温化痰饮、息风化痰、化痰平喘等作用的药对，均归纳于本章之中，主要用于治疗以痰饮内聚为主的各种病证。在使用此类药对时，一要辨明痰的性质，即寒热温燥之不同。二要注重与理气药的配伍，治痰之要在于调气，故化痰类方剂又多与理气剂合用，以求气顺痰消。

葶苈子 桑白皮

【药性功效】

葶苈子，又名丁历、大适、大室。根据药用植物品种不同，本品主产地有差异，主要品种包括：葶苈、播娘蒿，主产于东北、华北、西北、华东、西南等地；琴叶葶苈，主产于山东、江苏、安徽、福建、台湾、河南等地。味辛、苦，性大寒，归肺、膀胱经。具有泻肺平喘，行水消肿的功效。临床多煎汤内服，常用量为 5~10g，包煎；研末服用，3~6g；炒用，可缓其寒性，不易伤脾胃。《药性赋》中载本品可"除遍身之浮肿，逐膀胱之留热；定肺气之喘促，疗积饮之痰厥"。

桑白皮，又名桑根白皮、桑根皮、桑皮、白桑皮，主产于安徽、河南、浙江、江苏、湖南等地。味甘，性寒，归肺经。具有泻肺平喘，利水消肿的功效。临床常煎汤内服，常用量为 5~15g。泻肺利水，平肝清火，宜生用；治疗肺虚咳嗽，宜蜜炙。《药性本草》载本品"治肺气喘满，水气浮肿，主伤绝，利水道，消水气，虚劳客热，头痛，内补不足"。

【作用特点】

葶苈子，味苦能降，味辛能行散，性寒凉能清热，又因其归肺经，故入肺经能调理肺气，平逆止喘。其一，泻肺平喘。用于痰热或水热互结所致胸闷、腹胀、气急、咳喘，舌红苔黄腻等，常配伍桑叶、桑白皮、杏仁、全瓜蒌等；用于病程较长，症状日久不减者，配伍生黄芪、白术等益气健脾之属；用于胸闷、胸痛明显者，则佐以延胡索、柴胡等，疗效显著。其二，行水消肿。葶苈子可以治一身之水气内停诸证，症见一身尽肿，或喘满气急，难于平卧，大腹水肿等，多因邪滞肺壅，宣肃失常而致水液泛滥，可外泛周身、内壅胸中或壅结腹中。多用葶苈子泻肺水而决水邪，配伍紫苏子、陈皮、杏仁开泻肺气；赤茯苓、防己、木通通利小便，下泻水气。用于喘满气急者，则加槟榔、木香下气平喘；用于久病正虚者，可配伍人参、大枣扶正固本。

桑白皮，性寒能清热，又因其归肺经，故能泻肺火兼泻肺中水气而平喘，清降肺气，通调水道而利水。其一，泻肺平喘。用于肺热咳喘，常配伍地骨皮，如泻白散；用于水饮停肺，胀满喘急，可配伍麻黄、杏仁、葶苈子等宣肺逐饮之药；用于肺虚有热而咳喘气短、潮热、盗汗者，则与人参、五味子、熟地黄等药配伍。其二，利水消肿。用于全身水肿，面目肌肤浮肿，胀满喘急，小便不利者，常配伍茯苓皮、大腹皮等，如五皮饮。

【配伍应用】

葶苈子，长于泻肺平喘，利水消肿。桑白皮，与其功用相同。然葶苈子味苦、辛，性大寒，泻肺行水，下气平喘之力峻；桑白皮，泻肺行水，下气平喘之力缓。二者配伍，相须为用，共奏泻肺平喘，利水消肿之功效。临床上，于教授常用二药配伍治疗痰热壅肺，喘咳胸满，甚则不得卧，小便不利，皮肤水肿或胸中积水者（多见于支气管炎、肺炎、渗出性胸膜炎、胸腔积液，以及肺源性心脏病、心力衰竭等）。

1. 咳喘证（痰热壅肺）。以咳嗽喘急，痰黄而稠或痰白且黏，不易咯出，甚则不得平卧，舌质红苔黄腻，脉象滑数为辨证要点。于教授自拟"咳喘Ⅱ号方"治之：桑白皮 30g，葶苈子 30g[包煎]，黄芩 10g，瓜蒌 15g，枳壳 10g，地龙 10g，鱼腥草 15g，炒杏仁 10g，天竺黄 10g，生石膏 15g[先煎]。随症加减，灵活运用。

2. 悬饮（渗出性胸膜炎，属饮停胸胁）。以咳嗽气促，胸胁疼痛，胸腔积液，舌苔白滑，脉象弦滑为辨证要点。治以泻肺逐饮。于教授自拟"泻肺逐水煎"加减治之：葶苈子 30g[包煎]，桑白皮 30g，苏子 10g，莱菔子 10g，大枣 10 枚，枳壳 15g，车前子 30g[包煎]，青皮 10g，延胡索 10g，甘遂末 1.5~3g（装入胶囊，以温开水送服）。

【药理研究】

葶苈子，为十字花科植物独行菜 *Lepidium apetalum* Willd. 或播娘蒿 *Descurainia sophia* (L.) Webb. ex Prantl. 的干燥成熟种子。主要化学成分有强心苷、异硫氰酸、脂肪油，及环硫丁烷衍生物、丁烯腈、二烯丙基二硫化物等。独行菜种子中挥发油成分主要为含苯环类成分，其中以苯乙腈的质量分数最高，苯乙腈中所含的氰键可能与葶苈子平喘功效有关。实验证实，播娘蒿种子通过抑制压力负荷性心室重构和交感神经系统过度激活，减少神经内分泌因子血管紧张素Ⅱ（AngⅡ）、内皮素（ET-1）、醛固酮（ALD）生成，从而抑制心肌肥大、心室重构，可能是直接保护心肌、抑制心肌细胞纤维化的作用机制之一。独行菜种子中黄酮类成分对血小板激活因子（PAF）诱导的家兔中性粒细胞（PMN）黏附具有抑制作用，并且这种作用随黄酮类成分质量浓度的升高有增强的趋势；同时对洗涤的家兔血小板（WRP）聚集及黏附也具有抑制作用，且该作用随黄酮类成分质量分数升高有增强的趋势，因此，于教授认为独行菜种子总黄酮提取物具有拮抗 PAF 的作用，这可能是葶苈子止咳平喘的作用机制之一。

桑白皮，为桑科植物桑 *Morus alba* L. 的干燥根皮。从桑白皮中分离得到的化合物已达 100 余个，以酚类化合物为主，主要包括 *Diels-Alder* 型加合物，芪类化合物和黄酮类化合物，此外，尚含少量三萜、香豆素及多羟基生物碱类化合物。实验证实，高剂量桑白皮丙酮提取物（3g/kg），能明显对抗氨水引起的咳嗽；而低剂量（1.5g/kg），则没有明显的镇咳作用，但能够显著延长咳嗽潜伏期。高剂量桑白皮丙酮提取物还具有平喘作用，能够对抗乙酰胆碱引起的豚鼠痉挛性哮喘，其原理可能是其提高了支气管中一氧化氮的含量，而一氧化氮具有松弛平滑肌的作用。这可能为桑白皮泻肺平喘的功效提供了药理学依据。

参考文献

[1] 赵海誉，王秀坤，陆景珊 . 北葶苈子中挥发油及脂肪油类成分的研究 [J]. 中草药，2005，36（6）：827-828.

[2] 郭娟，陈长勋 . 葶苈子对压力负荷性大鼠心室重构及神经内分泌因子和心肌Ⅰ、Ⅲ型胶原的影响 [J]. 中药材，2007，30（8）：963-967.

[3] 郭娟，陈长勋，杜军，等 . 葶苈子对压力负荷大鼠心肌 CYP11B1、CYP11B2及 TGF-β1 mRNA 表达的影响 [J]. 中药材，2008，31（11）：1691-1695.

[4] 吴伟，金鸣，李金荣，等 . 葶苈子黄酮对血小板激活因子的拮抗作用 [J]. 中草药，2006，37（10）：1539-1541.

[5] 景王慧，吴文进，燕茹，等 . 归肺经中药桑白皮的化学、药理与药代动力学研究进展 [J]. 世界中医药，2014，09（1）：109-112.

（编者：岳超）

瓜蒌　黄芩　枳壳

【药性功效】

瓜蒌，又名瓜楼、药瓜、全瓜蒌等，主产于安徽、山东、河北、河南、浙江等地。味甘、微苦，性寒，归肺、胃、大肠经。具有清热涤痰，宽胸散结，润燥滑肠的功效。临床常入汤剂煎服，常用量为全瓜蒌 10~20g，瓜蒌皮 6~12g，瓜蒌子 10~15g（打碎入煎），反乌头。《本草纲目》言本品"润肺燥，降火，治咳嗽，涤痰结，利咽喉，止消渴，利大肠，消痈肿疮毒"。《本草述》言本品"阴厚而脂润，故用于热燥之痰"。

黄芩，又名山茶根、土金茶根、黄花黄芩、大黄芩、下巴子等，主产于河北、辽宁、陕西、山西、山东、内蒙古、黑龙江等地。味苦，性寒，归肺、胆、脾、大肠、小肠经。具有清热燥湿，泻火解毒，凉血止血，除热安胎的功效。临床常煎汤服，常用量为 3~10g。清热多生用，安胎多炒用，止血多炒炭用，清上焦热多酒炒用。子芩偏泻大肠火，清下焦湿热；枯芩偏泻肺火，清上焦热。《本草正义》云："黄芩亦大苦大寒之品，通治一切湿热……且味苦直降，而气亦轻清，故能彻上彻下，内而五脏六腑，外而肌肉皮毛。凡气血痰郁之实火，内外女幼诸科之湿聚热结病证，无不治之。"

枳壳，又名绿衣枳壳、酸橙枳壳、香圆枳壳、玳玳花枳壳。绿衣枳壳主产于福建、陕西等地；酸橙枳壳主产于四川、江西、浙江等地；香圆枳壳主产于四川、江西、浙江等地；玳玳花枳壳主产于江苏。味苦、辛，性微寒，归脾、胃、大肠经。具有行气开胸，宽中除胀的功效。临床多水煎服，常用量为 3~10g，大剂量可用至 30g，炒制后性平和。《黄帝内经》曰："肺苦气上逆，急食苦以泄之，枳壳味苦，能泄至高之气，故主之也。又肺与大肠为表里，风邪入肺，则并入大肠，风热相搏而为肠风下血，苦寒下泄之气，则血热清而风自除矣。其主散留结胸膈痰滞，逐水，消胀满，安胃诸证。"《本草衍义》曰："枳实、枳壳一物也，小则其性酷而速，大则其性详而缓。"

【作用特点】

瓜蒌，苦寒泄热，甘寒能润，苦能燥湿，又因其入肺、胃、大肠经，故入肺、胃经能清热涤痰，入肺经能宽胸散结，入大肠经能润燥滑肠。其一，清热涤痰。对热痰、燥痰所致的咳喘，常用全瓜蒌配伍知母、浙贝母。其二，宽胸散结。用于痰浊痹阻，胸阳不通之胸痹、结胸等证，常与薤白相伍，如瓜蒌薤白白酒汤、瓜蒌薤白半夏汤；用于痰热结胸，胸膈痞满，按之痛者，配伍黄连、半夏，如小陷胸汤；亦可用于肺痈、肠痈、乳痈等证，肺痈常配伍鱼腥草、芦根等，肠痈常配伍败酱草、红藤等，乳痈常配伍蒲公英、银花、牛蒡子等。其三，润燥滑肠。用于肠燥便秘，亦能润肺化痰，常配伍瓜蒌皮或瓜蒌仁。但瓜蒌皮偏于宽胸散结，胸痹、结胸证及乳痈、肺痈、肠痈多用；瓜蒌仁偏于润肠通便，常用于肠燥便秘，尤适用于肺燥咳嗽而又大便干结者。

黄芩，苦能燥湿，寒能清热，故具有清热燥湿、泻火解毒的功效。因其归经广泛，故对诸经之湿热，都可辨证应用。此外，黄芩兼具凉血止血、除热安胎之功。其一，清热燥湿，善清诸经湿热。用于上焦实火所致咽痛、咳嗽、咯痰等，可配伍桑白皮、知母、浙贝母等以行清泻肺热之功，酒炒后使用效果更佳；用于胃肠湿热、湿热下注所致泻痢、热淋等，常配伍黄连、黄柏、茯苓、泽泻等；用于少阳邪热证，则常与柴胡、半夏等配伍，如小柴胡汤。其二，凉血止血，除热安胎，偏入上、中二焦，善泄亢盛之火。可清热凉血，清胞宫之热而安胎。用于胎热不安出现的恶心呕吐、心中烦热、饥不欲食等，常与白术、竹茹、黄连、生姜、苏梗等配伍。

枳壳，辛开苦降，苦温燥烈，又因其归脾、胃经，故其具有行气开胸，宽中除胀的功效。其一，行气开胸。用于胸痹结胸、胸阳不振、痰阻胸痹，多与薤白、桂枝、瓜蒌等同用。其二，宽中除胀。用于食积证，多与山楂、麦芽、神曲等同用；用于热结便秘、腹痞胀痛，多与大黄、芒硝、厚朴等同用；用于湿热泻痢，多与黄连、黄芩同用。枳壳的性味归经功效与枳实相同，但作用缓和，长于行气开胸，宽中除胀，麸炒枳壳较生枳壳作用缓和。

【配伍应用】

瓜蒌、黄芩、枳壳三味药配伍，见于《医方考》之清气化痰丸。黄芩，其性清肃善清肺泻火而化痰；瓜蒌，长于清肺化痰，但其质体油润黏腻，能行善守，守多行少，以守为主，易助湿恋邪；枳壳性味辛散，能行善走，破气行滞，易耗气伤正。此三味配伍专为痰热壅肺之证而设，一为治其气，一为治其火，一为治其痰，符合"治痰者必先降火""善治痰者，不治痰而治气"之治痰大法，从而使肺火得清，肺气得畅，肺之痰热得消，且瓜蒌得枳壳、黄芩，可防其恋湿留邪之弊。

1. 痰热壅肺之咳嗽。以咳嗽痰多，痰黄黏稠，胸腹满闷为主症，治以清气化痰丸加减：黄芩 10g，瓜蒌皮 15g，枳壳 10g，地龙 10g，陈皮 10g，半夏 10g，茯苓 10g，川贝母 10g。

2. 痰热壅肺之喘证。以喘促，痰黄黏稠，胸腹满闷，甚则不能平卧为主症，于教授治以自拟"清热定喘汤"：炙麻黄 10g，生石膏 30g^{先煎}，炒杏仁 10g，桑白皮 15g，黄芩 10g，瓜蒌 15g，枳壳 10g，地龙 10g，鱼腥草 30g，川贝母 10g，随证化裁。

【药理研究】

瓜蒌，为葫芦科植物栝楼 *Trichosanthes kirilowii* Maxim. 或双边栝楼 *T. rosthornii* Harms 的干燥成熟果实。现代药理研究表明，瓜蒌主要含有油脂、挥发油、氨基酸及微量元素、甾醇和三萜皂苷、栝楼酯碱等化学成分。药理实验表明，瓜蒌含有的皂苷及氨基酸具有很好的祛痰作用，因此推测皂苷及氨基酸可能是瓜蒌清热化痰作用的主要有效成分之一；瓜蒌仁所含的脂肪油有较强的泻下作用，为瓜蒌的润肠通便作用提供了药理学依据；瓜蒌皮的扩张冠状动脉作用与其所含类生物碱有关，瓜蒌仁的主要成分栝楼酸在试管内对胶原、腺苷二磷酸（ADP）、肾上腺素刺激的人血小板聚集有浓度依存性抑制作用，这为瓜蒌的宽胸散结作用提供了药理学依据。

黄芩，为唇形科多年生草本植物黄芩 *Scutellaria baicalensis* Georgi 的根，主含多种黄酮类衍生物，有研究证明黄芩具有抗细菌、抗病毒、抗炎、抗过敏、免疫调节、抗氧化及抗肿瘤作用。黄芩苷对 3 种亮氨酸参入白念珠菌有明显的抑制作用，并具有抗病毒作用。黄芩茎叶总黄酮能够通过抑制可诱导的一氧化氮合酶，减少毛细血管内皮细胞释放一氧化氮，调节花生四烯酸的代谢，抑制前列腺素 E2 和白三烯的合成，其中以黄芩素和黄芩苷作用最强，故推测二者为黄芩清热解毒功效的物质基础。黄芩苷可以明显提高小鼠血清 IgM 和 B 细胞分泌 IgM 的水平，对血清 IgM 含量的影响呈浓度依赖性，并可显著增加血清 IgG 的含量，体内用药还可增强机体的体液免疫功能。黄芩苷的抗氧化作用主要是由于其可清除氧自由基，而黄芩素是一种良好的黄嘌呤氧化酶抑制剂。

　　枳壳，是芸香科植物酸橙 *Citrus aurantium* L. 及其栽培变种的干燥未成熟果实。枳壳所含化学成分较为复杂，目前已知的有效成分主要有挥发油、生物碱、黄酮、香豆素和一些微量元素等。枳壳中的挥发油是其理气、行滞、镇咳、祛痰、抑菌作用的重要成分，但挥发油又具有"燥性"，大量服用后易引起恶心、呕吐等副作用。黄酮类成分也是枳壳的三大主要成分之一，具有显著的生理活性。枳壳所含的生物碱主要是辛弗林、N－甲基酪胺，是升压、抗休克的主要有效成分。药理研究表明，枳壳对胃肠平滑肌具有双向调节作用，对完整胃肠运动有一定的兴奋作用，使胃肠蠕动及收缩节律增强，对麻醉的胃肠运动呈抑制作用；枳壳挥发油具有促进胃排空和加快肠蠕动的作用，对氯化钙（$CaCl_2$）、乙酰胆碱（Ach）及磷酸组胺引起的痉挛性收缩有明显的松弛作用，且能减少胃酸量及对抗大鼠幽门溃疡的形成，因此推测挥发油是枳壳破气消积、化痰除痞、导滞通下的有效成分。此外，枳壳还有抗炎、抗氧化、抗癌、保肝、调节心血管功能、促进免疫调节等作用。

参考文献

[1] 屠婕红，余菁，陈伟光. 瓜蒌的化学成分和药理作用研究概况 [J]. 中国药师，2004，7（7）：562-563.

[2] 孙兴龙，段崇英. 瓜蒌的药理作用及临床应用 [J]. 中国药师，2003，6（10）：655-656.

[3] 宋旦哥，孟庆刚. 黄芩药理作用研究述评 [J]. 中华中医药学刊，2009，08（4）：1619-1622.

[4] 刘冈，王欢. 枳壳研究现状 [J]. 九江学院学报（自然科学版），2010，90（3）：93-97.

[5] 舒尊鹏，胡书法，翟亚东，等. 中药枳壳化学成分及药理作用研究 [J]. 科技创新与应用，2012，17：8-9.

（编者：罗庆盛）

半夏　瓜蒌

【药性功效】

半夏，又称地文、守田、水玉、示姑等，主产于四川、湖北、江苏、安徽等地。味辛、性温，归脾、胃、肺经。具有内服燥湿化痰、降逆止呕、消痞散结，外用消肿止痛的功效。临床常入汤剂煎服，常用量为 3~10g，一般宜制用；外用适量，磨汁涂或研末以酒调敷患处。《名医别录》言其："消心腹胸膈痰热满结，咳逆上气，心下急痛，坚痞，时气呕逆，消痈肿，堕胎，疗萎黄，悦泽面目。生，令人吐；熟，令人下。"

瓜蒌的药性功效见第 100 页。

【作用特点】

半夏，体滑性燥，能走能散，能燥能润，又因其入脾、胃、肺经，故其入脾、胃经能燥湿化痰、消痞散结，入肺、胃经能降逆止呕。其一，燥湿化痰。用于寒痰、湿痰犯肺所致的咳喘诸证，常与陈皮、干姜、细辛、五味子、胆南星、黄芩、瓜蒌仁等配伍。其二，降逆止呕。用于各种原因所致的呕吐，皆可随证配伍，为临床止呕要药。用于寒饮（痰）之呕吐，尤常与生姜或干姜配伍。其三，消痞散结。用于各种原因所致的痞满皆可随证加减，常与黄连、黄芩等配伍。其四，消肿止痛。用于疮痈肿毒，可外用，常与海藻、连翘、贝母等同用。清半夏长于化痰，以燥湿化痰为主，用于湿痰咳嗽、痰热内结、风痰吐逆、痰涎凝聚、咳吐不出；姜半夏降逆止呕的作用强，以温中化痰、降逆止呕为主，用于痰饮呕吐、胃脘痞满；法半夏偏于祛寒痰，同时具有调和脾胃的作用，用于痰多咳嗽、痰饮眩悸。

瓜蒌的作用特点见第 101 页。

【配伍应用】

半夏与瓜蒌的配伍用于治疗痰盛瘀阻胸痹，出自《金匮要略》之瓜蒌薤白半夏汤，称："胸痹不得卧，心痛彻背者，瓜蒌薤白半夏汤主之。"瓜蒌，清热化痰，宽胸散结，《伤寒论条辩》言其"寒以泄热，苦以散满"；半夏，辛温燥烈，化痰降逆，消痞散结。于教授认为，二者配伍，瓜蒌凉润涤痰，甘寒清泄而散结，可助半夏荡涤痰实，又能制其辛燥之性；半夏燥湿受瓜蒌制约而不助热，瓜蒌受半夏所制能清热化痰开胃而不伤胃。二者相合，能开能降，助阳化湿，以达涤痰开结之目的。临床应用如下：

1. 胸痹。对痰热互结，气郁不通之胸脘痞满，或痰浊胶结所致的胸痹疼痛，症见胸中满痛，不能安卧，短气，或痰多黏而白，苔白或腻，脉迟者，于教授治以瓜蒌薤白半夏汤加减。

2. 喘证。对肺脏蕴热所致喘促倚息、吐痰黄稠、胸膈满闷等症，于教授以宋·严用和《济生方》所载半夏丸加减治之，其中瓜蒌和半夏配伍可以利胸膈。

【药理研究】

半夏，为天南星科植物半夏 *Pinellia ternata*（Thunb.）Breit. 的干燥块茎。主要含有生物碱、有机酸、挥发油、β-谷甾醇、蛋白质等化学成分，主要有抗肿瘤、抗早孕、祛痰止咳、镇吐及其他对胃肠道的作用等功效。现代药理研究表明，生物碱类物质具有止呕、镇咳、祛痰、抗炎及抗肿瘤和提高记忆力的作用，因此，其可能是半夏燥湿化痰、消痞散结的主要化学成分；半夏总游离有机酸可止咳化痰、止呕，并对胃癌细胞有抑制作用；有文献报道甲硫氨酸、甘氨酸是半夏镇吐作用的有效成分，天冬氨酸具有镇咳祛痰作用，以上可为半夏化痰止呕、消痞散结之功效提供药理学依据。

瓜蒌的药理研究见第 102 页。

参考文献

[1] 王新胜，吴艳芳，马军营，等. 半夏化学成分和药理作用研究 [J]. 齐鲁药事，2008，27（02）：101-103.

[2] 王丽，孙蓉. 与功效毒性相关的半夏化学成分研究进展 [J]. 中药药理与临床，2009，25（05）：101，17.

（编者：孙非非）

半夏 瓜蒌 黄连

【药性功效】

半夏的药性功效见第 104 页。

瓜蒌的药性功效见第 100 页。

黄连,又名云连、雅连、川连、味连、鸡爪连,主产于四川、湖北、云南等地。味苦,性寒,归心、脾、胃、肝、胆、大肠经。具有清热燥湿,泻火解毒功效。多入煎剂,常用量为 2~5g,外用适量。《神农本草经》言本品:"主热气目痛,眦伤泣出,明目,肠澼腹痛下痢,妇人阴中肿痛。久服令人不忘。"《本草纲目》言:"黄连大苦大寒,用之降火燥湿,中病即当止。"《本草新编》言黄连:"入心与胞络。最泻火,亦能入肝。大约同引经之药,俱能入之,而入心,尤专经也……解暑热、湿热、郁热,实有专功。"

【作用特点】

半夏的作用特点见第 104 页。

瓜蒌的作用特点见第 101 页。

黄连,味苦则能燥湿,性寒则能清热。又因其归心、脾、胃、肝、胆、大肠经,故其内服能清心火,清中焦脾胃及大肠湿热。其一,清热燥湿。对湿热中阻而致的脘腹痞满,恶心呕吐,可与黄芩、干姜、半夏等相伍。黄连善去脾胃及大肠湿热,对湿热积滞而致的痢疾,常配伍木香、白芍、当归、黄芩、茯苓等。其二,泻火解毒。对心胃之火所致口舌生疮、目赤牙痛等症,可配伍生地黄、木通、竹叶等。黄连苦寒,善泻心火而除烦热。君火不降,湿热烦郁者宜用之。凡泻火清心之方药,必用黄连,切当中病即止,不可过剂,过则中下寒生,上热愈甚。此外,黄连外用还可治疗湿疹、湿疮、耳道流脓等。

【配伍应用】

半夏、瓜蒌、黄连的配伍,出自《伤寒论》小陷胸汤。半夏,辛温而燥,辛散降气,善降逆化痰止呕;瓜蒌,味甘、微苦,性寒,质地油润,功专清热涤痰,宽胸散结。张锡纯在《医学衷中参西录》中言瓜蒌"能开胸间及胃口热痰，故仲景治结胸有小陷胸汤，瓜蒌与连、夏并用。黄连为大苦大寒之品，气薄味厚沉也，功专清热燥湿，泻火解毒"。《本草经百种录》赞黄连"凡药能去湿者必增热，能除热者必不能去湿，唯黄连，以苦燥湿，以寒除热，一举两得，莫神于此"。三药合参，辛开苦降，润燥相得，配伍精当，清热化痰，消痞散结之力倍增。临床上，于教授主要用该药组治疗痰热互结心下而致的小结胸证，以及胸痹心痛、胃脘痛等。

1. 胸痹心痛，属痰热瘀血互结者。症见心胸灼热闷痛，固定不移或刺痛，口黏痰多色黄，舌苔黄腻，舌质紫暗或见瘀点瘀斑，脉象弦滑或滑数。于教授方选自拟"冠心煎Ⅱ号"治之：清半夏10g，瓜蒌30g，黄连12g，丹参30g，檀香10g，砂仁10g，石菖蒲12g，水蛭10g，土鳖虫10g，蜈蚣2条，陈皮10g。

2. 急慢性肺炎。于教授常用柴胡陷胸汤（《通俗伤寒论》）化裁治疗因痰热互结，少阳枢机不利而引起的急慢性肺炎。以寒热往来，胸胁痞痛，口苦而烦，呕恶纳呆，舌苔黄腻，脉象弦滑为辨证要点。基本组方为：柴胡15~24g，黄芩10g，黄连10g，瓜蒌30g，半夏10g，川楝子10g，虎杖15g，鸡内金10g，茵陈15g。

3. 胃脘痛，属痰热凝结，脉络瘀滞者。于教授常用基本方：瓜蒌30g，黄连9g，半夏10g，丹参30g，檀香6g，砂仁6g。兼见少阳证胸胁苦满者，可与小柴胡汤合方。于教授强调，服本方后大便泻下黄色黏液，乃痰涎下出之兆。

4. 呕吐、呃逆，属痰热内阻者。于教授方用小陷胸汤加减：黄连9g，制半夏10g，瓜蒌18g，吴茱萸1.5g，代赭石30g^{先煎}，枳壳10g。呃逆严重者，加柿蒂3g。

【药理研究】

半夏的药理研究见第105页。

瓜蒌的药理研究见第102页。

黄连，为毛茛科植物黄连 *Coptis chinensis* Franch.、三角叶黄连 *Coptis deltoidea* C. Y. Cheng et Hsiao 或云连 *Coptis teeta* Wall. 的干燥根茎。黄连根茎含有多种生物碱，包括小檗碱、黄连碱、掌叶防己碱、药根碱、表小檗碱、甲基黄连碱、非洲防己碱、木兰花碱等。其中以小檗碱含量最高，黄连、三角叶黄连及云连中小檗碱含量均超过4%。小檗碱是黄连发挥药理作用的重要物质基础。黄连及其主要成分小檗碱主要有抗病原微生物、抗细菌毒素、抗炎、解热、抗心律失常、降压、利胆、促进消化、抗胃溃疡、调节免疫、正性肌力等作用。黄连清热燥湿的功效主要与抗病原微生物、抗细菌毒素、抗炎、对消化系统的影响等药理作用有关，为其治疗湿热痞满、呕吐、黄疸、湿疹等提供了药理学依据；其泻火解毒的功效与抗菌、抗病毒、抗炎等药理作用有关，为其治疗疮疡肿毒、高热神昏、心烦不寐，提供了药理学解释。

参考文献

[1] 吴清和 . 中药药理学 [M]. 北京：高等教育出版社，2012：72-75.

（编者：孙非非）

瓜蒌　薤白

【药性功效】

瓜蒌的药性功效见第 100 页。

薤白，又称小根蒜、山蒜、团蒜等，主产于江苏、浙江等地。味辛、苦，性温，归心、肺、胃、大肠经。具有通阳散结，行气导滞的功效。临床常煎汤服，常用量为 5~9g。《本草求真》称："薤，味辛则散，散则能使在上寒滞立消；味苦则降，降则能使在下寒滞立下；气温则散，散则能使在中寒滞立除；体滑则通，通则能使久痼寒滞立解。是以下痢可除，瘀血可散，喘急可止，水肿可敷，胸痹刺痛可愈，胎产可治，汤火及中恶卒死可救，实通气、滑窍、助阳佳品也。"

【作用特点】

瓜蒌的作用特点见第 101 页。

薤白，辛散苦降，温通滑利，又因其归心、肺、胃、大肠经，故本品入心、肺能宣通胸中之阳，以散阴寒之结，为治胸痹之要药；入胃、大肠经能行气导滞。其一，通阳散结。善散阴寒之凝滞，通胸阳之闭结。治寒痰阻滞、胸阳不振所致胸痹证，常与瓜蒌、半夏、枳实等配伍，如瓜蒌薤白白酒汤、瓜蒌薤白半夏汤、枳实薤白桂枝汤等（《金匮要略》）；若治痰瘀胸痹，则可与丹参、川芎、瓜蒌皮等同用。其二，行气导滞，消胀止痛。治胃寒气滞之脘腹痞满胀痛，可与高良姜、砂仁、木香等同用；若治胃肠气滞，泻痢里急后重，可单用本品或与木香、枳实配伍。

【配伍应用】

瓜蒌与薤白伍用，见于《金匮要略》之瓜蒌薤白白酒汤。瓜蒌味甘，微苦性寒，长于清热涤痰，宽胸散结；薤白辛苦，温而滑窍，功专宣通阳气，辛散壅滞。瓜蒌得薤白，苦寒之性去而化痰散结、宽胸利气之功犹在；薤白得瓜蒌，苦燥之性减而通阳散结、行气泄浊之力增。甘寒的瓜蒌与辛温的薤白，寒温相配，其性则平，一散一降，相得益彰，共奏通阳散结、祛痰开窍之功，为治疗胸痹之重要配伍。临床上，于教授主要用该药对治疗胸阳不振、痰湿闭阻心脉之胸痹。以心胸闷痛，甚则胸痛彻背，短气肢冷，喘息痰多，舌淡苔白腻，脉沉弦为辨证要点。于教授方选自拟"冠心煎 V 号"：薤白 10g，瓜蒌 15g，桂枝 10g，陈皮 10g，半夏 10g，茯苓 10g，炙甘草 6g，石菖蒲 10g，枳壳 10g。若临床症见便秘明显，则可加重瓜蒌用量至 30g，以增加其润肠通便之效；若以阳气郁滞为主，则可加重薤白用量至 24g。

【药理研究】

瓜蒌的药理研究见第 102 页。

薤白，为百合科葱属植物小根蒜 *Allium macrostemon* Bge. 或薤 *Allium chinensis* G. Don 的干燥鳞茎。现代药理研究表明，薤白中含有挥发油、甾体皂苷、含氮化合物、酸性成分、多糖、无机元素等多种成分，薤白水煎剂对痢疾杆菌、金黄色葡萄球菌（金葡菌）有抑制作用，其抑菌消炎作用可能与其含有的含硫化合物具有抗菌活性有关，可为薤白有行气导滞、消胀止痛功效，用于脘腹痞满胀痛、泻痢里急后重提供药理学依据。薤白及其提取物具有调血脂、抗动脉粥样硬化、抑制血小板聚集、对心肌缺氧缺血及缺血再灌注损伤的保护等作用，可为薤白的通阳散结功效提供药理学依据。

参考文献

[1] 盛华刚. 薤白的化学成分和药理作用研究进展 [J]. 药学研究，2013，32（1）：42-44.

[2] 张卿，高尔. 薤白的研究进展 [J]. 中国中药杂志，2003，28（2）：105-107.

[3] 苏丽梅，袁德俊，蒋红兰. 薤白的药理研究进展 [J]. 今日药学，2009，19

（1）：28-29.

[4] 屠婕红，余菁，陈伟光 . 瓜蒌的化学成分和药理作用研究概况 [J]. 中国药师，2004，7（7）：562-563.

[5] 孙兴龙，段崇英 . 瓜蒌的药理作用及临床应用 [J]. 中国药师，2003，6（10）：655-656.

（编者：孙非非）

天麻　天竺黄

【药性功效】

天麻，又名赤箭、离母、水洋芋、明天麻等，分布于全国大部分地区。味甘，性平，归肝经。具有息风止痉，平抑肝阳，祛风通络的功效。临床常煎汤服，常用量为 3~10g。《药性论》称本品："治冷气顽痹，瘫痪不遂，语多恍惚，善惊失志。"《开宝本草》称本品："主诸风湿痹，四肢拘挛，小儿风痫、惊气，利腰膝，强筋力。"《珍珠囊》言本品："治风虚眩晕头痛。"

天竺黄，又名天竹黄、竹黄等，主产于云南、广东、广西等地。味甘，性寒，归心、肝二经。具有清热豁痰，凉心定惊的功效。临床常入丸、散剂，常用量为 3~9g。《本草正》言本品："善开风痰，降热痰。治痰滞胸膈，烦闷，癫痫。清心火，镇心气，醒脾疏肝。明眼目，安惊悸。疗小儿风痰急惊客忤。亦治金疮，并内热药毒。"

【作用特点】

天麻，味甘质润，性平，又因其入肝经，故具有息风止痉，平抑肝阳，祛风通络之功效。其一，息风止痉。对肝风内动，惊痫抽搐，不论寒热虚实，皆可配伍应用，临床常与羚羊角、钩藤等同用。其二，平抑肝阳。天麻既息肝风，又平肝阳，为止眩晕头痛之良药，不论虚实皆可随证配伍，对肝阳上亢证，常与石决明、牛膝等同用；对风痰上扰证，常与半夏、陈皮、茯苓、白术等同用。其三，祛风通络。天麻为气分之药，又可通血脉，对中风、骨节不遂，常与没药、制乌头等同用；对风湿痹痛，关节屈伸不利，多与秦艽、羌活、桑枝等同用。

天竺黄，甘寒质润，又因其入心、肝经，故入心经可清心定惊，入肝经可清热豁痰。其一，清心定惊。多用于热性病之高热神昏谵语，中风痰壅，心窍闭阻，小儿惊痫抽搐等，常与水牛角、生地黄、牡丹皮、郁金、胆南星同用；对小儿热惊，夜啼不安，烦躁不寐，也可与蝉蜕、僵蚕、钩藤相伍为用，清热豁痰，祛风定惊。其二，清热豁痰。用于肺热咳嗽气逆，痰质黏稠色黄，常与黄芩、瓜蒌、牛蒡子、桔梗、胆南星、炒杏仁配伍，清降痰热，肃降肺气，以清气道。

【配伍应用】

天麻，甘平滋润，入足厥阴肝经，功专平息内风，故又有"定风草"之名；天竺黄，味甘性寒，入心、肝经，长于清热化痰，其定惊之力尤强。二者合用，共奏清热化痰，息风定痉（惊）之功。临床上，于教授常用该药对治疗因肝风夹痰热引起的中风失语，眩晕，癫痫等。

1. 中风失语。于教授自拟"解语煎"治之，处方如下：天麻 10g，白附子 10g，石菖蒲 10g，远志 10g，制南星 10g，天竺黄 10g，川贝母 10g，全蝎 10g，瓜蒌 15g。本方是在《医学心悟》解语丹的基础上化裁而来，具有清热息风，涤痰开窍之功。

2. 眩晕（高血压病）。于教授认为，在眩晕标实证中，因风、火、痰所致者最为多见。其风多为肝风，火多为肝火，其性主升，多达巅顶，又常夹痰随风火而动，上冒清窍而致眩晕。论其治疗，于教授将清肝，息风，化痰三法融为一炉，创制"降压护心煎Ⅰ号"，将天竺黄、夏枯草、羚羊角粉、苦丁茶加入天麻、钩藤、石决明等平肝息风潜阳药中，效果良好。

3. 癫痫。于教授自拟"定痫汤"治之，处方如下：天麻 10g，僵蚕 10g，全蝎 10g，茯苓 10g，灯心草 6g，陈皮 10g，石菖蒲 10g，川贝母 10g，清半夏 10g，天竺黄 10g，朱砂 0.5g[冲]。

【药理研究】

天麻，为兰科植物天麻 *Gastrodia elata* Blume. 的干燥块茎。现代研究认为，天麻主要化学成分有天麻素、天麻醚苷、对羟基苯甲醇、派立辛、对羟苄基乙基醚、柠檬酸、琥珀酸、谷甾醇及多糖。研究显示，天麻素是天麻的主要成分，含量高达 0.33%~0.67%，具有镇惊、抗癫痫、镇静、安眠作用。天麻素可能是天麻息风止痉，平抑肝阳的主要化学成分之一。此外，天麻还具有抗衰老、改善学习记忆、降压、减慢心率等作用。

天竺黄，为禾本科植物青皮竹 *Bambusa textilis* McClure 或华思劳竹 *Schizostachyum chinense* Rendle 等秆内的分泌液干燥后的块状物。天然药材竹黄经烘干、粉碎、提取、层析分离，根据化学结构不同可初步得到四组活性成分：醇洗部分 A (*extA*)，研究表明其中含有可调控细胞凋亡的有效成分；醇洗部分 B (*extB*)，可有效诱导肿瘤细胞凋亡；水洗部分 C (*extC*)，主要为竹黄小分子糖类物质；滤济部分 D (*extD*)，主要为大分子多糖类物质，这可能是天竺黄清热豁痰的有效成分之一。

参考文献

[1] 陶云海. 天麻药理研究新进展 [J]. 中国中药杂志，2008，33（1）：108–110.

[2] 岑信钊. 天麻的化学成分与药理作用研究进展 [J]. 中药材，2005，28（10）：99–103.

[3] 范玉奇，李文兰，王艳萍，等. 天麻化学成分及药理性质研究的进展 [J]. 药品评价，2005，2（04）：309–312.

[4] 周亚玲. 真菌竹黄活性成分的药理作用研究 [D]. 长沙：中南大学，2012.

（编者：丛紫东）

石菖蒲　远志

【药性功效】

石菖蒲，又名菖蒲、金钱蒲、九节菖蒲、水剑草等，主产于四川、浙江、江苏等地。味辛、苦，性温，归心、胃经。具有开窍醒神，宁神益智，化湿和胃的功效。临床常入汤剂煎服，常用量为3~9g，鲜品加倍，外用适量。《神农本草经》言本品："主风寒湿痹，咳逆上气，开心孔，补五脏，通九窍，明耳目，出音声，主耳聋，痈疮，温肠胃，止小便利，久服轻身，不忘，不迷惑，延年。"

远志，又名小草、细草、小鸡腿、细叶远志、线茶，主产于河北、山西、陕西、吉林、河南等地。味辛、苦，性微温，归心、肾、肺经。具有宁心安神，祛痰开窍，消痈的功效。临床常入汤剂煎服，常用量为5~10g。《滇南本草》将其概括为："养心血，镇惊，宁心，散痰涎，疗五痫，角弓反张，惊搐，口吐痰涎，手足战摇，不省人事，缩小便，治赤白浊，膏淋，滑精不禁。"

【作用特点】

石菖蒲，辛开苦燥，温通，芳香走窜，又因其归心、胃经，故入心能开窍醒神，宁神益智；入胃能化湿和胃。其一，开窍醒神。开心窍、去湿浊、醒神志为其所长。用于风痰闭阻心窍引起的神昏，临床常与半夏、郁金等相配，如菖蒲郁金汤（《温病全书》）。其二，宁神益智。用于失眠、健忘、耳鸣等，常与茯苓、远志、夜交藤等配伍。其三，化湿和胃。用于湿浊壅滞脾胃所致脘腹痞满，可与厚朴、苍术配伍；用于湿浊、热毒蕴结肠中所致水谷不纳、里急后重等噤口痢，可配伍茯苓、黄连等。此外，石菖蒲还可治疗声音嘶哑，可与桔梗、射干、银花、玄参、甘草等配伍。

远志，辛开苦燥，微温能通，又因其入心、肾、肺经，故具有宁心安神，祛痰开窍，消痈的功效。其一，宁心安神。用于心肾不交之心神不宁、惊悸失眠等，常与茯神、龙齿、朱砂等镇静安神药同用，如远志丸。其二，祛痰开窍。用于痰阻心窍、癫痫昏仆、痉挛抽搐，可与半夏、天麻、全蝎等化痰、息风药配伍；用于痰多黏稠、咳吐不爽或外感风寒、咳嗽痰多者，常与杏仁、贝母、瓜蒌、桔梗等同用。其三，消痈。用于气血壅塞之痈疽疮毒，乳房肿痛，内服可单用为末，黄酒送服；外用可隔水蒸软，加少量黄酒捣烂敷患处。

【配伍应用】

石菖蒲，辛苦微温，入心脾经，功专豁痰开窍，化湿和胃，宁心安神；远志，苦辛温，归心、肺、胃经，长于祛痰开窍，宁心安神。于教授认为，石菖蒲与远志是治疗痰证的常用药对，二药同入心经，又共具豁痰开窍之功效，多用于痰闭清窍而引起的中风失语，痰气郁结、阻塞心窍而发的癫痫，痰阻清窍、窍闭相搏而致的痴呆等症。

1. 中风失语。于教授自拟"加味解语汤"治之：制胆南星 10g，天麻 10g，白附子 10g，石菖蒲 12g，远志 10g，地龙 12g。本方由《医学心悟》之解语丹加减而成。若因风痰化热而致的中风失语，酌加天竺黄、竹茹、竹沥水、僵蚕等药。

2. 癫痫。于教授自拟"定痫汤"治之：天麻 10g，枳壳 10g，全蝎 10g，茯苓 10g，灯心草 6g，陈皮 10g，石菖蒲 10g，川贝母 10g，远志 10g，天竺黄 10g，半夏

10g，朱砂 0.5g^{冲服}。

3. 老年痴呆。陈士铎云本病"大约其始也，起于肝气之郁"，"治呆无奇法，治痰即治呆"。故于教授认为应以"开郁涤痰"为先务，自拟"开郁涤痰汤"治之：柴胡 10g，郁金 10g，合欢皮 15g，制胆南星 10g，半夏 10g，白术 10g，茯苓 10g，石菖蒲 12g，远志 10g，枳壳 10g，陈皮 10g。

【药理研究】

石菖蒲，为天南星科多年生草本植物石菖蒲 *Acorus tatarinowii* Schott. 的干燥根茎。现代研究表明，从石菖蒲中提取的成分主要是根、茎和叶中所含的挥发油及糖类、有机酸、氨基酸等。大鼠全脑匀浆提取实验显示，挥发油 β - 细辛醚、榄香素、α - 细辛醚均能透过血脑屏障进入脑组织，说明石菖蒲治疗脑病的物质基础为挥发油。挥发油中的 β - 细辛醚是镇静的有效成分，石菖蒲挥发油能明显延长士的宁所致惊厥小鼠的潜伏期，减少惊厥次数，显示出其在镇惊疗痫方面的确切疗效，这为其镇静安神、抗惊厥的作用提供了药理学依据；石菖蒲去油煎剂、挥发油、β - 细辛醚、α - 细辛醚对离体家兔肠管自发收缩幅度均有抑制作用，可拮抗组织胺、乙酰胆碱及氯化钡（BaCl$_2$）引起的肠管痉挛，增强大鼠肠管蠕动及小鼠肠道推进功能，还可促进大鼠胆汁分泌，这为石菖蒲化湿开胃、解痉利胆功效提供了药理学依据。α - 细辛醚对金黄色葡萄球菌、白色葡萄球菌、乙型链球菌、粪链球菌、肺炎杆菌等均有抑制作用，还有平喘、镇咳作用，能对抗组胺引起的支气管收缩。

远志，为远志科植物远志 *Polygala tenuifolia* Willd. 或卵叶远志 *Polygala sibirica* L. 的干燥根，主要含有皂苷、山酮、糖酯等成分，此外，还含有少量生物碱，木质素、香豆素等。研究表明，远志中提取的皂苷类和糖酯类化合物均有抗痴呆和脑保护活性，远志提取物有助于修复因脑内胆碱能系统功能障碍引起的记忆缺陷，其对短期记忆的改善有助于修复东莨菪碱诱导的记忆缺陷。这为其宁心安神功效提供了药理学依据。远志醇提物 YZ-50（富含寡糖酯类），可显著提高慢性应激大鼠海马区脑源性神经营养因子（BDNF）及其受体酪氨酸激酶 B 信使核糖核酸（Trkb mRNA）的表达，调控慢性应激抑郁模型大鼠海马区 BCL-2/Bax 比例，抑制神经细胞的凋亡，明显降低慢性应激大鼠血清中促肾上腺皮质激素释放激素、促肾上腺皮质激素和皮质酮激素水平，从而改善抑郁症状。这为其豁痰开窍的功效提供了药理学依据。远志总皂苷还具有镇咳祛痰、镇静催眠、降压、促进体力和智力、抗炎、抗诱变等作用。

在远志—石菖蒲水煎液中提取的挥发油中，β - 细辛醚具有改善学习记忆障碍、保护心血管、解痉、抗癌、抗菌等作用。此外，两药配伍在健脑益智方面有叠加作用，研究中还出现了多种在单味药中没有的化学成分。

参考文献

[1] 陶宏，朱恩圆，王峥涛.石菖蒲的化学成分 [J].中国天然药物，2006，2（4）：159-160.

[2] 唐洪梅.石菖蒲治疗脑病的物质基础研究 [J].时珍国医国药，2002，13（1）：1-2.

[3] 唐洪梅，席萍.石菖蒲不同部位镇静抗致惊厥作用实验研究 [J].中国实验方剂学杂志，2004，10（4）：45.

[4] 胡锦官，顾健，王志旺.石菖蒲及其有效成分对消化系统的作用 [J].中药药理与临床，1999，15（2）：17-19.

[5] 刘大伟，康利平，马百平.远志化学及药理作用研究进展 [J].国际药学研究杂志，2012，39（01）：32-36+44.

[6] 李军，姜勇，屠鹏飞.密花远志的化学成分研究（Ⅱ）[J].中国中药杂志，2006，（01）：45-47.

[7] 房敏峰，王锐，张文娟，等.气相色谱—质谱联用法分析药对远志—石菖蒲的挥发油 [J].中药学，2010，32（2）：311-314.

（编者：罗庆盛）

石菖蒲 郁金

【药性功效】

石菖蒲的药性功效见第 112 页。

郁金，又名玉金，玉京等，主产于浙江、广西、四川等地，以温州地区最有名，为道地药材。味辛、苦，性寒，归肝、胆、心经。具有活血止痛，行气解郁，清心凉血，利胆退黄之功效。临床常入汤剂煎服，常用量为 5~12g；研末服，2~5g。《本草备要》言本品："行气，解郁，泄血，破瘀。凉心热，散肝郁，治妇人经脉逆行。"

【作用特点】

石菖蒲的作用特点见第 113 页。

郁金，气寒而善降，味苦而善泄，辛散苦泄，性寒清热，入气分以行气解郁，入血分以凉血消瘀，为血中之气药，又因其入肝、胆、心经，故具有活血止痛，行气解郁，清心凉血，利胆退黄的功效。其一，活血止痛。本品既能活血，又能行气，用于气滞血瘀之胸、胁、腹痛等痛证，常与柴胡、木香、香附、丹参等配伍。其二，行气解郁。郁金能解郁开窍，被誉为郁证之"金药"，用于痰浊蒙蔽心窍、热陷心包之神昏，可配伍石菖蒲、栀子。其三，清心凉血。用于气火上逆之吐血、衄血、倒经，与清热药配合更增清热之效，可配伍生地黄、牡丹皮、栀子等以清热凉血，解郁降火。其四，利胆退黄。郁金性寒，入肝、胆经，"性轻扬，能开郁滞"，能清利肝胆湿热，用于治疗湿热黄疸，常配伍理气清热利湿诸药以畅通气道，则湿邪自去。

【配伍应用】

石菖蒲与郁金伍用，见于《温病全书》之菖蒲郁金汤。于教授认为，石菖蒲，味辛、苦，而性温，其味芳香，善于温化痰浊，通利九窍，故以祛痰开窍为主；郁金，味辛、苦，性寒，为血中之气药，以行气祛瘀为要。二药合用，一气一血，一温一寒，共奏行气祛瘀，祛痰开窍之功。于教授临床常用该药对治疗痰气交阻，痰瘀互结或痰浊蒙蔽清窍所致的病症。

1. 热闭神昏。方选菖蒲郁金汤加减：石菖蒲 10g，远志 10g，鲜竹沥 10g，天竺黄 10g，炒栀子 10g，连翘 10g，木通 10g 等。

2. 风痰痫病。方选导痰汤加减：陈皮 10g，半夏 10g，茯苓 10g，甘草 10g，枳壳 10g，胆南星 10g，天麻 10g，全蝎 10g，僵蚕 10g，石菖蒲 10g，郁金 10g 等。待病情稳定后，可用上方加白矾 6~10g 泛水为丸，疗效更佳。

3. 痰热与瘀血互结之胸痹心痛。方选"冠心煎Ⅱ号"加减：清半夏 10g，瓜蒌 30g，黄连 12g，丹参 30g，檀香 10g，砂仁 10g，石菖蒲 12g，水蛭 10g，土鳖虫 10g，蜈蚣 2 条，陈皮 10g，郁金 12g。

4. 耳聋（暴聋）。方选小柴胡汤加石菖蒲 15g，郁金 10g，地龙 12g。

【药理研究】

石菖蒲的药理研究见第 114 页。

郁金，为姜科植物温郁金 *Curcuma wenyujin* Y. H. Chen et C. Ling、姜黄 *Curcuma longa* L.、广西莪术 *Curcuma kwangsiensis* S. G. Lee et C. F. Liang 或蓬莪术 *Curcuma phaeocaulis* Val. 的干燥块根。现代研究证明，郁金具有调节免疫功能，抑制中枢神经，改善血液流变性，保肝利胆，抗自由基损伤等作用。郁金主要含有挥发油、姜黄素、多糖、少量微量元素等成分，其中挥发油为郁金抗肿瘤的有效成分，姜黄素为降血脂、抗氧化、抗炎的主要有效成分。因此，推测挥发油和姜黄素是郁金活血止痛，行气解郁，清心凉血，利胆退黄功效的主要物质基础。

参考文献

[1] 王见宾，张毅. 中药郁金的临床应用概况 [J]. 江苏中医药，2005，26（6）：59-61.

[2] 刘华钢，刘俊英，赖茂祥，等. 郁金化学成分及药理作用的研究进展 [J]. 广西中医学院学报，2008，11（02）：81-83，86.

（编者：杜武勋）

干姜　细辛　五味子

【药性功效】

干姜，又名白姜、均姜、干生姜等，主产于我国四川、广东、广西、湖南、湖北等地。味辛，性热，归脾、胃、肺、心、肾经。主要功效为温中散寒，回阳通脉，温肺化饮。多入煎剂内服，常用量为 3~10g。《神农本草经》曰本品："主胸满咳逆上气，温中止血，出汗，逐风湿痹，肠澼下痢，生者尤良。"《名医别录》称本品："治寒冷腹痛，中恶，霍乱，胀满，风邪诸毒，皮肤间结气，止唾血。"

细辛，又名小辛、细草、少辛、独叶草、金盆草等，"辽细辛"产于辽宁、吉林、黑龙江等地；"华细辛"产于陕西、山西等地。味辛，性温，入肺、心、肾经。具有解表散寒，祛风止痛，通窍，温肺化饮的功效。临床多煎汤服，常用量为 1~3g；散剂，每次服 0.5~1g；外用适量。《本草汇言》云："细辛，佐姜、桂能驱脏腑之寒，佐附子能散诸疾之冷，佐独活能除少阴头痛，佐荆、防能散诸经之风，佐芩、连、菊、薄，又能治风火齿痛，而散解诸郁热最验也。"

五味子，又名荎、荎藸、玄及、会及、五梅子等，"北五味子"主产于我国东北部，"南五味子"主产于我国西南及长江流域以南各省。味酸、甘，性温，入肺、心、肾经。具有收敛固涩，益气生津，补肾宁心的功效。多入煎剂内服，常用量为 3~6g；研末服每次 1~3g。《日华子本草》言其："明目，暖水脏，治风，下气，消食，霍乱转筋，痃癖奔豚冷气，消水肿，反胃，心腹气胀，止渴，除烦热，解酒毒，壮筋骨。"

【作用特点】

干姜，味辛能行能散，热则能温，又因其入脾、胃、心、肾、肺经，故其入脾、胃经则能温中散寒；入心、肾经则有回阳之功；入肺经则温肺化饮。其一，回阳通脉。本品辛热，温阳守中，对心肾阳虚，阴寒内盛所致亡阳厥逆，脉微欲绝，常与附子相须为用。其二，温中散寒。干姜主入脾胃而长于温中散寒，乃温暖中焦之主药，善治脾胃虚寒，脘腹冷痛，多配伍党参、白术，佐以高良姜则治疗胃寒呕吐；配伍黄芩、黄连、人参，治疗寒热格拒，食入即吐。其三，温肺化饮。干姜入肺经，善温肺散寒化饮，对形寒背冷，痰多清稀之症，常与细辛、五味子、麻黄伍用。

细辛，辛散走窜，性温除寒，又因其入肺、心、肾经，有止痛之功，故可温肺化饮，解表散寒；又因肺开窍于鼻，故其可通鼻窍。其一，解表散寒。本品辛温发散，芳香透达，长于解表散寒，尤宜外感风寒，头身疼痛较重者，常和羌活、防风、白芷等合用；对阳虚外感寒邪入里，发热，脉沉者，常配伍麻黄、附子。其二，祛风止痛。本品辛香走窜，上达巅顶，通利九窍，能祛风散寒，止痛之力颇强，尤擅治风寒型头痛、牙痛等。对少阴头痛，常佐以独活、川芎等；治疗外感风邪，偏正头痛，常佐以白芷、羌活；治疗风冷头痛，常配伍麻黄、附子等。其三，通鼻窍。本品为治疗鼻渊之良药，对鼻塞、流涕、头痛，常与苍耳子、白芷合用。其四，温肺化饮。本品外能发散风寒，内能温肺化饮，常与散寒宣肺，温化痰饮药同用，对风寒咳喘证，常与桂枝、干姜同用。

五味子，味酸收敛，长于固涩，味甘生津，又因其入肺、心、肾经，故入肺经，不仅敛肺止咳还可润肺生津；入肾经，不唯涩精，还可补肾气；入心经不唯宁心安神，还可滋心阴。其一，收敛。本品上敛肺气，下滋肾阴，乃治疗久咳虚喘之要药，常与罂粟壳合用。对肺肾两虚之喘咳，常配伍山茱萸、熟地黄等；佐以麻黄、干姜，可用于寒饮喘咳之证。其二，固涩。本品长于止汗，对自汗、盗汗，常与麻黄根、牡蛎同用。对肾虚精关不固之遗精、滑精，常与桑螵蛸、龙骨、山药、麦冬等伍用。对脾肾虚寒之久泻不止，常与吴茱萸同用。其三，生津。对汗多、口渴，常与人参、麦冬同用。其四，宁心。善治阴血亏损，心神失养之虚烦心悸、失眠多梦，常配伍丹参、生地黄、酸枣仁，共奏安神之功。

【配伍应用】

干姜、细辛、五味子伍用，见于《伤寒论》之"小青龙汤"。于教授认为，此三药是张仲景治疗痰饮病常选用的药组，皆在宗其"病痰饮者，当以温药合之"之意。药组中，干姜，味辛、性热，气味俱厚，凡味厚之药主守，气厚之药主散，故干姜散而能守，既能发散行表，利肺气而止嗽，又能温肺化饮，除胃寒而守中。细辛，气盛而味烈，其疏散之力更大，《神农本草经百种录》云其"以气为治也"。既能疏散上下之风邪，又能驱逐寒气，以温通二字见长。五味子，五味俱备，以酸独胜，其酸收之力甚大，功专收敛肺气而益肺。三药合用，有开有合，有散有收，相使为用，相互制约。不仅符合肺宣发肃降的生理功能，又能制约五味子酸敛留邪之弊，还防干姜、细辛辛散太过，耗伤肺气。三药配伍，共奏发散风寒、温肺化饮、止咳平喘之功。于教授在临床上主要用该药组治疗外感风寒、内伏痰饮引起的咳喘及哮证（包括急慢性支气管炎、肺气肿等），具体应用如下：

1. 外感风寒，内伏痰饮之咳喘证。临床上以恶寒重发热轻，身无汗，咳嗽且喘，痰多色白清稀，落地成水（或呈泡沫状），舌苔厚为辨证要点。治以自拟"咳喘I号方"：炙麻黄10g，桂枝10g，干姜6g，细辛3g，五味子6g，半夏10g，白芍10g，甘草6g，白前10g，百部10g。随证加减，灵活运用。

2. 寒哮发作期。"喘以气息言，哮以声响言"。寒哮者，以痰多色白清稀，如泡沫状，口不渴，舌淡苔厚白，脉浮紧为主要证候。治以自拟"哮喘I号方"加减：炙麻黄10g，葶苈子30g，大枣10枚，干姜6g（或易生姜10g更佳），细辛3g，五味子6g，款冬花10g，紫菀10g，陈皮10g，半夏10g，白果10g，苏子10g。

【药理研究】

干姜，为姜科植物姜 *Zingiber officinale* Rosc. 的干燥根茎，其主要化学成分是挥发性物质干姜油，还含有 6- 姜辣磺酸，5- 外 - 羟基龙脑 -2-O- β -D- 吡喃葡萄糖苷及姜糖脂。干姜提取物可明显改善血流动力学指标，对心力衰竭时的心脏有一定保护作用；干姜的醋酸乙酯提取物有一定的抗心律失常作用；干姜的挥发油及辛辣成分，可促进局部血液循环，保护创面，促进伤口愈合；干姜水提物和挥发油具有抑制血小板聚集、预防血栓形成的作用；干姜中的柠檬醛能够降低细胞乳酸脱氢酶的释放，从而减少心肌细胞的损伤。这为干姜回阳救逆，温中散寒功效提供了药理学依据。

细辛，为马兜铃科植物北细辛 *Asarum heterotropoides* Fr. Schmidt var. *mandshuricum* (Maxim.)Kitag.、汉城细辛 *Asarum sieboldii* Miq. var. *seoulense* Nakai. 或华细辛 *Asarum sieboldii* Miq. 的干燥全草。细辛挥发油有明显的解热镇痛作用，对牙痛、神经性疼痛、头痛、跌打损伤痛等多种疼痛都有良好疗效，且细辛与钙拮抗剂合用会显著加强镇痛疗效；细辛对组胺所致关节炎有明显抑制作用，能抑制组胺所致毛细血管通透性增加，减少炎性介质渗出，还具有较强的清除超氧自由基的能力，从而达到抗炎效果。因此细辛挥发油可能是其解表、祛风等功效的有效成分。而细辛醇提取物有增加冠状动脉血流量、心率及心肌收缩力等作用，有很强的抗心肌缺血及抗心律失常的作用，且对血压有双向调节作用，还可抑制血小板聚集和黏附。这为细辛温通功效提供了药理学依据。

五味子，为木兰科植物五味子 *Schisandra chinensis*（Turcz.）Baill. 或华中五味子 *Schisandra sphenanthera* Rehd. et Wils. 的干燥成熟果实。其主要成分为五味子素、脱氧五味子素、新—味子素、五味子醇、五味子酯等。五味子有抑制肝脏损伤，激活合成代谢过程以促进受损肝细胞的修复，增强脱氧核糖核酸合成物和鸟氨酸脱羟酶再生干细胞的作用；五味子醇提物及五味子醇甲对中枢神经系统有安定和抗惊厥作用；五味子二醇对维生素 C- 还原型烟酰胺腺嘌呤二核苷酸磷酸（NADPH）诱发的脑、肝、肾线粒体的脂质过氧化有显著的抑制作用。因此五味子醇提物可能为五味子宁心之功的有效药理成分之一。五味子粗多糖可对抗环磷酰胺的免疫抑制作用，并有止泻、止汗的作用。此为五味子收敛固涩功效提供了临床药理学依据。

参考文献

[1] 沈云辉，陈长勋，徐姗珺.干姜醋酸乙酯提取物抗心律失常作用研究 [J].时珍国医国药，2008，19（5）：1064-1065.

[2] 廖晖，王慧梅，王春莲，等.干姜擦剂治疗手足皲裂 70 例 [J].中国中西医结合杂志，2001，21（6）：469.

[3] 周静，杨卫平.干姜的临床应用及药理研究进展 [J].云南中医中药杂志，2011，32（2）：70-72.

[4] 王本祥.现代中药药理与临床 [M].天津：天津科技翻译出版公司，2004：982-986.

[5] 袁晓琴，孙莲芬，郑进.细辛的镇痛作用部位及机制研究 [J].上海中医药杂志，2009，43（5）：72-75.

[6] 梁学清，李丹丹.细辛药理作用研究进展 [J].河南科技大学学报（医学版），2011，29（4）：318-320.

[7] 柳娟.五味子药理作用研究进展 [J].黑龙江科技信息，2011，35：48，163.

（编者：林杨）

第六章　温里类

在于教授常用配伍中，将具有温里散寒、温经通脉、回阳救逆作用的药对，均归纳于本章中，主要用于治疗各种里寒证。在使用此类药对时，一要辨明寒证之表里，若为外寒内侵，有表证者，当以辛温解表药物治疗。二要注意温里类药对多由辛温、温燥之品组成，易伤津耗液，凡属热证及阴虚者应忌服或慎用。

荜茇　高良姜

【药性功效】

荜茇，又名荜拨、荜拨梨、阿梨诃他、椹圣、蛤蒌、鼠尾，主产于我国海南、云南、广东等地。味辛，性热，入胃、大肠经。具有温中散寒，下气止痛的功效。临床常煎汤服，常用量为 1.5~3g。《本草拾遗》言本品："温中下气，补腰脚，消食，除胃冷，阴疝，痃癖。"

高良姜，又名风姜、小良姜、佛手根、海良姜等，主产于我国广东、海南、广西、云南、台湾等地。味辛，性热，归脾、胃经。具有温胃，祛风，散寒，行气，止痛的功效。常煎汤服，常用量为 3~6g。《药性论》言本品："治腰内久冷，胃气逆，呕吐。治风，破气，腹冷气痛；去风冷痹弱，疗下气冷逆冲心，腹痛，吐泻。"

【作用特点】

荜茇，味辛性热，辛散温通，又因其归胃、大肠经，故本品入胃经能温中散寒，入大肠经能下气止痛。其一，温中散寒。对胃寒脘腹冷痛，常配伍干姜、厚朴、附子。其二，下气止痛。对脾胃虚寒之腹痛，常配伍白术、干姜、肉豆蔻等。

高良姜，味辛性热，能散寒止痛，又因其归脾、胃经，故可温散寒邪，和胃止痛，为治疗胃寒脘腹冷痛的常用药。其一，散寒止痛。对胃寒脘腹冷痛，常与炮姜配伍。其二，温中止呕。对胃寒呕吐，常配伍半夏、生姜等。

【配伍应用】

荜茇与高良姜配伍，源于《太平惠民和剂局方》大己寒丸，主治伤寒积冷，心腹瘀痛，胁肋脓疡，泄泻肠鸣等症。荜茇，温中散寒，下气止痛；高良姜，温中散寒，行气止痛。二药相合，温中散寒，理气止痛之功更著。

于教授运用荜茇与高良姜药对，多不单用，亦不多用，常将二药（小剂量 3~6g）加入辨证论治后的处方中，并做到中病即止，后以丸药巩固疗效。如于教授常将二药加至当归四逆汤中，治疗血虚寒凝而致的胸痹心痛证；或加至小建中汤中，治疗脾胃虚寒之胃脘痛，均收到了良好的疗效，提高了散寒止痛的作用。

【药理研究】

荜茇，为胡椒科植物荜茇 *Piper longum* L. 的干燥近成熟或成熟果穗，主要含有生物碱及酰胺类、挥发油类、木质素类、萜类、甾醇类及其他类化合物。现代研究表明，荜茇的乙醇提取物对小鼠结扎幽门型胃溃疡、胃酸总酸度、胃液量均有显著的抑制作用，预先给予大鼠荜茇乙醇提取物，能够显著抑制阿司匹林、无水乙醇、醋酸等所致的炎症痛及溃疡的形成。这可能是荜茇温中散寒止痛作用的药理学依据。此外，荜茇还有抗炎、抗血小板聚集、降血脂的作用。

高良姜，为姜科植物高良姜 *Alpinia officinarum* Hance 的干燥根茎，主要含有挥发油类、1，8- 桉叶素和桂皮酸甲酯、丁香油酚、蒎烯、毕澄茄烯、山奈素、槲皮素、高良姜素、山奈酚、异鼠李素、鞣质、鞣红等成分。高良姜黄酮具有明显的胃肠解痉作用，可抑制乙酰胆碱（Ach）致平滑肌张力升高，因而具有止呕、止泻作用，这可能与其治疗胃寒脘腹冷痛的作用有关。

参考文献

[1] 毕赢，吴霞，陈筱清 . 荜茇化学成分及药理活性研究进展 [J]. 中国药学杂志，2011，46（22）：1697-1700.

[2] 李洪福，李永辉，王勇，等 . 高良姜化学成分及药理活性的研究 [J]. 中国实验方剂学杂志，2014，20（7）：236-244.

[3] 操电群，吴清和 . 胃肠运动神经调节与高良姜胃肠解痉的可能途径 [J]. 甘肃中医，2004，17（4）：7-9.

（编者：张福垒）

附子　细辛

【药性功效】

附子，又名草乌、乌药、盐乌头、鹅儿花、铁花、五毒等，主产于四川、湖北、湖南等地。味辛、甘，性大热，有毒，归心、肾、脾经。具有回阳救逆，补火助阳，逐风寒湿邪之功效。临床多煎汤服，常用量为 3~15g；旨在回阳救逆者，可用 18~30g；亦有大剂量用至 30g 以上者；孕妇禁用。不宜与半夏、瓜蒌、天花粉、贝母、白蔹、白及同用。《本草纲目》曰："附子生用则发散，熟用则峻补。生用者，须如阴制之法，去皮脐入药；熟用者，以水浸过，炮令发坼，去皮脐，乘热切片再炒，令内外俱黄，去火毒入药。又法：每一个，用甘草二钱，盐水、姜汁、童尿各半盏，同煮熟，出火毒一夜，用之则毒去也。"

细辛，又名小辛、细草、少辛、独叶草、金盆草等，"辽细辛"产于辽宁、吉林、黑龙江等地，"华细辛"产于陕西、山西等地。味辛，性温，入肺、心、肾经。具有解表散寒，祛风止痛，通窍，温肺化饮的功效。临床多煎汤服，常用量为 1~3g；散剂，每次服 0.5~1g。《本草汇言》云："细辛，佐姜、桂能驱脏腑之寒，佐附子能散诸疾之冷，佐独活能除少阴头痛，佐荆、防能散诸经之风，佐芩、连、菊、薄，又能治风火齿痛，而散解诸郁热最验也。"

【作用特点】

附子，辛温大热，其性走而不守，为通十二经纯阳之品，又因其归心、肾、脾经，故其入心经可温心阳；入肾经可温肾阳，回阳救逆；入脾经可温脾阳，散寒除湿。其一，回阳救逆。对吐利汗出，发热恶寒，四肢拘急，手足厥冷，或大汗、大吐、大泻的亡阳证，常与干姜、甘草等同用，如四逆汤。其二，补火助阳。本品峻补元阳、益火消阴，对肾阳不足，命门火衰所致的阳痿滑精，宫寒不孕，常与肉桂、山茱萸、熟地黄等同用，如右归丸。其三，逐风寒湿邪。本品气雄性悍，走而不守，对风寒湿痹周身疼痛者，常与桂枝、白术、甘草同用，如甘草附子汤。根据加工方法不同而分成"盐附子""黑附片""白附片""炮附子"等。

细辛，辛散走窜，性温除寒，又因其入肺、心、肾经，有止痛之功，故可温肺化饮，解表散寒；又因肺开窍于鼻，故其可通鼻窍。其一，解表散寒。本品辛温发散，芳香透达，长于解表散寒，尤宜用于外感风寒，头身疼痛较重者，常与羌活、防风、白芷等合用；对阳虚外感，寒邪入里，发热、脉沉者，常配伍麻黄、附子。其二，止痛。本品辛香走窜，上达巅顶，通利九窍，善于祛风散寒，止痛之力颇强，尤擅治疗风寒型头痛，牙痛等。治疗少阴头痛，常佐以独活、川芎等药；治疗外感风邪，偏正头痛，常佐以白芷、羌活；治疗风冷头痛，常配伍麻黄、附子等药。其三，通鼻窍。本品为治疗鼻渊之良药，对鼻科疾病之鼻塞、流涕、头痛，常与苍耳子、白芷合用。其四，温肺化饮。本品外能发散风寒，内能温肺化饮，常与散寒宣肺，温化痰饮药同用，对风寒咳喘证，常与桂枝、干姜同用。

【配伍应用】

附子与细辛伍用，见于《伤寒论》之麻黄附子细辛汤。附子，辛温大热，其性走而不守，为通行十二经纯阳之品，亦是回阳救逆第一药。其上能助心阳以通脉，中能温脾阳以健运，下能温肾阳以益火。凡三焦经络，诸脏诸腑，果有真寒，无可不治。细辛，味辛性温，气厚而味薄，其性升散，不仅能驱逐风寒湿邪，还可行郁滞，开结气。两药合参，辛热并举，温散同用，相得益彰，共奏温补阳气，逐寒除湿，祛风止痛之功效。在临床上，于教授主要用该药对治疗心肾阳虚，寒凝血瘀引起的病态窦房结综合征或慢速型心律失常，临床表现为面色少华，神疲乏力，心悸怔忡，头目昏晕，畏寒肢冷，足膝乏力，小便清长，唇甲暗淡青紫，舌淡暗或见瘀斑，脉沉迟或沉缓或结代。于教授以自拟"温阳复脉煎"治之：制附片 10~15g^先煎30分钟，细辛 3~6g，桂枝 10g，炙甘草 12g，鸡血藤 15g，太子参 15g，生黄芪 15g，熟地黄 20g，山茱萸 10g，砂仁 6g。

【药理研究】

附子，为毛茛科植物乌头 *Aconitum carmichaelii* Debx. 的子根。附子主要含有毒性较小的单酯类生物碱：苯甲酰乌头胺、苯甲酰中乌头胺、苯甲酰次乌头胺，甚至可被水解为毒性更小的胺醇类碱：乌头胺、中乌头胺、次乌头胺。从其水提物中可分得新江油乌头碱、尿嘧啶、华北乌头碱、黄草乌头碱、尼奥灵和附子亭等。附子中占主要部分的乌头碱类化合物有明显的强心作用，同时也具有很强的毒性，并且有效剂量接近致毒剂量。为了进一步研究附子的强心成分，日本学者发现从附子中分离出的去甲乌药碱（higenamine）在 10^{-9}mol/L 浓度时仍有强心活性，认为其是附子的强心成分。除此之外，不同学者相继从附子的水提取液中分离出 coryneine chloride、salsolinol、uracil、fiizinoside 等具有强心作用的化合物，其中 salsolinol 是弱 β - 肾上腺素兴奋剂，具有升压及弱的强心作用；uracil 能够明显加强心肌收缩，作用时间随剂量增加而延长并逐渐增强，但不影响心率；fiizinoside 对心室肌具有明显的正性肌力作用。早期学者把强心成分的重心放在水溶性成分上，近期学者把重心转移到了脂溶性成分上。2012年，有学者从附子中分离得到 5 个生物碱，其中 mesaconine、hypaconine、beiwutinine 对离体蛙心具有明显的强心作用，并且 mesaconine 在 10^{-9} mol/L 时对心脏具有保护作用，同时不影响心率。这为附子回阳救逆的功效提供了药理学依据。

细辛，为马兜铃科植物北细辛 *Asarum heterotropoides* Fr. Schmidt var. *mandshuricum*（Maxim.）Kitag.、汉城细辛 *Asarum sieboldii* Miq. var. *seoulense* Nakai. 或华细辛 *Asarum sieboldii* Miq. 的干燥全草。细辛挥发油有明显的解热镇痛作用，对牙痛、神经性疼痛、头痛、跌打损伤痛等多种疼痛都有良好疗效，且细辛与钙拮抗剂合用会显著加强镇痛疗效；细辛对组胺所致关节炎有明显抑制作用，能抑制组胺所致毛细血管通透性增加，减少炎症介质渗出；还具有较强的清除超氧自由基的能力，从而达到抗炎效果，推测细辛挥发油可能是其解表、祛风等功效的有效成分。而细辛醇提物有增加冠脉血流量、心率及心肌收缩力等作用，有很强的抗心肌缺血及抗心律失常的作用，且对血压有双向调节作用，还可抑制血小板聚集和黏附。这为细辛温通功效提供了药理学依据。

参考文献

[1] 吴克红. 附子的化学成分及其活性研究 [D]. 中国中医科学院，2014.

[2] 王本祥. 现代中药药理与临床 [M]. 天津：天津科技翻译出版公司，2004.

[3] 袁晓琴，孙莲芬. 细辛的镇痛作用部位及机制研究 [J]. 上海中医药杂志，2009，43（5）：72-75.

[4] 梁学清，李丹丹. 细辛药理作用研究进展 [J]. 河南科技大学学报（医学版），2011，29（4）：318-320.

（编者：杜武勋）

第七章　补益类

在于教授常用配伍中，凡具有补益气血阴阳作用的药对，均归纳于本章之中，主要治疗各种虚损性病证。在使用此类药对时，一要辨明虚实的真假，当注意"至虚之病，反见盛势；大实之病，反有羸状"，若真实假虚者，误用补益之剂，则实者更实。二要注意临床中"虚不受补"者，应先调其脾胃，以资运化。

女贞子　墨旱莲

【药性功效】

女贞子，又名女贞实、冬青子、白蜡树子、鼠梓子等，主产于浙江、江苏、湖南等地。味甘、苦，性凉，归肝、肾经。具有滋补肝肾，乌须明目的功效。临床常煎汤服，常用量为6~12g；因其主要成分不易溶于水故以入丸剂为佳；外用适量。《本草备要》言本品："益肝肾，安五藏，强腰膝，明耳目，乌须发，补风虚，除百病。"《本草经疏》谓："此药气味俱阴，为入肾除热补精之要品，肾得补则五脏自安，精神自足，百疾去而身肥健矣。此药有变白明目之功，累试辄验。"

墨旱莲，又名旱莲草、金陵草、莲子草等，主产于江苏、浙江等地。味甘、酸，性寒，归肝、肾经。具有滋补肝肾，凉血止血的功效。临床常煎汤服，常用量为6~12g；外用鲜品适量。《本草蒙筌》言本品："染白发回乌，止赤痢变粪。须眉稀少，可望速生而繁；火疮发红，能使流血立已。"《本草经疏》言本品："鳢肠善凉血。须发白者，血热也，齿不固者，肾虚有热也；凉血益血，则须发变黑，而齿亦因之而固矣，故古今变白之草，当以兹为胜。"

【作用特点】

女贞子，味甘能补，性凉能清热，又因其归肝、肾经，故本品入肝能清热明目，入肾能滋补肾阴。其一，清肝明目。对肝肾阴虚所致的头晕目眩，视力减退，常生用本品配伍菊花、枸杞子等。其二，滋补肝肾。对肝肾亏虚所致的腰膝酸软，阴虚发热，常用酒制女贞子配伍枸杞子、墨旱莲等。

墨旱莲,味甘、酸,性寒能凉血,又因其归肝、肾经,故本品入肝经能凉血止血,入肝经、肾经能滋补肝肾。其一,凉血止血。对阴虚血热的失血证,可配伍生地黄、侧柏叶等。其二,滋补肝肾。对肝肾阴虚所致的头晕目眩、失眠多梦、腰膝酸软,可配伍枸杞子、菟丝子、女贞子等。此外,对肝肾阴虚所致的须发早白,可配伍何首乌等。

【配伍应用】

女贞子、墨旱莲伍用见于《证治准绳》之二至丸。女贞子,长于补肝肾之阴,乌须明目;墨旱莲,功擅补益肝肾,凉血止血。二药皆性凉,均入肝肾二经,相须为用,补而不滞,补而兼清,从而使补益肝肾、乌须明目、凉血止血作用增强。临床上,于教授主要用该药对治疗肝肾阴虚引起的头晕目眩、须发早白、腰膝酸软、脱发等。

1. 肝肾阴虚,风阳上扰型眩晕。方选"镇肝息风汤"合"二至丸"加减。

2. 肝肾阴虚,血虚生燥,不能濡养所致脱发或白发。方选"二仙丸"合"二至丸"加减:侧柏叶 15g,当归身 15g,女贞子 15g,墨旱莲 15g,何首乌 15g,天麻 15g,桑叶 10g,黑荆芥穗 10g,桑椹子 15g。用法:①将上药水煎服,每日一剂;②将上药泡汤后外搽发根,具有良好的生发乌发作用;③将上药按比例共研细末,泛水为丸,每日两次,每次 10g,用黑豆煎水或淡盐水送服,效果更佳。

【药理研究】

女贞子,是木犀科植物女贞 *Ligustrum lucidum* Ait. 的干燥成熟果实。主要化学成分有齐墩果酸、甘露醇、葡萄糖、棕榈酸、硬脂酸、油酸及亚麻酸;果皮含熊果酸、齐墩果酸、乙酰齐墩果酸;种子包含棕榈酸、硬脂酸、油酸及亚麻酸等。现代研究表明,女贞子具有抗炎、抗菌作用,可升高白细胞,能降血脂、降血糖、保肝、抗癌、抗衰老,还有抗血小板聚集及免疫调节作用。从女贞子中提取的 β 构型对羟基苯乙醇葡萄糖苷具有抗疲劳作用,初步研究认为,其对缺氧后再给氧损伤心肌细胞具有保护作用。这可能为女贞子滋补肝肾的功效提供了药理学依据。

墨旱莲,为菊科植物鳢肠 *Eclipta prostrata* L. 的干燥地上部分。其主要化学成分有三萜皂苷、芳杂环类化合物(如多联噻吩、香豆草醚类)、挥发油、甾体生物碱,以及龙胆酸、长链脂肪烃、甘菊环等化合物。现代药理研究表明,墨旱莲具有抗氧化、抗缺氧、抗诱变、抗炎镇痛、保肝、增强免疫、止血、抗蛇毒的作用。

现代研究表明，以本药对组成的二至丸在保肝、降酶、抗肝纤维化、抗衰老、双向调节免疫功能、缩短凝血时间、改善血液流变性、抑制肿瘤、益智、抗炎、降血糖、抗疲劳等方面有较好的作用。对比西药，二至丸具有不良反应少、依从性好、效果佳、治疗费用较低的优势，有良好的临床应用前景。

参考文献

[1] 秦红霖，高月.女贞子化学成分及药理研究进展 [J].中药新药与临床药理，2007，18（01）：84-85.

[2] 任笑传，程凤银.墨旱莲的化学成分、药理作用及其临床应用 [J].解放军预防医学杂志，2013，31（06）：559-561.

[3] 蔡秀江，黄美艳，丁安伟，等.二至丸考源及药理作用研究进展 [J].中国实验方剂学杂志，2011，17（23）：272-275.

（编者：田盈）

黄芪 沙苑子

【药性功效】

黄芪，又名北芪、黄耆等，主产于内蒙古、山西、黑龙江等地。味甘，性微温，归脾、肺经。具有益气升阳，固表止汗，利水消肿，托毒生肌等功效。临床常入煎剂服用，常用量为 9~30g。《神农本草经》记载："黄芪，味甘，微温。主痈疽，久败疮，排脓止痛，大风癞疾，五痔，鼠瘘，补虚，小儿百病。"《本草汇言》云："黄芪，补肺健脾，实卫敛汗，驱风运毒之药也。"《本草正义》言本品："补益中土，温养脾胃，凡中气不振，脾土虚弱，清气下陷者最宜。"《本草备要》言本品："生用固表，无汗能发，有汗能止，温分肉，实腠理，泻阴火，解肌热。炙用补中，益元气，温三焦，壮脾胃。"《医学衷中参西录》载其："能补气，兼能升气，善治胸中大气下陷。"

沙苑子，又名沙苑蒺藜，主产于内蒙古和东北、西北地区。味甘，性温，归肝、肾经。具有养肝明目，补肾固精的功效。临床常入煎剂服用，常用量为 10~15g。《本草纲目》言本品："补肾，治腰痛泄精，虚损劳乏。"《本草汇言》言本品："补肾固精，强阳有子，不烈不燥，兼止小便遗沥，乃和平柔润之剂也。"《本草逢源》云："沙苑蒺藜，性降而补，益肾，治腰痛，为泄精虚劳要药，最能固精。"

【作用特点】

黄芪，甘温补益，又因其入脾、肺经，故本品入脾能健脾补中、升阳举陷，入肺能益气固表。其一，健脾补中。对脾气虚弱之倦怠乏力，食少便溏，单用或与党参、白术配伍应用均可。其二，升阳举陷。对中气下陷之内脏下垂，可配伍白术、升麻等。其三，益卫固表。对表虚自汗，可配伍防风、浮小麦等。其四，利水消肿。对气虚水肿，可配伍防己、茯苓、泽泻等。其五，脱毒生肌。对气血亏虚所致的疮疡难溃、难腐、难敛，可配伍人参、当归、升麻等。此外，对中风所致筋脉失养，肌肤麻木，可与当归、川芎、地龙等配伍。

沙苑子，味甘性温，又因其入肝、肾经，故入肝能养肝明目，入肾能补肾固精。其一，养肝明目。用于肝肾不足、头昏眼花、视力减退等，常配伍枸杞子、菟丝子、茺蔚子、青葙子、菊花、熟地黄等。其二，补肾固精。可用于肾虚腰痛、遗精早泄、小便频数，与杜仲、续断等配伍，亦可用于下元虚冷等症，如金锁固精丸。本品养肝明目多生用，补肾固精缩尿多炒用。

【配伍特点】

黄芪，味甘性温，为补气升阳之长药，尤善补益脾肺之气。沙苑子，味甘性温，为补肾涩精之药，乃和平柔润之剂。二药配伍，同气相求，相须为用，不仅具有补肺、健脾、益肾之功，还有化湿固涩之力。临床上，主要用于治疗慢性肾脏病，如慢性肾炎、肾病综合征或无症状性蛋白尿，证属脾肾亏虚、精微物质失于封藏者。临床以面色萎黄，周身乏力，面部或足跗水肿，腰膝酸软，大便溏，小便起泡沫（蛋白尿），舌淡红苔薄白，脉弱为辨证要点，治以补气健脾益肾，于教授方选自拟"九子一仁汤"加黄芪治之：黄芪30g，菟丝子30g，车前子30g^{包煎}，枸杞子15g，五味子10g，覆盆子15g，韭菜子10g，沙苑子15g，金樱子15g，茺蔚子30g，益智仁15g。本方是在《证治准绳》"五子衍宗丸"的基础上化裁而成，随证加减，灵活运用。如脾虚明显者，酌加党参、白术益气健脾；肾阳不足者，酌加仙茅、仙灵脾温补肾阳；水肿明显者，足跗甚加冬瓜皮、槟榔下气利水，面部浮肿甚加薄荷、僵蚕疏风消肿。

此外，本方经加减可治疗脾肾气虚，摄固不全而引起的早泄，遗精，男子不育等；具有补肾强腰之功效，适于骨质疏松症患者泡茶饮用。

【药理研究】

黄芪，是豆科植物蒙古黄芪 *Astragalus membranaceus*（Fisch.）Bge. var. *mongholicus*（Bge.）Hsiao. 或膜荚黄芪 *Astragalus membranaceus*（Fisch.）Bge. 的干燥根。主要有黄芪多糖、皂苷类、黄酮类、氨基酸、微量元素等化学成分，其药理作用有提高免疫功能，增强抗氧化、抗辐射和抗癌作用，保护心脑血管、肝脏、肾脏和肺脏，保护脑细胞，提高记忆力，舒张血管平滑肌，激素样作用，抗菌及抑制病毒，降血脂，降血糖，减少糖尿病并发症等。以上可能为黄芪补气升阳，益卫固表的功效提供了药理学依据。

沙苑子，为豆科植物扁茎黄芪 *Astragalus complanatus* R. Br. 的成熟种子。主要含有氨基酸、多肽、蛋白质、黄酮类、酚类、鞣质、甾醇和三萜类、生物碱及矿物质、微量元素等化学成分。实验证明，沙苑子黄酮具有抗衰老作用，且能增强小鼠耐缺氧和耐疲劳能力，能通过抗脂质过氧化起到抗衰老作用，亦可以改善疲劳训练大鼠力竭运动后的功能状态，提高有氧运动能力。沙苑子可以使运动训练大鼠不同组织中一氧化氮（NO）的含量升高，有效保护一氧化氮合酶（NOS）活性；显著降低运动训练和力竭运动造成的大鼠血清酶活性过度升高，从而提高大鼠的运动能力，延缓运动疲劳的产生。齐琳等人从对受辐射小鼠的保护效应、抗氧化及免疫功能三个方面研究，探讨了沙苑子黄酮的抗辐射作用。以上可能为沙苑子的补益肝肾功效提供了药理学依据。

参考文献

[1] 陈国英．黄芪的药理作用研究进展 [J]. 北方药学，2013，10（10）：53.

[2] 韦翠萍，常唐喜，於学良，等．沙苑子黄酮对 D- 半乳糖所致亚急性衰老模型小鼠的抗衰老作用研究 [J]. 中国药房，2009，20（36）：2807-2809.

[3] 肖爱珍，王忠，谷顺才，等．沙苑子的抗衰老作用 [J]. 航空军医，2004，32（4）：155-156.

[4] 杨瑾，熊正英．沙苑子对运动性疲劳大鼠血清 BCAA、AAA 的影响 [J]. 陕西师范大学学报（自然科学版），2010，38（02）：104-108.

[5] 马兰军，刘根福，毛雁，等. 沙苑子对运动大鼠骨骼肌自由基代谢及运动能力的影响 [J]. 第四军医大学学报，2007，28（13）：1168-1170.

[6] 朱广超. 沙苑子对运动训练大鼠糖代谢、血清尿素氮和血乳酸含量的影响 [J]. 西北大学学报（自然科学版），2010，40（04）：655-658.

[7] Qi L, Liu CY, Wu WQ, et al. Protective effect of flavonoids from Astragalus complanatus on radiation induced damages in mice[J]. *Fitoterapia*，2011，82：383-392.

（编者：田盈）

黄芪　鹿衔草

【药性功效】

黄芪的药性功效见第 129 页。

鹿衔草，又名鹿蹄草、鹿含草、鹿安茶、鹿寿草、冬绿、破血丹、紫背金牛草等，主产于云南、四川西南部、广西等地。味甘、苦，性温，归肝、肾经。具有祛风湿，强筋骨，止血，止咳的功效。临床常煎汤服，常用剂量为 9~15g；外用适量。《植物名实图考》言本品"治吐血，通经，强筋，健骨，补腰肾，生津液"。《中国药植志》载其"治虚痨，止咳"。

【作用特点】

黄芪的作用特点见第 130 页。

鹿衔草，苦燥温通，又因入肝、肾经，故其入肝经能祛风、止血，入肾经能强筋骨、止咳。其一，祛风湿。用于风寒湿邪引起的痹症，可配伍独活、羌活等。其二，强筋骨。用于肝肾亏虚所引起的腰膝酸软，可配伍狗脊、桑寄生、五加皮。其三，止血。用于月经过多、崩漏下血，可配伍棕榈炭、地榆炭；用于咳血，可配伍阿胶等；用于外伤出血，可与三七研末调敷。其四，止咳。用于肾虚不纳所致的咳嗽，常与五味子、百部等配伍。

【配伍应用】

黄芪与鹿衔草，均性温味甘，一入脾、肺，一入肝、肾，前者补气生血，升阳举陷，后者收敛止血，二药伍用，气血同调，补涩兼施，可用于治疗气虚失于固摄之各种出血性疾病。于教授临床应用经验如下：

1. 慢性溃疡性结肠炎。临床以反复发作的腹泻，黏液脓血便，里急后重，腹痛为主要症状。处方如下：黄芪 20g，鹿衔草 15g，炒白术 15g，党参 20g，赤芍 10g，黄连 10g，乌梅 10g，木香 6g，三七粉 3g^{冲服}等。

2. 月经不调、崩漏等妇科疾病。处方如下：鹿衔草 20g，黄芪 30g，当归 9g，丹参 15g，金铃子 9g，延胡索 9g，制香附 9g 等。

3. 紫癜。处方如下：鹿衔草 20g，黄芪 30g，生地黄 15g，牡丹皮 10g，紫草 10g，炙首乌 10g，白茅根 10g，当归 10g，川芎 10g，赤芍 10g，丹参 20g 等。

【药理研究】

黄芪的药理研究见第 131 页。

鹿衔草，为鹿蹄草科植物鹿蹄草 *Pyrola calliantha* H. Andres 或卵叶鹿蹄草 *Pyrola decorata* H. Andres 的干燥全草。其所含化学成分主要为黄酮（槲皮素、金丝桃苷、儿茶素等）、酚苷（高熊果酚苷、肾叶鹿蹄草苷、羟基肾叶鹿蹄草苷、鹿蹄草苷）、醌（鹿蹄草素、梅笠草素、大黄素）、萜（熊果酸、齐墩果酸、熊果醇等）等，鹿衔草中所含的一种脂溶性的醌类化合物对金黄色葡萄球菌、溶血性链球菌、铜绿假单胞菌和肺炎克雷伯菌均有一定的抑制作用。金丝桃苷具有很强的单宁活性，并具有抗氧化、清除氧自由基和抑制脂质过氧化的作用。以上可能为鹿衔草祛风湿，强筋骨的功效提供了药理学依据。

参考文献

[1] 盛华刚. 鹿衔草的化学成分与药理作用研究进展 [J]. 西北药学杂志，2012，27（04）：383-385.

[2] 王军宪，陈新民，李宏，等. 鹿衔草化学成分的研究（第 1 报）[J]. 天然产物研究与开发，1991，3（03）：1-6.

（编者：田盈）

仙茅　仙灵脾

【药性功效】

仙茅，又名度茅根、茅爪子、土白芍、平肝薯、盘棕、山兰花等，主产于四川、云南、贵州等地。味辛，性热，有毒，归肾、肝经。具有补肾壮阳，祛寒除湿的功效。临床常煎汤服，常用量为5~15g；或酒浸服，亦入丸、散。《药性解》言本品："主心腹冷气不能食，腰足挛痹不能行，丈夫血损劳伤，老人失溺无子，强阳道，补精血，明眼目，坚骨髓。"《本草求真》曰："仙茅专入命门。辛热，微毒。据书皆载，功专补火，助阳暖精……"

仙灵脾，又名淫羊藿、放杖草、干鸡筋、铁菱角等，主产于陕西、辽宁、山西、湖北、四川等地。味辛、甘，性温，归肾、肝经。具有补肾壮阳，祛风除湿的功效。临床常煎汤服，常用量为3~9g。《日华子本草》言本品："治一切冷风劳气，补腰膝，强心力，丈夫绝阳不起，女子绝阴无子。筋骨挛急，四肢不仁，老人昏耄，中年健忘。"

【作用特点】

仙茅，味辛性热，又因其归肾、肝经，故入肾经可补肾壮阳，正入命门补火之不足；入肝经可祛寒除湿。其一，补肾壮阳。对虚劳无子，阳道痿弱，老人失溺，风冷外侵致脾虚腹冷不能食，常与菟丝子、韭菜子等同用。值得注意的是，历代本草专著均载其"助阳道""益房室"，却非指其动火兴阳，《本草新编》对此阐述："以仙茅之性，与附子、肉桂迥异，仙茅虽温，而无发扬之气，长于闭精，而短于动火。闭精，则精不易泄，止溺则气不外走，无子者自然有子，非因其兴阳善战，而始能种玉也。"因而嘱告世人："元阳衰惫，痿弱而不举者，不可惑于助阳之说，错用仙茅。"其二，祛寒除湿。常与枸杞子、苍术、柏子仁等同用。另外，仙茅有小毒，在临床应用时注意避免久服，如服仙茅中毒，出现舌体肿胀，可以"急煎大黄朴硝汤饮之，复以末掺舌间，即解"（《雷公炮制药性解》）。

仙灵脾，辛温散寒，又因其入肝、肾经，故入肾经长于补肾壮阳；入肝经可祛风湿，强筋骨。其一，补肾壮阳。单用即有效，可酒浸；亦可与其他补肾药同用。对肾虚阳痿，遗精尿频，常伍用肉苁蓉、巴戟天、杜仲等。其二，祛风湿，强筋骨。对风湿痹痛、肢体麻木，常与威灵仙、苍耳子、川芎、肉桂同用。《本经逢源》载："一味仙灵脾酒，为偏风不遂之要药，惟阴虚走精，强阴不痿禁服。"

【配伍应用】

仙茅，长于温肾壮阳，祛痰除湿；仙灵脾，长于补肾壮阳，强筋壮骨，祛风除湿，亦为补命门之要药。二药相须为用，相得益彰。其温肾壮阳，强筋壮骨，祛风除湿之功更强。于教授在临床上常将该药对用于肾阳不足之阳痿精冷，小便频数或癃闭，男子不育或女子不孕等症，经验如下：

1. 男子精冷不育。症见：腰膝酸软，畏寒肢冷，阳痿，早泄，久不生育，小便清长，舌淡胖，苔白，脉沉细弱。方选"二仙汤"合"五子衍宗丸"加减：仙茅15g，仙灵脾15g，菟丝子15g，枸杞子15g，五味子10g，车前子15g，覆盆子15g，山茱萸10g，韭菜子10g，金樱子10g。

2. 前列腺增生（癥积，癃闭）证属肾阳不足、瘀血积聚者。症见：小便不畅，点滴不下，下肢拘急胀痛，腰膝酸软，畏寒肢冷，或伴阳痿、早泄，舌胖大且暗，脉沉细涩。于教授方选自拟"温肾化瘀消增煎"治之：仙茅15g，仙灵脾15g，覆盆子15g，巴戟天15g，三棱10g，莪术10g，水蛭6g，王不留行15g，炮甲珠10g，牛膝15g，乌药10g。

【药理研究】

仙茅，为石蒜科植物仙茅 *Curculigo orchioides* Gaertn. 的干燥根茎。其所含主要化学成分有酚性化合物及酚苷，环菠萝蜜烷型三萜皂苷、木质素、木质素苷、黄酮类化合物，苯环取代物、桉烷类衍生物、甜蛋白及挥发油类成分。药理研究显示，仙茅具有清除氧自由基、增强免疫、延缓生殖系统老化、抗骨质疏松、保肝、保护心血管系统等作用。这可能为其补肾功效提供了药理学依据。

仙灵脾，为小檗科植物淫羊藿 *Epimedium brevicornum* Maxim.、箭叶淫羊藿 *Epimedium sagittatum*（Sieb.et Zucc.）Maxim.、柔毛淫羊藿 *Epimedium pubescens* Maxim.、巫山淫羊藿 *Epimedium wushanense* T.S.Ying 或朝鲜淫羊藿 *Epimedium koreanum* Nakai 的干燥地上部分。其所含主要化学成分为淫羊藿苷、黄酮类化合物，还有木脂素、生物碱和挥发油等，具有降血糖、减轻糖尿病并发症、提高性激素水平、促进骨细胞及软骨细胞增殖、抑制破骨细胞，以及抗炎、调节免疫的作用，为其治疗阳痿遗精、筋骨萎软等提供了药理学依据。另外，对心血管系统，仙灵脾具有减慢心率、降低心肌耗氧指数、调节血压、抗心律失常、抗动脉粥样硬化、改善心肌纤维化、抑制心室重塑等作用，为其治疗心血管疾病提供了理论依据。

实验研究发现，由该药对组成的"二仙汤"可作用于下丘脑—垂体—卵巢轴的各个层次，从多方面发挥延缓该轴衰老和增强该轴功能的作用；通过双重功效，改善下丘脑—垂体—肾上腺轴功能，提高肾阳虚大鼠血清促肾上腺皮质激素（ACTH）含量；通过增强抗氧化酶活性，减少自由基反应，从而发挥延缓衰老、抗脑水肿的作用；还能延缓和改善老龄大鼠胸腺的年龄性退化，抑制骨吸收、加速骨形成。

参考文献

[1] 杨光义，叶方，潘红，等.仙茅药理作用和临床应用研究概述 [J].中国药师，2011，14（07）：1039-1041.

[2] 李洪阳，姜立丽，马宁，等.淫羊藿药理作用的研究进展 [J].黑龙江科技信息，2013，（11）：100.

[3] 王东芝，李东万，张守刚.淫羊藿在心血管疾病方面的研究进展 [J].浙江中医药大学学报，2013，37（01）：107-110.

[4] 陶仕英.二仙汤及活性成分植物雌激素样作用机制研究 [D].北京：北京中医药大学，2011.

（编者：田盈）

玄参　龟甲

【药性功效】

玄参，又名元参、浙玄参、黑参、重台、鬼藏、正马、鹿肠、端、玄台等，主产于浙江、四川、湖北等地，以浙江产者为优。味甘、苦、咸，性微寒，归肺、胃、肾经。具有清热凉血，滋阴降火，解毒散结的功效。临床多煎汤服，常用量为9~15g。《本草纲目》言本品："滋阴降火，解斑毒，利咽喉，通小便血滞。"

　　龟甲，又名龟板、神屋、龟壳、败将、龟腹甲、元武版、坎版、拖泥板等，主产于湖北、安徽、湖南、江苏、浙江等地。味咸、甘，性寒，入肝、肾、心经。具有滋阴潜阳，益肾健骨，养血补心的功效。常炙用，临床多煎汤，常用量为 9~24g。《本草蒙筌》言本品："专补阴衰，善滋肾损。"《本草通玄》云："龟甲咸平，肾经药也，大有补水制火之功，故能强筋骨，益心智，止咳嗽，截久疟，去瘀血，生新血。大凡滋阴降火之药，多是寒凉损胃，惟龟甲益大肠，止泄泻，使人进食。"

【作用特点】

　　玄参，味甘苦咸，性微寒，能清热凉血，又因其归肺、胃、肾经，故入肺可清内外之热；入胃能泻火解毒；入肾能滋阴。其一，清热凉血，解毒散结。对外感风热犯肺、肺热咳嗽、肺痨等疾病，可配伍百合、知母等，以清肺家燥热，解毒消火；对阳明火热所致的周身痰结热痛、头痛、热毒、虚烦等，可配伍栀子、生石膏、淡豆豉。其二，滋阴降火，退热除蒸。对阴虚火旺所致的身热、烦渴、舌绛、发斑、骨蒸劳嗽、虚烦不寐、津伤便秘、目涩昏花、咽喉肿痛等，临床常配伍熟地黄、山茱萸等。

　　炙龟甲又名醋龟甲，咸能软坚，性寒能退热，又因其归肝、肾、心经，故本品入肝、肾能滋阴潜阳；入肾能益肾健骨；入心能养血补心。其一，滋阴潜阳。对肝肾阴虚，阴虚火旺所致诸证，如骨蒸劳热、吐血、衄血、久咳、遗精、崩漏、带下、腰痛、骨痿、阴虚风动等，可与鳖甲配伍使用。其二，益肾健骨。对肾虚腰痛脚弱，筋骨不健，可配伍熟地黄、山茱萸等。其三，养血补心。对血虚之心悸、失眠健忘等，可配伍龙骨、牡蛎、远志等。

【配伍应用】

　　玄参与龟甲伍用，见于《医学衷中参西录》之"镇肝熄风汤"。玄参长于清热凉血、滋阴降火、解毒散结；龟甲具有滋阴潜阳、益肾健骨、养血补心之功用。二药皆入肾经，皆为滋阴降火、补肾坚阴之要药，相须为用，能更好地滋阴而制火，补肾阴而潜阳，并具有软坚散结之功效。

　　临证时，于教授常用该药对治疗肾阴亏虚，肝阳上亢引起的眩晕、耳鸣等。症见：头目眩晕，面赤耳鸣，口干咽燥，腰膝痠软，轰然汗出，舌红少苔，脉沉细数。于教授自拟"降压护心煎Ⅱ号"治之：天麻 10g，白芍 15g，炙龟甲 15g，玄参 15g，牛膝 30g，女贞子 15g，旱莲草 15g，茺蔚子 15g，钩藤 30g。

【药理研究】

玄参，为玄参科植物玄参 *Scrophularia ningpoensis* Hemsl. 的干燥根。其所含化学成分主要有环烯醚萜、苯丙素苷，以及植物甾醇、有机酸类、黄酮、三萜皂苷、挥发油、糖类、生物碱、微量的单萜和二萜等。研究表明，玄参具有降压、扩张冠状动脉（扩冠）、促纤溶、抗血小板聚集、降尿酸、抗脑缺血损伤、抗疲劳、抗菌、抗炎镇痛、增强免疫、抗氧化、保肝作用。玄参降压、促纤溶、抗血小板聚集等作用或与其清热、滋阴、凉血功效有关，而抗菌、抗炎镇痛、增强免疫等作用或可解释其清热解毒之功效。

龟甲，为龟科动物乌龟 *Chinemys reevesii*（*Gray*）的背甲及腹甲。其所含化学成分主要有各种氨基酸、无机盐、动物胶、角质、蛋白质、维生素、脂肪等。龟甲具有调节免疫、改善内分泌、降低血液黏稠度、镇痛、兴奋子宫、延缓衰老等作用，其改善内分泌、兴奋子宫、延缓衰老等现代药理作用或可解释其滋阴补肾之功。

参考文献

[1] 胡瑛瑛，黄真.玄参的化学成分及药理作用研究进展 [J].浙江中医药大学学报，2008，32（02）：268-270.

[2] 张召强，李明.玄参的化学成分及药理作用的研究进展 [J].中国医药指南，2013，11（26）：49-51.

[3] 余建清.龟甲化学、药理研究进展 [J].中医药信息，1992，（06）：43-44.

[4] 李长泉.龟甲药理作用及临床应用的现代研究 [J].长春中医学院学报，2003，19（04）：55-56.

（编者：佟颖）

当归　白芍

【药性功效】

当归，又名干归、云归、秦归、西当归、岷山归等，主产于甘肃、云南，陕西、四川、湖北、贵州等地亦产。味甘、辛，性温，入肝、心、脾经。具有补血调经，活血止痛，润肠通便的功效。临床常煎汤服，常用量为 6~12g。《神农本草经》言本品："主咳逆上气，温疟寒热洗洗在皮肤中。妇人漏下绝子，诸恶疮疡，金创。"《本草纲目》言本品："治头痛，心腹诸痛，润肠胃、筋骨、皮肤，治痈疽，排脓止痛，和血补血。"

白芍，又名芍药、花子、没骨花、将离等，主产于浙江、安徽、四川等地。味苦、酸，性微寒，入肝、脾经。具有养血柔肝，缓中止痛，敛阴止汗的功效。临床常煎汤服，常用量为 6~15g。成无己认为"芍药之酸，收敛津液而益荣"，"酸，收也，泄也；芍药之酸，收阴气而泄邪气"。《滇南本草》言芍药"收肝气逆疼，调养心肝脾经血，舒经降气，止肝气疼痛"。

【作用特点】

当归，甘温质润，辛行温通，又因其归肝、心、脾经，故入肝经能柔肝止痛、调经，活血定痛；入心、脾经能补血、养血，为补血要药；此外，当归质润多油，还能养血润燥，滑肠通便。其一，补血养血。对血虚萎黄、心悸失眠，常与黄芪、白芍、熟地黄配伍；对血虚肠燥便秘，常配伍肉苁蓉、牛膝，多生用。其二，养血调经。对血虚血瘀，月经不调，常与桃仁、红花相伍。其三，活血止痛。对跌打损伤，常与乳香、没药、桃仁、红花相伍，多用酒炙当归。其四，养血祛风。对风寒痹痛，常与羌活、防风、黄芪同用。

生当归质润，补血调经、润肠通便作用明显；全当归既能补血，又可活血，当归身补血，当归尾破血；酒炙当归，活血通经、祛瘀止痛的作用增强；土炒当归，既能增强入脾补血的作用，又能缓和油润而不滑肠；炭炒当归，以止血补血为主。

白芍，酸苦涌泄破滞，性微寒多液，又因其入肝、脾经，故善滋阴养血，退热除烦，收敛上焦浮越之热，又能下行通利小便，为阴虚有热、小便不利者之要药，与他药配合，既能敛养阴之腻，又能制理气之燥。其一，敛阴止汗。对上实下虚，清气不升，浊气不降，冲逆上犯之喘嗽、眩晕、呕吐等，可与半夏、竹茹、代赭石、牡蛎等配伍；对肾虚精关不固之膏淋、滑精等，与龙骨、牡蛎、芡实等配伍；对营卫不和，表虚自汗者，与桂枝相伍，一散一收，调和营卫。其二，养血。对妇科疾病如血虚月经不调、痛经、崩漏等，可与当归、川芎、熟地黄、龟甲等同用，且白芍具有补而不腻的特点，能"行熟地、龟板之腻"（张锡纯《医学衷中参西录》），故而使用熟地黄、龟甲制方时，与白芍同用，既能增强滋阴补血功效，又能防腻滞之弊。其三，柔肝。对肝气不和所致的胸胁、胃腹胀满疼痛，可与柴胡、香附、郁金等疏肝解郁药同用；对脘腹疼痛、四肢拘挛者，宜重用白芍，可与甘草同用，如芍药甘草汤。

炒白芍寒性稍缓，以养血和营、敛阴止汗为主；酒炙白芍，酸寒之性降低，入血分，善于调经止血、柔肝止痛；醋制白芍，引药入肝，疏肝解郁、敛血养血的作用增强；土炒白芍，可增强养血和脾、止泻的作用。

【配伍应用】

当归与白芍配伍，出自《金匮要略》之当归芍药散。当归，既能补血又能活血，兼以行气止痛，故有"血中之气药"之称；白芍，酸能收敛，苦寒泻热，功专养血滋阴，养肝止痛。二药相须为用，一守一走，动静结合，补血而不滞血，共奏养血柔肝、行气止痛、平肝潜阳之功效，于教授常用该药对治疗贫血、脱发及妇科常见病。

1. 贫血。于教授自拟"补血汤"治之：当归 30g，白芍 15g，熟地黄 30g，何首乌 30g，紫河车 15g，鹿角胶 15g^烊化，炙黄芪 30g，太子参 15g，砂仁 3g 等，以气血并调，肝肾同补。

2. 脱发或白发（血虚生热型）。于教授自拟"生发饮"治之：当归 30g，白芍 15g，何首乌 30g，熟地黄 30g，天麻 10g，桑叶 10g，桑椹子 15g，黑芝麻 10g，侧柏叶 15g 等。

3. 腓肠肌痉挛。于教授认为，肝主筋，肝之阴血不足，不能濡养筋脉，筋脉干则收缩，称为"筋挛"，临证组方如下：白芍 30g，当归 15g，知母 10g，木瓜 15g，乌梅 10g，牛膝 15g，阿胶 15g^烊化等。若兼寒者，加威灵仙 10g，仙灵脾 15g，疗效更佳。

4. 虚寒不孕或行经腹痛。于教授自拟"于氏温经汤"治之：当归 15g，白芍 15g，川芎 10g，艾叶 10g，炮姜 10g，桂枝 10g，香附 10g，炙甘草 10g，泽兰 10g 等。

5. 雷诺现象。于教授临证组方如下：当归 30g，白芍 15g，桂枝 10g，炙甘草 10g，通草 3g，大枣 3 枚，细辛 3g，姜黄 15g，蜈蚣 2 条等。

6. 月经不调（肝郁血虚、脾虚者）。于教授以逍遥散加减治之：柴胡 10g，当归 15g，白芍 15g，薄荷 6g^后下，炒白术 10g，茯苓 10g，炙甘草 10g。

【药理研究】

白芍，是毛茛科植物芍药 *Paeonia lactiflora* Pall. 的干燥根。其所含化学成分主要有芍药苷、牡丹酚、芍药花苷、苯甲酰芍药苷、芍药内酯苷、氧化芍药苷、芍药吉酮等，还有挥发油、脂肪油、树脂、糖类、黏液质、蛋白质和三萜成分。在中枢神经系统，芍药苷对醋酸引起的扭体反应有明显的镇痛作用，与甘草的甲醇复合物合用，二者对醋酸扭体反应有协同镇痛作用，这可能为芍药缓急止痛，治疗各种疼痛提供了药理依据。在心血管系统，白芍水溶物可明显延长异丙肾上腺素致心肌缺氧小鼠的存活时间，对抗由垂体后叶素引起的心电图变化，增加小鼠心肌的营养性血流量。在肝脏，白芍提取物对 D- 半乳糖胺所致肝损伤和谷丙转氨酶（ALT）升高有明显的对抗作用，能使 ALT 降低，并使肝细胞的病变和坏死恢复正常，对肝脏有保护作用；同时有研究证明，白芍所含白芍总苷等物质还具有较好的解痉、抗炎、免疫调节功效。白芍增加心肌营养性血流量、解痉、保护肝脏的作用，为其养血柔肝提供了药理学依据。

当归，为伞形科植物当归 *Angellica sinensis*（Oliv）Diels. 的根。其所含主要化学成分为藁本内酯、香豆素、黄酮及有机酸、多糖和氨基酸等，对机体的血液、免疫、神经及心血管系统等均有较强的药理作用。当归可促进造血干细胞及造血祖细胞的增殖分化，其多糖及硫酸酯可显著延长凝血时间、缩短出血时间，阿魏酸可清除活性氧从而发挥抗氧化作用；当归多糖可促进活化 T 细胞的增殖，激活 B 细胞，提高巨噬细胞吞噬能力及自然杀伤细胞（NK 细胞）的杀伤能力，增加肿瘤坏死因子 -α（TNF-α）等细胞因子的释放等，提示当归可调节免疫力；当归注射液能增强神经元特异性烯醇化酶的表达从而发挥神经保护作用，当归内酯能显著缩小大脑中动脉栓塞所致的大鼠脑梗死面积，对大鼠局灶性脑缺血损伤有明显的保护作用，为其补血活血等作用提供了药理学依据。当归能保护心肌细胞，调节血压，降血脂。例如，当归中的阿魏酸可增加小鼠心肌血流量，保护心肌细胞；当归提取液可提高超氧化物歧化酶（SOD）的活性，抑制血管平滑肌增殖，保护血管内皮；挥发油和阿魏酸可抑制血栓素 A_2（TXA_2）的释放及生成，抑制血管收缩，降血压。此外，当归挥发油对正常离体大鼠子宫平滑肌收缩有双向调节作用，对催产素所致痛经小鼠扭体有显著抑制作用，此药理学作用为其调经止痛提供了依据。不仅如此，当归还对气管平滑肌痉挛引起的哮喘和胃肠痉挛等具有较好的抑制作用，且具有抗炎，抑制肺脏、肝脏纤维化，抗肿瘤，抗病毒，抗衰老等功能。

综上所述，由白芍、当归组成的药对，其养血理血功效可能与二者增强免疫功能、促进造血、抑制血小板聚集、增加心肌供血、保护肝脏有关。

参考文献

[1] 袁争鸣 . 张锡纯运用白芍经验探析 [J] . 中国中医急症，2005，14（10）：994-995.

[2] 宋连昆，陈乃宏 . 当归药理作用研究进展 [C] . 第三届中国药理学会补益药药理专业委员会学术研讨会论文集，2013：10-13.

（编者：鞠静）

百合　生地黄

【药性功效】

百合，又名野百合、喇叭筒、山百合、药百合、家百合，主产于湖南、浙江等地。味甘，性微寒，归肺、心、胃经。具有养阴润肺，清心安神的功效。临床常入汤剂煎服，常用量为 6~12g。《药性论》谓其可"除心下急、满、痛，治脚气，热咳逆"。《日华子本草》载百合可"安心，定胆，益志，养五脏"。

生地黄，又名地黄、生地、地髓、原生地、干生地等，主产于河南、河北、内蒙古等地。味甘、苦，性寒，归心、肝、肾经。具有清热凉血，养阴生津的功效。临床常入汤剂煎服，常用量为 10~15g。《珍珠囊》谓生地黄可"凉血，生血，补肾水真阴"。《药性赋》载："其用有四，凉心火之血热，泻脾土之湿热，止鼻中之衄热，除五心之烦热。"

【作用特点】

百合，味甘能润，性微寒可清热，又因其归肺、心、胃三经，故入肺、胃经，可养阴润燥，入心经则清心安神。其一，养阴润肺兼清肺热。对阴虚肺燥有热之干咳少痰、咳血或咽干音哑等症，蜜炙可增强润肺作用，常与生地黄、玄参、桔梗、川贝母等同用，如百合固金汤。其二，清心安神。对虚热上扰之失眠、心悸，可与麦冬、酸枣仁、丹参等药同用；对神志恍惚、口苦、小便赤、脉微数等为主的心肺阴虚内热证，常与生地黄、知母等养阴清热之品同用。其三，养胃阴、清胃热。对胃阴虚有热之胃脘疼痛亦宜选用。

生地黄，甘寒则养阴，苦寒则凉血，又因其归心、肝、肾三经，故入心、肝经能清热凉血，入肾经则养阴生津。其一，清热凉血。生地黄苦寒入营、血分，为清热、凉血、止血之要药，对热入营血所致舌绛烦渴、斑疹吐衄，皆宜用之，常与银翘、玄参相伍，如清营汤。其二，清热养阴。对阴虚内热，潮热骨蒸，可配伍知母、地骨皮，如地黄膏；对温病后期，余热未尽，阴津已伤，邪伏阴分，症见夜热早凉、舌红脉数者，可配伍青蒿、鳖甲、知母等，如青蒿鳖甲汤。其三，生津止渴。对热病伤阴，烦渴多饮及阴虚内热之消渴证，可配伍麦冬、沙参、山药、黄芪、山茱萸等，如益胃汤；对温病津伤，肠燥便秘，可配伍玄参、麦冬等，如增液汤。

【配伍应用】

百合与生地黄配伍为临床经典药对。《金匮要略》所载百合地黄汤，主治热病后，余热未清所致的虚烦惊悸、失眠多梦等证。《周慎斋遗书》所载百合固金汤，为治疗肺肾阴虚，虚火上炎之咳血证的代表方剂。首先，二者合用在治疗百合病方面有良效，生百合入心肺，滋养心肺的同时可除中热；生地黄入血分可滋阴，同时除血中之热。正如《金匮要略心典》中所言"百合色白入肺，而清气中之热，地黄色黑入肾，而除血中之热，气血即治，百脉俱清。"《千金方衍义》论述为："用百合为君，安心补神，能去中热，利大小便，导涤痰积；但佐生地黄汁以凉血，血凉则热毒解而蕴结自行，故大便当去恶沫也。"其次，百合地黄汤功擅养阴润肺，化痰止咳。方中百合滋肺润燥，清痰火而止咳，充水之上源而固肺金；生地黄滋肾水以制虚火，兼能凉血止血，两药合用则肺金得润，肾水得壮，金润水壮，虚火自熄，故有金水相生之妙。于教授师古而不泥古，以古方治疗新病，对临床常见之不寐、郁证、咯血等证，加减运用该方，均有奇效。

1. 不寐（神经衰弱）。症见心中烦乱，失眠少寐，入睡困难，心悸怔忡，口干口渴，小便黄赤，舌红苔黄少津，脉弦细而数。方选百合地黄汤合朱砂安神丸加减：生百合 30g，生地黄 15g，朱砂 0.5g^冲，当归 15g，炙甘草 10g，生龙齿 30g^先煎，川黄连 10g，竹叶 10g。

2. 咯血（支气管扩张）。症见咳嗽日久，干咳少痰，痰中带血，或咳吐纯血，口干咽燥，舌红少苔，脉细数。方选百合地黄汤合二母安嗽丸加减：生百合 30g，生地黄 15g，川贝母 10g，知母 10g，麦冬 15g，仙鹤草 20g，阿胶 15g^{烊化}，白茅根 30g，侧柏叶 15g。

3．郁证（更年期综合征）。症见性情急躁多怒，烘热汗出，月经量少，忧郁焦虑，失眠多梦，心悸健忘，口干咽燥，舌红苔薄黄少津，脉弦细数。方选百合地黄汤合丹栀逍遥散加减：生百合 30g，生地黄 15g，柴胡 10g，白芍 15g，当归 15g，茯神 15g，牡丹皮 10g，栀子 6g，炙甘草 10g，炙龟甲 15g^{先煎}，合欢皮 15g，凌霄花 10g。

【药理研究】

百合，为百合科植物卷丹 *Lilium lancifolium* Thunb.、百合 *Lilium brownii* F. E. Brown var. *viridulum* Baker 或细叶百合 *Lilium pumilum* DC. 的干燥肉质鳞叶。其所含主要化学成分为酚酸甘油脂、丙酸酯衍生物、酚酸糖苷、酚酸甘油酯糖苷、甾体糖苷、甾体生物碱、微量元素、淀粉、蛋白质、脂肪等。百合水提液对实验动物有止咳祛痰作用，可对抗组织胺引起的蟾蜍哮喘，这主要与其养阴润肺之功效相关。其次，百合提取液还有镇静、抗过敏作用，这可以成为百合清心安神作用的佐证。此外，百合多糖具有抗肿瘤、抗疲劳、清除自由基、调节免疫、降血糖、抗氧化、抑菌等作用；百合水煎醇沉液有耐缺氧作用，还可防止环磷酰胺所致的白细胞减少症。

生地黄，为玄参科植物地黄 *Rehmannia glutinosa* Libosch. 的新鲜或干燥块根。其主要化学成分为低聚糖、多糖、环烯醚萜苷、氨基酸等。其乙醇提取物有缩短凝血时间的作用；其水提液有降血压、镇静、抗炎、抗过敏作用；生地黄的清热凉血作用主要与抗炎、缩短凝血时间有关。地黄中的低聚糖可以促进骨骼肌成肌细胞的增殖，对骨髓和脂肪间充质干细胞有保护和诱导分化作用，这为其养阴生津功效提供了药理学依据。

参考文献

[1] 李卫民，孟宪纾，俞腾飞，等.百合的药理作用研究 [J]. 中药材，1990，13（06）：31-35.

[2] 陈小蒙，刘成梅，刘伟.百合多糖的药理作用及其作用机制研究进展 [J].农产品加工（学刊），2007，（08）：7-9.

[3] 卢端萍，王勇.地黄药理作用及临床应用研究进展 [J].海峡药学，2004，16（03）：23-26.

[4] 刘卫欣，卢兖伟，杜海涛，等. 地黄及其活性成分药理作用研究进展 [J]. 国际药学研究杂志，2009，36（04）：277-280.

（编者：阚振棣）

白术　黄芪

【药性功效】

白术，又名桴蓟、于术、冬白术、浙术、杨桴、吴术、片术等，主产于浙江、湖北、湖南等地。味甘、苦，性温，归脾、胃经。具有健脾燥湿，益气养血，淡渗利湿，和中安胎的功效。临床常煎汤服，常用量为 6~12g。《神农本草经》中记载本品："味苦，温，生山谷。治风寒湿痹，死肌，痉，疸，止汗，除热，消食，做煎饵。久服轻身，延年，不饥。"《本草备要》言本品："苦燥湿，甘补脾，温和中。在血补血，在气补气，无汗能发，有汗能止。"

黄芪的药性功效见第 129 页。

【作用特点】

白术，味甘能淡渗，苦能燥湿，又因其归脾、胃经，入脾胃能健脾和胃，益气利水。其一，健脾制水。对小便不利，水肿腹胀，腹痛下利，可配伍茯苓、泽泻、黄芪、猪苓、桂枝、附子等，方如五苓散、猪苓汤、真武汤等。其二，益气养血。白术同补气生血药同用，可增强此类药物的补益作用，对气血两虚，面色苍白或萎黄，头晕目眩，四肢倦怠，气短懒言，心悸怔忡等，可配伍党参、茯苓、甘草、黄芪、白芍、当归、熟地黄等，方如八珍汤、升阳益胃汤等。其三，和中安胎。妇人怀胎之后，需要更多的水谷精微，脾胃为气血生化之源，故此时脾胃功能的负担也相应加重，从而易出现妊娠呕吐、胸闷、不食等症状。白术可和中安胎，常配伍陈皮、茯苓、藿香、生姜等；如兼有胎热者，还可配伍黄芩、白芍；兼有肾虚者，可配伍桑寄生、杜仲、山药、熟地黄、黄芪、党参等，方如泰山磐石散、白术散、安胎白术汤（黄芩、白术、杜仲）等。另外，白术可配伍黄芪、防风、牡蛎等，发挥益气固表止汗的作用，如玉屏风散等；配伍党参、茯苓、白扁豆、山药等，发挥健脾祛湿止泻的功效，如参苓白术散；配伍枳壳、陈皮、山楂、神曲、麦芽等，发挥消痞化滞的功效，如枳术丸、白术枳实散等。

黄芪，性微温能补气升阳，又因其归肺脾经，故入肺能益气固表，入脾能升阳举陷。其一，益气固表。对于气虚自汗，或体虚易患感冒等情况，常与白术、防风、牡蛎、麻黄根、浮小麦等止汗固表之品配伍使用，如玉屏风散、牡蛎散等。其二，升阳举陷。张锡纯言黄芪"能补气，兼能升气，善治胸中大气（即宗气）下陷"常与补气药（如党参、白术）、升阳药（如柴胡、升麻）等同用，补中益气、升举清阳，治疗脾胃虚弱，清阳不升所引起的怠惰、嗜卧、食欲不振、神疲懒言、大便稀溏等，方如补中益气汤、升阳益胃汤、举元煎等。其三，补气生血。气血互根，如骤然失血过多导致血虚气脱，出现面白、自汗、气短，可用大量黄芪配伍当归以补气生血，甚至出现四肢厥冷、血压急剧下降的，还可加人参、附子、麦冬等回阳救逆。如《本草新编》认为黄芪"补血独效，盖气无形，血则有形。有形不能速生，必得无形之气以生之"，方如当归补血汤、十全大补汤。另外，黄芪还有利尿的作用，可用于头面四肢水肿，常配伍茯苓、桂枝、甘草、防己，如防己黄芪汤；对疮疡正气不足，不能托毒外出者，黄芪还可发挥托毒生肌之效，可与党参、白芷、防风、当归、桂枝等同用，如托里黄芪汤。

【配伍应用】

白术与黄芪伍用，见于《金匮要略》之防己黄芪汤。白术，味甘苦性温，归脾、胃经，其味厚气厚，乃阴中之阳，善于健脾益气，燥湿利水，止汗安胎；黄芪，味甘性温，归肺、脾二经，气味俱轻，升多降少，乃阳中之微阴，长于益气升阳，固表止汗，利水消肿，托毒生肌。二者均为甘温之品，补气之要药。白术专主脾胃中焦之气，其气猛烈，又为燥湿除风痹之上药；黄芪肉白入肺，专走气分而固表，益气而又升阳。二药相须为用，相辅相成，彰显益气固表，升阳健脾，燥湿除痹之功。于教授指出，白术和黄芪均有生用和炙用之分，功效迥异。白术利水消肿，固表止汗，除湿止痹宜生用，健脾和胃宜炒用，健脾止泻宜焦用；黄芪生用固表，炙用补中。临床上，凡因脾肺气虚而引起的自汗、盗汗，表虚水肿（包括妊娠水肿），脾虚泄泻，气虚崩漏，风湿痹症，以及老年气虚便秘，均可使用该药对。具体应用如下：

1. 表虚自汗或盗汗，气虚易感冒等。方选"玉屏风散"加减：生黄芪30g，生白术 15g，防风 10g，大枣 3 枚，浮小麦 30g，煅牡蛎 30g。

2．表虚水肿或妊娠水肿（妊娠 7、8 个月后，面部浮肿）。方选防己黄芪汤合白术茯苓散加减：生黄芪 30g，防己 10g，白术 15g，茯苓 15g，木瓜 15g，生姜 3 片，大枣 3 枚。

3．脾虚泄泻。方选参苓白术散加减：炙黄芪 30g，焦白术 15g，党参 10g，陈皮 10g，山药 10g，炙甘草 10g，莲子肉 15g，炒白扁豆 15g，砂仁 6g，薏苡仁 30g，车前子 30g^{包煎}。用车前子取"利小便，实大便"之意。

4．气虚崩漏。方选升陷汤加减：生黄芪 30g，柴胡 4.5g，桔梗 4.5g，升麻 4.5g，炒白术 15g，党参 10g，当归 15g，阿胶 15g^{烊化}，菟丝子 15g。

5．风湿痹症（肩周炎）。症见汗出当风，肘臂挛痛，方选白术姜黄汤加减：生黄芪 30g，生白术 15g，姜黄 15g，桑枝 15g，甘草 6g，羌活 10g，细辛 3g。

6．气虚便秘（老年人）。方选黄芪汤加减：生黄芪 30g，郁李仁 15g，陈皮 10g，生白术 30~60g，火麻仁 15g。重用白术可通便；若大便干结可酌加生地黄滋阴。历代医家认为白术生用能通便，于教授在临床上按此应用疗效显著。

【药理研究】

白术，为菊科植物白术 *Atractylodes macrocephala* Koidz. 的干燥根茎，主要含有苍术酮和苍术醇挥发油、白术多糖及内脂类等成分。药理研究表明，白术糖复合物具有促进小肠隐窝细胞（IEC-6）超微结构发生分化，以及促进分化标志物绒毛蛋白（villin）表达的作用，从而达到修复胃肠黏膜的效果。在对白术内酯Ⅰ、Ⅲ活性的研究中发现，白术内酯Ⅰ具有提高唾液淀粉酶活性、促进肠壁吸收、调节肠道功能的显著作用，这为白术健脾燥湿功效提供了佐证。白术对子宫平滑肌的收缩有抑制作用，可能是其安胎作用的基础。同时，白术能使腹膜孔数量增加，是消腹水的有效药物，这可能是其淡渗利湿作用的药理学基础。另外，白术有调节免疫、抗肿瘤、抗炎、抗菌、抗衰老等作用。

黄芪，为豆科植物蒙古黄芪 *Astragalus membranaceus*（Fisch.）Bge. var. *mongholicus*（Bge.）Hsiao 或膜荚黄芪 *Astragalus. membranaceus*（Fisch.）Bge. 的干燥根，现代药理研究证实，黄芪中含黄芪多糖、皂苷类、黄酮类、氨基酸、微量元素等。黄芪中的总黄酮具有免疫调节，增强免疫力的作用，这可能是黄芪补气升阳作用的药理基础。

黄芪通过调节肾小球疾病蛋白质代谢紊乱，提高血浆白蛋白水平，降低尿蛋白含量；调节肾小球疾病脂质代谢紊乱、糖代谢紊乱，在肾小球疾病的治疗中发挥积极作用。这为黄芪的利水消肿功效提供了药理学依据。同时，黄芪还具有抗心肌缺血，增加心肌收缩力；影响血管内皮细胞，改善内皮细胞的通透性；防治肝损伤，有效降低因为毒性代谢而造成的肝损伤；抗炎，抗突变，消除自由基，抗骨质疏松等作用。

参考文献

[1] 王洲，李茹柳，徐颂芬，等.白术糖复合物对 IEC-6 细胞分化及绒毛蛋白表达的影响 [J].中药材，2010，33（06）：938-944.

[2] 凌宗全.白术化学成分及药理作用研究进展 [J].内蒙古中医药，2013，32（35）：105-106.

[3] 罗晓珍，于琴.中药黄芪化学成分、药理活性与临床应用 [J].中国保健营养，2013，23（06）：1071.

（编者：孙飞）

玉竹　黄精

【药性功效】

玉竹，又名萎、乌萎、女萎、葳蕤、地管子等，主产于湖南、河南、江苏等地。味甘，性微寒，归肺、胃经。具有养阴润燥，生津止渴的功效。临床常入汤剂煎服，常用量为 6~12g。《日华子本草》言其能"除烦闷，止渴，润心肺，补五劳七伤虚损"。

黄精，又名老虎姜、鸡头参等，主产于河北、内蒙古、陕西等地。味甘，性平，归脾、肺、肾经。具有补气养阴，健脾，润肺，滋肾的功效。临床常入汤剂煎服，常用量为 9~15g，鲜品用量为 30~60g；或入丸、散；或熬膏；外用适量，煎水洗，或以酒、醋泡涂。《日华子本草》言其能"补五劳七伤，助筋骨，止饥，耐寒暑，益脾胃，润心肺"。

【作用特点】

玉竹，味甘能润，性微寒则可清热，又因其入肺、胃经，故入肺可养肺阴、润肺燥；入胃则养胃阴、清胃热。其一，养阴润燥。对阴虚肺燥有热所致干咳少痰、咳血、声音嘶哑等症，常与沙参、麦冬、桑叶等同用，如沙参麦冬汤；对阴虚之体感受风温及冬温所致咳嗽、咽干痰结等症，与疏散风热之薄荷、淡豆豉等同用，可使发汗而不伤阴，滋阴而不留邪，如加减葳蕤汤；对燥伤胃阴之口干舌燥、食欲不振，常与麦冬、沙参等同用。其二，生津止渴。对胃热津伤之消渴，可与生石膏、知母、麦冬、天花粉等同用，共收清胃生津之效。此外，本品还能养心阴，清心热，用于热伤心阴之烦热多汗、惊悸等，宜配伍麦冬、酸枣仁等清热养阴安神之品。

黄精，味甘能润，又因其归脾、肺、肾三经，故入脾能补脾胃之气，滋脾胃之阴；入肺可滋养肺阴，补益肺气；入肾能滋养肾阴，填精益髓。其一，润肺。对肺金气阴两伤之干咳少痰，常与沙参、川贝母等药同用；对肺肾阴虚之劳嗽久咳，有补土生金、补后天以养先天之妙，可单用本品熬膏服用或与熟地黄、百部等滋养肺肾、化痰止咳之品同用。其二，健脾。对脾胃气虚之倦怠乏力、食欲不振、脉象虚软者有良效，可与党参、白术等同用；对脾胃阴虚之口干食少、饮食无味、舌红无苔，可与石斛、麦冬、山药等同用。其三，滋肾。对头晕、腰膝酸软、须发早白等早衰症状，可单用本品熬膏服用，如黄精膏方；亦可与枸杞、何首乌等补益肾精之品同用。其四，养阴生津。对内热消渴，常与生地黄、麦冬、天花粉同用。此外，黄精外用可治癣疾，一般取适量，煎汤洗、熬膏涂或浸酒搽。

【配伍应用】

玉竹、黄精同为百合科植物，玉竹以滋阴润肺，养胃生津为专长，滋养的作用部位主要在肺、胃；黄精味亦甘，性平，质润醇浓，归脾、肺、肾经，以滋补脾阴，补肾填精为专长，滋养的作用部位在脾、肾。二药合而用之，同气相求，相须为用，共奏滋阴润肺，补脾养胃，益肾填精之功。临床常用于治疗肺燥干咳，内热消渴等。

1. 肺金气阴两虚所致肺燥咳嗽。症见干咳少痰，短气虚喘，舌苔薄白或薄黄少津。于教授临症常用此药对与生脉饮、二母安嗽丸合用，处方：玉竹 10g，黄精 10g，沙参 10g，麦冬 15g，五味子 10g，川贝母 10g，知母 10g 等。

2. 内热消渴。症见口干舌燥，汗出尿频，烦躁易怒，难以入睡等。方用：黄精 15g，玉竹 10g，天花粉 15g，生地黄 30g，生山药 30g，党参 10g，麦冬 10g，知母 20g，牡丹皮 20g，茯苓 10g，泽泻 20g，丹参 30g。

3. 肾阴亏虚，足膝无力，须发早白，以及小儿五软、五迟证。可与六味地黄丸合用，亦可单用该药对，玉竹与黄精以 1∶2 共为细末，合水为丸，每丸 10g，每日 2–3 丸，黑豆煎水送服。久服可起到抗衰老，延年益寿的作用。

【药理研究】

玉竹，为百合科植物玉竹 *Polygonatum odoratum*（Mill.）Druce 的根茎。主要成分为玉竹多糖、氨基酸、甾体皂苷（如铃兰苦苷、铃兰苷）、黄酮类等物质，药理研究表明，玉竹多糖具有降低血糖、提高血清胰岛素水平的作用，从而减少多饮症状，为其滋阴生津止渴功效提供了佐证，故玉竹多糖可能是玉竹治疗糖尿病的主要有效成分。此外，玉竹提取物还具有降血脂、抗衰老、免疫调节、抗肿瘤、扩张血管、强心及肾上腺皮质激素样作用等药理作用。

黄精，为百合科植物黄精 *Polygonatum sibiricum* Red.、滇黄精 *Polygonatum kingianum* Coll.et Hemsl. 或多花黄精 *Polygonatum cyrtonema* Hua. 的根茎。主要含有黄精多糖、低聚糖、黏液质、甾体皂苷、三萜类皂苷、生物碱、木脂素、维生素、淀粉及多种氨基酸等成分，其中黄精多糖对 α－葡萄糖苷酶具有很强的抑制作用。黄精多糖作为黄精的主要活性成分还具有良好的抗动脉粥样硬化、抗炎、抗衰老、抗肿瘤、降血脂、改善记忆力等方面的药理作用，其补气养阴、滋肾功效可以体现在改善记忆力、抗衰老方面；此外，黄精提取物还具有强心、扩张冠状动脉、抗真菌、止血等药理作用。

参考文献

[1] 刘玉萍，付桂芳，曹晖.黄精玉竹及其制剂的药理学研究进展 [J].时珍国医国药，1998，（04）：87–90.

[2] 徐凌，胡月琴.黄精研究状况概述 [J].齐齐哈尔医学院学报，2014，35（03）：414–416.

[3] 雷震，杨光义，叶方，等.黄精多糖药理作用及临床应用研究概述 [J].中国药师，2012，15（01）：114–116.

[4] 张子惠.黄精是治癣良药 [J].中医杂志，2000，41（09）：523.

（编者：阚振棣）

白芍　乌梅　木瓜

【药性功效】

白芍的药性功效见第 139 页。

乌梅，又名酸梅、黄仔、合汉梅、干枝梅等，主产于四川、浙江、福建、湖南、贵州等地。味酸、涩，性平，归肝、脾、肺、大肠经。具有敛肺止咳，涩肠止泻，安蛔止痛，生津止渴的功效，为驱蛔之要药。临床常入汤剂煎服，常用量为 3~10g，大剂量可用至 30g。《本草经疏》称："梅实，即今之乌梅也，最酸……肝主筋，酸入肝而养筋。"

木瓜，又名木瓜海棠、光皮木瓜，木瓜花、木梨、木李等，主产于安徽、浙江、湖北、四川等地。味酸、涩，性温，归肝、脾经。功专平肝舒筋，和胃化湿。临床常入汤剂煎服，常用量为 10~15g。《本草纲目》载其："理脾而伐肝也，土病则金衰而木盛，故用酸温以收脾胃之耗散，而借其走筋以平肝邪，乃土中泻木以助金也。"

【作用特点】

白芍的作用特点见第 139~140 页。

乌梅，味酸涩能敛，又因其入肝、脾、肺、大肠经，故入肺经则敛肺止咳，入大肠经则涩肠止泻，入脾经则生津止渴，入肝经则止痛。其一，敛肺止咳。对肺虚久咳少痰者，常与罂粟壳、杏仁同用。其二，涩肠止泻。对脾虚久泻，脱肛不收者，常以本品配伍白芍、党参、茯苓、诃子等，收效甚佳。其三，生津止渴。对以烦热口渴为主症的消渴，常以乌梅为主药，配伍白芍、木瓜、天花粉、黄连、柴胡等。其四，安蛔止痛。对蛔虫所致的腹痛、呕吐，常用乌梅丸。

木瓜，味酸入肝，酸涩能敛，又因其归肝、脾经，故具有平肝舒筋，和胃化湿的功效。其一，平肝舒筋活络。对湿邪侵袭，经络不和，肌肉痉挛，关节沉重疼痛肿胀，常配伍牛膝、海风藤、川乌、蕲蛇、羌活、白芍、当归等，于教授自拟"除痹汤"治之，效果甚佳。其二，利湿理脾和胃。对中焦湿盛所致吐泻腹胀，常与紫苏、藿香、佩兰、茴香等同用。此外，木瓜尚有缩尿之功，对小儿夏季热之尿频而清长，以木瓜、乌梅组方，可建解暑缩泉之功。

【配伍应用】

三药均可入肝、脾经，均具酸收之性。而白芍更擅养血柔肝，对肝血、肝阴不足造成的诸痛之证疗效显著；乌梅收敛之功更强，常用于治疗久泻久咳等下脱上逆之证；而木瓜舒筋化湿力彰，为治疗吐泻转筋之要药。三味合用，一者，养肝柔肝与平肝同用，旨在养肝体而调肝用；二者，肝脾兼顾，符合《黄帝内经》所言之"见肝之病，知肝传脾"之治未病思想。可用于治疗多种由于肝脏功能失调导致的内科杂病。

1. 甲亢。于教授认为，甲状腺功能亢进（甲亢）病位在肝，忧思恼怒，本病始生，治疗关键在调肝。遂秉承《黄帝内经》"木位之主，其泻以酸"，"肝苦急，急食甘以缓之，以酸泻之"的思想，以"酸泻肝木"为治疗大法，以上三味配伍共为治疗甲亢之君药组方，临床收效甚佳。

2. 消渴。于教授自拟"消渴煎Ⅰ号"，以乌梅、白芍、木瓜、天花粉、黄连、柴胡、沙参、玉竹、地骨皮组方，临床主要用以治疗以烦渴多饮或多食，口苦易怒，面赤眩晕，溲黄便秘，或胸闷胁痛，或嗳气反酸，舌苔薄黄少津，脉象多弦滑或滑数为主要表现的消渴。

3. 慢性结肠炎。于教授自拟"止泻方"，以乌梅、白芍、木瓜为主药，配伍党参、苍术、白术、茯苓、山药、诃子、肉豆蔻组方，治疗长期反复发作性腹泻，伴下腹疼、里急后重者，临床效果良好。

【药理研究】

白芍的药理研究见第 140~141 页。

乌梅，为蔷薇科落叶乔木梅 *Prunus mume*（Sieb.）Sieb .et Zucc. 的干燥近成熟果实。主要含有柠檬酸、苹果酸、琥珀酸、碳水化合物、谷甾醇、苦扁桃苷、蜡样物质、齐墩果酸样成分等。现代研究表明，乌梅不同部位药用价值及药理作用不同，对乌梅果肉、核壳和种仁进行药理作用研究发现，乌梅镇咳的有效入药部位为核壳和种仁；涩肠的有效入药部位为果肉；止泻的有效入药部位为果肉和核壳。此外，乌梅对葡萄球菌、枯草杆菌、大肠杆菌及伤寒杆菌有较强的抑制作用，乌梅丸有麻醉蛔虫的作用，可使其活动迟钝、静止，呈濒死状态，这可能是乌梅驱蛔作用的机制。

木瓜，为蔷薇科落叶灌木贴梗海棠 *Chaenomeles speciosa*（Sweet）Nakai 的干燥

近成熟果实。主要含有齐墩果酸、木瓜酚、皂苷、苹果酸、酒石酸、柠檬酸、维生素C、黄酮类、鞣质等成分。实验显示，木瓜冲剂能减轻大鼠皮下注射四氯化碳（CCl_4）引起的肝细胞脂变及肝细胞坏死，防止肝细胞肿胀和气球样变，能促进肝细胞的修复，使谷丙转氨酶（ALT）显著降低，说明木瓜对肝脏有保护作用。木瓜对胃肠平滑肌具有松弛作用，可为木瓜和胃化湿的功效提供一定的药理学依据。

参考文献

[1] 陈林，陈鸿平，刘友平，等.乌梅不同部位药理作用研究[J].中国药房，2007，18（27）：2089-2090.

[2] 王炳恒.浅谈乌梅在临床中的应用[J].河南中医，2012，32（8）：1077-1078.

[3] 谢海伟，文冰.木瓜药理成分及产品开发研究进展[J].生命科学研究，2012，16（01）：79-84.

（编者：刘岩）

桂枝　甘草

【药性功效】

桂枝，又名柳桂、嫩桂枝、桂枝尖等，主产于广西、广东及云南等地。味辛、甘，性温，归心、肺、膀胱经。具有发汗解肌，温通经脉，助阳化气，平冲降气的功效。临床常入煎剂服用，常用量为3~10g。《神农本草经》言其："治上气咳逆、结气、喉痹吐吸，利关节。"《本经疏证》对桂枝的功效进行了总结，曰其："能利关节，温通经脉……其用之道有六：曰和营，曰通阳，曰利水，曰下气，曰行瘀，曰补中。其功最大、施之最广，无如桂枝汤，则和营其首功也。"

甘草，又名国老、甜草、甜根子，主产于新疆、内蒙古、宁夏、山西、河北、甘肃等地。味甘，性平，归心、肺、脾、胃经。具有补脾益气，祛痰止咳，缓急止痛，清热解毒，调和诸药的功效。内服常入煎剂，常用量为3~9g，大剂量可用至30~60g；外用适量，煎水洗渍或研末敷。不宜与京大戟、芫花、甘遂、海藻同用；不可与鲤鱼同食，同食会中毒。南朝医学家陶弘景将甘草尊为"国老"，言："此草最为众药之王，经方少有不用者。"李时珍在《本草纲目》中言："诸药中甘草为君，治七十二种乳石毒，解一千二百草木毒，调和众药有功，故有'国老'之号。"

【作用特点】

桂枝，辛能发散，甘能调和，温能祛寒，既入气分（卫分），又入血分（营分），又因其入心、肺、膀胱经，故既可发散风寒，又能温里祛寒；既可调和营卫，又能调和阴阳。其一，发汗解肌。对外感风寒，不论表实无汗、表虚有汗及阳虚受寒者，均宜使用。对外感风寒，表实无汗者，常与麻黄同用，如麻黄汤（《伤寒论》）；对外感风寒，表虚有汗者，常与芍药配伍，如桂枝汤（《伤寒论》）。其二，温通经脉。对寒凝血滞诸痛证及心悸，如胸阳不振，心脉瘀阻，胸痹心痛者，桂枝能温通心阳，常与枳实、薤白同用，如枳实薤白桂枝汤（《金匮要略》）；对妇女寒凝血滞，月经不调，经闭痛经，产后腹痛，桂枝既能温散血中之寒凝，又可宣导活血药物，以增强化瘀止痛之效，多与当归、吴茱萸或茯苓等同用，如温经汤、桂枝茯苓丸（《金匮要略》）。其三，助阳化气。既可温扶脾阳以助运水，又可温肾阳、逐寒邪以助膀胱气化，而行水湿痰饮之邪，为痰饮证、蓄水证的常用药。对脾阳不运，水湿内停所致的眩晕、心悸、咳嗽，常与茯苓、白术同用，如苓桂术甘汤（《金匮要略》）；对膀胱气化不行，水肿、小便不利者，每与茯苓、猪苓、泽泻等同用，如五苓散（《伤寒论》）。桂枝重用还可平冲降逆，为治冲逆的要药。对阳虚寒邪上逆所致奔豚，可加重桂枝的用量，如桂枝加桂汤。

甘草，味甘能缓能补，又因其归心、肺、脾、胃经，故具有止咳祛痰，平喘，补益心脾，益气复脉，缓急止痛，调和诸药的作用。临床用甘草，有生甘草、炙甘草、甘草梢之别。生甘草偏于清热解毒，炙甘草偏于润肺和中，甘草梢则偏于清热利尿。其一，止咳祛痰，平喘。对寒热虚实各种咳喘，多可伍用，如二陈汤、苓甘五味姜辛汤、桑杏汤、甘草干姜汤等。其二，补益心脾，益气复脉。对心气不足所致脉结代、心动悸及脾气虚弱之证，可用桂枝甘草汤、炙甘草汤及四君子汤等。其三，缓急止痛。用于治疗脘腹、四肢挛急疼痛等证，如芍药甘草汤。其四，解毒。常用生甘草。对热毒疮疡、咽喉肿痛及药物、食物中毒等，常与其他清热解毒药同用，如仙方活命饮。另外，本品兼有利尿作用，临床常以甘草梢作为治疗热淋尿痛的辅助药。

【配伍应用】

桂枝与炙甘草伍用，见于《伤寒论》之桂枝甘草汤，治疗"发汗过多，其人叉手自冒心，心下悸，欲得按者"。于教授认为，桂枝味辛，能散能润能行；甘草味甘，能补能和能缓。二药配伍，辛甘发散为阳，也含有"辛甘养阳"之意，具有较强的温通心阳，振奋脾阳，温经通脉的作用。此外，桂枝得甘草，亦可缓解桂枝动血之弊。于教授常以此药对治疗心悸怔忡，虚寒型胃脘痛，冲任虚寒引起的月经不调、痛经、经闭等。具体应用如下：

1．病态窦房结综合征（心阳不振）。主症：心悸气短，面色㿠白，四肢欠温，胸闷自汗，舌淡胖大，苔白，脉象迟缓或结代。治则：补益心气，温通心阳。方选"自拟参芪桂枝甘草汤"：炙黄芪 30g，太子参 30g，桂枝 10g，炙甘草 10g，浮小麦 30g（养心气），石菖蒲 15g（开心窍）。若肾阳不足兼见畏寒肢冷，脉结代明显，可选用炙甘草汤加减。

2．痛经（下焦虚寒，瘀血内停）。方选"自拟温经汤"：桂枝 10g，炙甘草 10g，当归 15g，白芍 15g，炮姜 10g，艾叶 10g，香附 10g，桃仁 10g，红花 10g。

3．肩周炎（风寒痹）。方选"肩周炎合剂"：桂枝 10g，羌活 10g，防风 10g，威灵仙 10g，炙甘草 10g，姜黄 15g，当归 15g，蜈蚣 1 条。

4．胃脘痛（脾胃虚寒）。方选自拟"胃痛Ⅳ号"：桂枝 9g，白芍 18g，炙甘草 10g，黄芪 30g，海螵蛸 15g，浙贝母 10g，白及 10g，丹参 30g。

【药理研究】

桂枝，是樟科植物肉桂 *Cinnamomum cassia* Presl 的干燥嫩枝。其挥发油类成分主要为桂皮醛、桂皮醇，有机酸类成分以桂皮酸为主，还含有香豆素类成分、β–谷甾醇及硫酸钾结晶等。桂枝的皮中尚含有葡萄糖苷。药理研究证实，桂枝具有明显的镇痛解痉作用，因能作用于大脑感觉中枢，提高痛阈而具有镇痛效果，以桂枝醇提液镇痛明显。桂枝的主要成分桂皮醛、桂皮酸钠具有扩张血管、促进发汗的作用，这可能是其发汗解表的药理学基础。桂皮醛在体外能够明显抑制胶原蛋白和凝血酶诱导的大鼠血浆中血小板的聚集，在体内能够显著延长小鼠断尾后的出、凝血时间，推测这与桂枝温通经脉相关。

甘草，是豆科植物甘草 *Glycyrrhiza uralensis* Fisch.、胀果甘草 *Glycyrrhiza inflata* Bat. 或光果甘草 *Glycyrrhiza glabra* L. 的干燥根。主要含有甘草甜素、甘草黄苷、甘草次酸、总黄铜、甘露醇、葡萄糖、蔗糖、苹果酸、桦木酸、天冬酰胺、微量挥发油及淀粉等成分。甘草次酸胆碱盐对豚鼠吸入氨水和电刺激猫喉上神经引起的咳嗽有明显的抑制作用，其可能具有中枢性镇咳作用。甘草还能促进咽部和支气管黏膜分泌，使痰易于咯出，呈现祛痰镇咳作用。甘草次酸和总黄铜（FM100）能抑制胃酸分泌，还能促进溃疡愈合。甘草苯骈呋喃和甘草皂苷能明显抑制流感病毒，甘草葡聚糖尚有抗真菌作用，对金黄色葡萄球菌、溶血性链球菌、结核杆菌、白喉棒状杆菌等的呼吸、蛋白质的合成、核糖核酸的形成均有强烈的抑制作用。以上为甘草的补脾益气，祛痰止咳，缓急止痛，清热解毒功效提供了药理学依据。

桂枝甘草汤的现代药理作用主要体现在抗血栓、抗心律失常、抗心肌缺血和抗突变等方面，而临床应用中以治疗心血管系统疾病如心律失常、低血压、心神经官能症等居多。还有诸多研究表明，包含桂枝、甘草药对的方剂，包括桂枝甘草龙骨牡蛎汤、桂枝甘草汤、炙甘草汤等，被广泛应用于心律失常、原发性低血压、心肌缺血再灌注损伤等心血管疾病的临床治疗。

参考文献

[1] 许源，宿树兰，王团结，等. 桂枝的化学成分与药理活性研究进展 [J]. 中药材，2013，36（04）：674-676.

[2] 于辉，李春香，宫凌涛，等. 甘草的药理作用概述 [J]. 现代生物医学进展，2006，6（04）：77-79.

[3] 武志强，何敏，史玉荣，等. 桂枝甘草汤的药理作用与临床应用研究进展 [J]. 中药与临床，2014，5（03）：50-53.

[4] 刘萍，王平. 桂枝甘草药对对心血管系统影响的探析 [J]. 世界科学技术（中医药现代化），2010，12（06）：929-931.

（编者：朱林平）

第八章　软坚散结化积类

在于教授常用配伍中，凡具有消散积聚、软化癥瘕等作用的药对，均归纳于本章之中，主要用来治疗因痰浊瘀血等结聚而形成以结块诸证为主的各种病证。在使用此类药对时应注意：其一，此类药对常具咸寒之性，使用时应固护脾胃。其二，此类药对常含有破血行气药物，使用时应防其伤正之弊。

海螵蛸　浙贝母

【药性功效】

海螵蛸，又名乌贼骨，主产于辽宁、江苏、浙江等沿海地区。味咸、涩，性微温，归肝、肾经。具有固精止带，收敛止血，制酸止痛，收湿敛疮的功效。临床常入汤剂煎服，常用量为 6-12g；也可做成散剂；亦可外用。《本草蒙筌》言本品："医科切要药。主女子漏下赤白，经汁血闭，阴蚀肿痛；治妇人寒热癥瘕，惊气入脐，环腹疼痛；去目睛浮翳，收疮口腐脓。"

浙贝母，又名浙贝、大贝、象贝、元宝贝、珠贝，主产于浙江。味苦，性寒，归肺、心经。具有清热化痰，散结消痈的功效。临床常入汤剂煎服，常用量为 3-10g。不宜与乌头类药材同用。《本草纲目拾遗》言本品："解毒利痰，开宣肺气，凡肺家夹风火有痰者宜此。"

【作用特点】

海螵蛸，味咸能软坚散结，涩则能敛，性温味涩则能收湿，又因其归肝、肾经，故内服能固精止带，收敛止血，制酸止痛；外用能收湿敛疮。其一，固精止带。对肾失封藏之遗精、滑精，常与山茱萸、菟丝子等同用。其二，收敛止血。对崩漏，常与蒲黄末、棕榈炭、五倍子等同用。其三，制酸止痛。对胃酸过多之胃脘痛，常与瓦楞子、浙贝母等同用，如乌贝散。其四，收湿敛疮。对湿疮湿疹，宜外用，可与黄柏、青黛等配伍。

浙贝母，寒能清热，苦则降泄解毒，又因其归肺、心经，故内服可清化热痰，散结消痈。其一，清热化痰。对痰热郁肺之咳嗽，常与瓜蒌、知母等同用。其二，散结消痈。对痰火瘰疬，常与牡蛎、昆布等同用。《本草正》言本品："大治肺痈肺痿，咳喘，吐血，衄血，最降痰气，善开郁结，止疼痛，消胀满，清肝火，明耳目，除时气烦热，黄疸，淋闭，便血，溺血；解热毒，杀诸虫及疗喉痹，瘰疬，乳痈发背，一切痈疡肿毒，湿热恶疮，痔漏，金疮出血，火疮疼痛，较之川贝母，清降之功，不啻数倍。"

【配伍应用】

海螵蛸与浙贝母伍用，见于《中华人民共和国药典》2000 年版之"乌贝散"。海螵蛸，味涩性温，长于收敛止血，制酸，止带，涩精；浙贝母，味苦性寒，功专清热化痰，开郁散结。两药相伍，一温一寒，相反相成；一收一泄，收散并举，共奏收敛制酸，散结止血之功。临床上，于教授主要将该药对用于慢性胃炎、反流性食管炎、胃及十二指肠溃疡，因脾胃不和，肝郁血瘀，脾胃虚寒而引起的胃脘疼痛、嘈杂、吐酸，以及黑便、吐血（便血）等证。

1. 脾胃不和引起的胃痛、吐酸等。于教授选用自拟方"胃痛 1 号"加减：柴胡 10g，香附 10g，枳壳 10g，陈皮 10g，延胡索 10g，海螵蛸 15g，浙贝母 10g，炙甘草 10g，煅瓦楞子 15g。

2. 气郁血瘀引起的胃痛、吐酸等。于教授选用自拟方"胃痛 2 号"加减：丹参 30g，檀香 6g，砂仁 6g，甘松 10g，生蒲黄 10g，煅瓦楞子 15g，草果 10g，海螵蛸 15g，浙贝母 10g。

3. 脾胃虚寒引起的胃痛、吞酸、黑便等。于教授选用自拟方"胃痛 3 号"加减：制黄芪 30g，浙贝母 6g，海螵蛸 15g，白及 10g，煅瓦楞子 15g。

【药理研究】

海螵蛸，为乌贼科动物无针乌贼 *Sepiella maindroni de* Rochebrune 或金乌贼 *Sepia esculenta* Hoyle 的干燥内壳。主要成分为碳酸钙，还含有少量的磷酸钙、氯化钠及镁盐等。该药主要含有无机钙盐，所以可用作制酸剂，尤以胃酸过多为首选。该药补钙作用也很明显，常用于各种原因引起的缺钙，作用平和持久。其收敛作用源于乌贼骨富含钙，可中和胃酸；另外在皮肤、黏膜（包括体内）表面确有抑制分泌、收敛、降低血管通透性的作用。此外，该药的提取物和依地酸（EDTA）提取物（含糖及蛋白质）对鼠实体肉瘤 -180 有抑制作用，这可能为其收敛作用提供了药理学依据。有药理研究发现，该药的提取物有一定的抗辐射作用。《药性论》记载该药有微毒，目前国内外对其内服和外用相关的毒理学研究较少，为考察其临床用药安全性，有学者特对其进行了一般药理学研究。研究结果表明，海螵蛸对中枢神经系统无兴奋或抑制作用，这有利于使用该药的患者正常工作与生活；对麻醉猫的心血管及呼吸系统功能亦无显著影响，说明该药的临床指导用量是安全可靠的。至于长期服用对人体是否有影响，需要进一步研究。

浙贝母，为百合科植物浙贝母 *Fritillaria thunbergii* Miq. 的干燥鳞茎。其主要化学成分为贝母新碱、贝母碱（贝母素甲）、贝母芬碱、贝母定碱、去氢贝母碱（贝母素乙）、浙贝丙素、浙贝酮、贝母替定碱等。贝母素甲和贝母素乙对支气管平滑肌有明显的松弛作用，贝母素甲的作用类似阿托品，贝母素乙能直接兴奋支气管平滑肌，这为浙贝母止咳作用提供了药理学依据。

参考文献

[1] 林乾良 . 海洋动物药的临床应用 [J]. 浙江中医学院学报，1987，11（06）：12-14.

[2] 蔺爽，曲晓波，胡丽娜，等 . 动物药整理研究（十）海螵蛸 [J]. 吉林中医药，2009，29（10）：882-883.

[3] 王慧，唐菲，刘维俊 . 海螵蛸一般药理实验研究 [J]. 中国热带医学，2010，10（06）：713-714.

[4] 夏继成 . 常用中药浙贝母的研究进展 [J]. 黑龙江科技信息，2012，（04）：38.

（编者：郑玲玲）

穿山甲　王不留行

【药性功效】

穿山甲，又名山甲片、甲片，主产于广东、广西、云南、贵州等地。味咸，性微寒，归肝、胃经。具有活血，下乳，消肿，排脓等功效。临床常入汤剂煎服，常用量为 3~10g，一般炮制后用，分为炮山甲、醋山甲，或入散剂；外用适量，研末撒或调敷。《本草纲目》言本品："除痰疟寒热，风痹强直疼痛，通经脉，下乳汁，消痈肿，排脓血，通窍杀虫。"

王不留行，又名王不留、麦蓝菜等，主产于河北、山东、辽宁、黑龙江等地，以河北省产量最大。味苦，性平，归肝、胃经。具有活血通经，下乳消痈，利尿通淋的功效。临床多煎汤服，常用量为 5~10g。《神农本草经》载本品："治金创，止血逐痛，出刺，除风痹内寒。"《名医别录》言其："止心烦鼻衄，痈疽恶疮，瘘乳，妇人难产。"

【作用特点】

穿山甲，味咸，微寒能清热，又因其归肝、胃经，故入肝经能活血通经，透达关窍。其一，通经下乳。用于产后乳汁不通，可单味为末，黄酒送服，谓之涌泉散（《本草纲目》）。为增强下乳功效，多与王不留行配伍；若产后气血两虚而乳汁稀少，可与益气补血的黄芪、当归等药同用；若因肝气郁滞而致乳汁不下，可与当归、柴胡、川芎等同用。其二，消肿排脓。能使痈肿未成脓者消，已化脓者速溃，在临床上常与皂角刺、乳香、没药、金银花等同用；用于疮痈初起，常配伍金银花、天花粉、皂角刺等以清热解毒、活血消痈，如仙方活命饮（《校注妇人良方》）；治疮痈脓成未溃，则配伍黄芪、当归、皂角刺以托毒排脓，如透脓散（《外科正宗》），痈疽已溃者忌用。其三，活血消癥。本品既能活血祛瘀，又能消癥通经。治疗癥瘕，可配伍鳖甲、大黄、赤芍等，如穿山甲散（《妇人大全良方》）；治疗血瘀经闭，可配伍当归、红花、桃仁。

王不留行，味苦能泄，又因其归肝、胃经，故能入血分，性走而不守，能通经络而达病所。其一，活血通经。对痛经、经闭由肝气郁滞所致者，可与香附、郁金等配伍，以使气行血活；王不留行以善于行血而知名，"虽有王命不能留其行"，但对流血不止者，它又可以止血。其二，催生下乳。对肝气郁滞而致乳汁不通，乳房胀痛者，可与穿山甲、瞿麦等配伍。其三，消肿敛疮。治疗痈疽诸疮，可用王不留行汤（王不留行、东南桃枝、东引茱萸根皮各五两，蛇床子、牡荆子、苦竹叶、蒺藜子各三升，大麻子一升，以水二斗半，煮取一斗，频频洗之。——引自《本草纲目》）。

【配伍应用】

穿山甲与王不留行配伍，见于《卫生宝鉴》之涌泉散。穿山甲，长于活血化瘀，通经下乳，消肿排脓。王不留行，功专活血通经，下乳消痈，利尿通淋。于教授认为，穿山甲与王不留行皆入肝经，穿山甲其性走窜，专于通经活血；王不留行能走血分，乃阳明冲任之药。二者合用，走而不守，善通血脉，尤善通行肝经之血脉。临床凡肝经血脉瘀滞而引发的病症，皆可以二药合而治之。

1. 产后乳汁不下（乳房属足阳明胃经，乳头属足厥阴肝经）。方药：炮甲珠10g，王不留行20g，猪蹄1个，水煎服（煎汤食肉），每日一剂。俗语说："穿山甲，王不留，妇人服了乳长流。"这足以证明二药合用的通经下乳作用是从实践中总结出来的经验。

2. 乳癖（乳腺小叶增生）。于教授方用自拟"消癖煎"治之：柴胡10g，炮甲珠10g，王不留行15g，三棱10g，莪术10g，全瓜蒌15g，白芷10g，赤芍10g，猫爪草15g。

3. 瘿病（甲状腺瘤或结节）。于教授方用自拟"消瘿煎"治之：柴胡10g，昆布10g，三棱10g，莪术10g，夏枯草10g，生牡蛎30g，炮甲珠10g，王不留行15g，海浮石15g，山慈菇15g。

4. 癃闭（前列腺增生）。于教授认为，前列腺增生应属中医"癃闭""癥积"（局限性增生）范畴。其病机多为"本虚标实"，本虚者以肾虚或气虚为多，标实者又以痰、湿、瘀互结，气阻水停，下窍不利为常，应辨病与辨证相结合。于教授自拟"疏肝化瘀消增煎"治之：王不留行15g，水蛭3g，土鳖虫10g，穿山甲10g，莪术10g，柴胡10g，土贝母10g，昆布10g。加减：若兼肾阳虚者，加仙茅15g，仙灵脾15g，韭菜子10g，菟丝子30g；兼脾肺气虚者，加黄芪30~60g，白术15g，茯苓15g；兼湿热明显者，加土茯苓30g，白花蛇舌草30g，石苇30g，薏苡仁30g；兼气机不畅者，加乌药10g。

【药理研究】

穿山甲，为鲮鲤科动物穿山甲 *Manis pentadactyla* Linnaeus 的鳞甲。其化学成分主要有角蛋白、多种氨基酸、胆固醇、二十三酰丁胺、L- 丝 -L- 酪环二肽、D- 丝 -L- 酪环二肽等。药理研究发现，山甲片的水煎液有明显延长大白鼠及小白鼠凝血时间和降低大白鼠血液黏度的作用；山甲片中的环二肽酸能提高小白鼠常压缺氧的耐受能力。此外，山甲片还有抗炎、抑制诱变的作用。

王不留行，为石竹科植物麦蓝菜 *Vaccaria segetalis*（Neck.）Garcke 的干燥成熟种子。其化学成分主要有三萜皂苷，黄酮苷，环肽，类脂和脂肪酸，单糖等。有研究证明，王不留行具有收缩血管平滑肌、抗肿瘤活性的作用，其抗肿瘤活性作用主要与其抗血管生成的作用相关。王不留行提取物能明显抑制胚胎发育过程中的新生血管，降低肿瘤中微血管密度，有效抑制肿瘤细胞在体内的转移。

参考文献

[1] 杨熙东 . 穿山甲的药理作用和临床应用 [J]. 中国社区医师（医学专业），2012，14（26）：194.

[2] 胡金陵，胡虹，杨丽 . 王不留行的化学成分研究 [J]. 药学研究，2014，33（02）：71-72，86.

[3] 冯磊，花慧，邱丽颖，等 . 王不留行提取物抑制血管生成的药效学研究 [J]. 中草药，2009，40（12）：1949-1952.

（编者：岳超）

山慈菇　昆布

【药性功效】

山慈菇，又名金灯花、鹿蹄草、山茨菇、慈姑、毛慈姑等，分布于华东、华南、西南及陕西、甘肃、湖北等地。味甘、微辛，性寒，有小毒，归肝、胃、肺经。具有清热解毒，消肿散结的功效。临床常煎汤服，常用量为 3~9g；外用适量。《本草再新》言其："治烦热痰火，疮疔瘰痘，瘰疬结核，杀诸虫毒。"《本草新编》言："山慈菇，玉枢丹中为君，可治怪病。大约怪病多起于痰，山慈菇正消痰之药，治痰而怪病自除也。"

昆布，又名纶布、海带、海昆布等，分布于浙江、福建沿海。味咸，性寒，归肝、胃、肾经。具有消痰软坚散结，利水消肿的功效。临床常煎汤服，常用量为 6~12g。《名医别录》云其"主十二种水肿、瘿瘤聚结气、瘘疮"。《玉楸药解》云其"泄水去湿，破积软坚""清热利水，治气臌水胀，瘰疬瘿瘤，癫疝恶疮，与海藻、海带同功"。

【作用特点】

山慈菇，味甘、微辛，性寒，有小毒*，归肝、胃、肺、经。主要作用为清热解毒，消肿散结。其一，用于实热性的疮疖肿毒，瘰疬结核等。本品味辛气寒，善泄热散结，对痈肿疔毒、瘰疬结核，内服、外敷均可应用。其二，用于食道癌及淋巴肿瘤等。山慈菇用于食道癌，常与急性子（透骨草）、制半夏、土鳖虫、石见穿等配合应用；用于淋巴肿瘤，常与昆布、海藻、夏枯草、象贝等配合应用。

昆布，味咸，性寒，归肝、胃、肾经，主要作用为清热化痰，软坚散结，为治疗瘰疬、瘿瘤之要药。其一，治瘿气结核，瘰疬肿硬。《太平圣惠方》载："昆布一两（洗去咸味），捣罗为散，每用一钱，以绵裹于好醋中浸过，含咽津觉药味尽，即再含之。"其二，治颈下卒结囊，渐大欲成瘿。《肘后备急方》云："昆布、海藻等分，末之，蜜丸如杏核大，含，稍稍咽汁，日四、五。"其三，治瘿气初结，咽喉中壅闷，不治即渐渐肿大。《太平圣惠方》曰："槟榔三两，海藻二两（洗去咸），昆布三两（洗去咸水）。上药，捣罗为末，炼蜜和丸，如小弹子大，常含一丸咽津。"

【配伍应用】

山慈菇，主要作用为清热解毒、消肿散结；昆布，为咸寒之品，咸能软坚，寒能清热，为治疗瘰疬、瘿瘤之要药。于教授认为，二药相须为用，清热化痰、软坚散结之功更强。临床上，多用于治疗气滞痰结引起的瘿瘤、瘰疬等。具体运用如下：

1. 瘿瘤（甲状腺瘤、结节，单纯性甲状腺肿）。于教授自拟"消瘿煎"治之：柴胡 10g，夏枯草 15g，昆布 10g，山慈菇 10g，生牡蛎 30g，海浮石 15g，浙贝母 10g，王不留行 15g，三棱 10g，莪术 10g，穿山甲 6~10g。

2. 瘰疬。于教授自拟"加味消瘰丸"治之：柴胡 10g，生牡蛎 30g，玄参 20g，浙贝母 15g，山慈菇 10g，昆布 10g，连翘 10g，海浮石 15g，夏枯草 15g 等。运用本方加水蛭、土元，治疗临床表现为血瘀痰阻证的"颈动脉斑块"亦有良好疗效。

---

* 关于山慈菇有小毒的问题，于教授根据临床观察认为，其毒性不大，故不将其作为有毒药物看待。

【药理研究】

山慈菇，为兰科植物杜鹃兰 *Cremastra appendiculata*（D.Don）Makino、独蒜兰 *Pleione bulbocodioides*（Franch.）Rolfe 或云南独蒜兰 *Pleione yunnanensis* Rolfe 的干燥假鳞茎，杜鹃兰是主流品种。主要有效成分为菲类化合物、简单芳香化合物、苷类、糖类等。另外，在独蒜兰中还发现了二氢菲类、联苄类、木质素类、黄烷类化合物和 1 个既可归为二氢菲类也可归为联苄类的化合物。山慈菇的药理作用主要为抗肿瘤、阻断毒蕈碱 M_3 受体、抗菌，以及对循环系统的作用（抗血管生成活性、增强骨髓造血功能、降压），还有抑制细胞分裂、抗辐射、降糖、镇静等作用。其中，在杜鹃兰假鳞茎乙醇提取物中分离出的 cirrhopetalanthrin 具有抗肿瘤作用；5,7-二羟基 -3-（3- 羟基—甲氧基苯基）-6- 甲氧基苯并二氢吡喃 -4- 酮具有抗血管生成的作用。目前推测，以上两种物质是山慈菇发挥清热解毒、消肿散结功效的物质基础。此外，有报道称，从杜鹃兰全草中提取的杜鹃兰素 Ⅰ、Ⅱ 具有较强的降血压活性，从杜鹃兰 70% 乙醇提取物中分离出的 cremastrine 具有毒蕈碱 M_3 受体阻断作用。

昆布，为海带科植物海带 *Laminaria japonica* Aresch. 或翅藻科植物昆布（鹅掌菜）*Ecklonia kurome* Okam. 的干燥叶状体。现代研究发现，昆布中主要成分为多糖、天然蛋白质、脂肪、纤维素、矿物质和核酸等，另含有不同比例的半乳糖、木糖、葡萄糖醛酸。昆布具有降血压、调节血脂、降血糖、抗凝血、抗菌、抗病毒、免疫调节、抗肿瘤、抗放射、抗氧化、抗疲劳、耐缺氧等药理作用，其药理作用在很大程度上与其多糖成分有关。总昆布氨酸和牛磺酸可能是其降血压的主要成分。昆布多糖可降低血浆中的胆固醇含量、低密度脂蛋白（LDL）含量，增加高密度脂蛋白（HDL）含量，降低动脉粥样硬化指数和血浆中脂质过氧化物浓度，还能降低糖尿病小鼠的血糖，参与糖代谢并且能调节糖尿病小鼠的蛋白质代谢，在降糖的同时促进胰岛细胞分泌胰岛素，同时具有免疫调节功能。昆布多糖硫酸酯能够延长动物实验性出血时间，增加出血量，并能显著抑制大鼠实验性动、静脉血栓的形成并有抗氧化的作用。褐藻糖胶具有抗病毒的作用。褐藻酸钠具有抗放射作用。昆布中的碘对甲状腺激素的合成和释放起着重要的调节作用，并对多种细菌及病毒有杀灭作用。有专家研究推测，昆布中的碘是其发挥软坚散结作用的物质基础。

参考文献

[1] 李琦，陈宇纵，辛海量 . 山慈菇的化学成分及药理作用研究进展 [J]. 药学实践杂志，2014，32（04）：250-253，260.

[2] 孙立靖，王彦，台杰，等 . 昆布药理作用研究概述 [J]. 中国药业，2009，18（02）：59-60.

（编者：庄园）

白术　鸡内金

【药性功效】

白术，又名桴蓟、于术、冬白术、浙术、杨桴、吴术、片术等，主产于浙江、湖北、湖南等地。味甘、苦，性温，归脾、胃经。具有健脾利水，益气养血，止汗，和中安胎的功效。临床常入汤剂煎服，常用量为6~12g。《神农本草经》中载其："主风寒湿痹，死肌，痉，疸，止汗，除热，消食。作煎饵，久服轻身，延年，不饥。"《本草备要》曰本品："苦燥湿，甘补脾，温和中。在血补血，在气补气，无汗能发，有汗能止。"

鸡内金，又名鸡胗、鸡黄皮，全国各地均产。味甘，性平，归脾、胃、小肠、膀胱经。临床常研末服用，常用量为1.5~8g。具有健胃消食，通淋化石，涩精止遗的功效。《本草纲目》言本品："治小儿食疟，疗大人淋漓、反胃，消酒积，主喉闭，乳蛾，一切口疮、牙疳诸疮。"

【作用特点】

白术，味甘能淡渗，苦温燥湿，又因其归脾、胃经，入脾胃能健脾和胃，益气利水。其一，健脾利水。治疗小便不利，水肿腹胀，腹痛下利，可配伍茯苓、泽泻、黄芪、猪苓、桂枝、附子等，方如五苓散、猪苓汤、真武汤等。其二，益气养血。白术同补气生血药同用，可增强此类药物的补益作用，治疗气血两虚，面色苍白或萎黄，头晕耳眩，四肢倦怠，气短懒言，心悸怔忡等，可配伍党参、茯苓、甘草、黄芪、白芍、当归、熟地黄等，方如八珍汤、升阳益胃汤等。其三，和中安胎。妇人怀胎之后，易出现妊娠呕吐、胸闷、不食等症状，白术可和中安胎，常配伍陈皮、茯苓、藿香、生姜等；兼有胎热者，还可配伍黄芩、白芍；兼有肾虚者，可配伍桑寄生、杜仲、山药、熟地黄、黄芪、党参等，方如泰山磐石散、白术散、安胎白术汤（黄芩、白术、杜仲）等。另外，白术可配伍黄芪、防风、牡蛎等，发挥益气固表止汗的作用，如玉屏风散；配伍党参、茯苓、白扁豆、山药等，发挥健脾祛湿止泻的功效，如参苓白术散；配伍枳壳、陈皮、山楂、神曲、麦芽等，发挥消痞化滞的功效，如枳术丸、白术枳实散等。

鸡内金，味甘，归脾、胃经能健胃消食，归膀胱经能涩精止遗。其一，健胃消食。对大人脾胃虚弱导致饮食停滞，出现腹胀、呕吐、泄泻等，皆可使用，常配伍山楂、麦芽、陈皮、半夏等，或配伍白术、山药、使君子、槟榔等治疗小儿疳积。其二，通淋化石。《医林集要》以本品"烧存性"，治疗小便淋漓，痛不可忍，临床常配伍海金沙、金钱草、川楝子、延胡索、郁金、白芍、柴胡等治疗胆结石，或配伍车前子、冬葵子、瞿麦、萹蓄等治疗石淋。其三，涩精止遗。《本草经疏》称："其气通大肠、膀胱二经，有热则泄痢遗溺，得微寒之气则热除，而泄痢遗溺自愈矣。"可配伍菟丝子、桑螵蛸等治疗遗尿。另外，鸡内金单独使用可治疗小儿腹泻、口腔溃疡等。

【配伍应用】

白术与鸡内金伍用见于《医学衷中参西录》之健脾化痰丸。于教授认为，白术具有健脾燥湿之功，鸡内金有健胃消食之效，二者配伍，一消一补，消补结合，共奏调健脾胃，消食化积之功。临床应用如下：

1. 积聚肥气（脂肪肝）。于教授自拟"疏肝降脂煎"治之：柴胡10g，三棱10g，莪术10g，郁金10g，炒白术15g，鸡内金10g，泽泻30g，枳壳10g，炙鳖甲20g^{先煎}，炙甘草10g，茯苓15g，生山楂10g，荷叶10g。

2. 消化不良。该药对尤擅治疗脾胃虚弱所致的食欲不振，食化不消，痰多色白等，于教授常用方：陈皮10g，半夏10g，茯苓15g，炒（生）白术15g，鸡内金10g，六神曲15g，生山楂10g，炒麦芽15g，炙甘草10g。

3. 泌尿系结石。于教授自拟"于氏排石汤"治之：石苇30g，冬葵子15g，车前草 30g，滑石 15g^{包煎}，金钱草 30g，海金沙 30g^{包煎}，鸡内金 15g，牛膝 30g，白术 15g。本方中鸡内金有助于排石，张锡纯谓之"为鸡之脾胃，中有瓷、石、铁，皆能消化"故亦可排石，配伍白术防苦寒败胃而致腹泻之弊。

【药理研究】

白术，为菊科植物白术 *Atractylodes macrocephala* Koidz. 的干燥根茎，主要含有苍术酮和苍术醇挥发油、白术多糖及内脂类等成分。药理研究表明，白术糖复合物具有促进小肠隐窝细胞（IEC-6）超微结构发生分化，以及促进分化标志物之一绒毛蛋白（villin）表达的作用从而达到修复胃肠黏膜的效果。在对白术内酯Ⅰ、Ⅲ的活性研究中发现，白术内酯Ⅰ具有提高唾液淀粉酶活性、促进肠壁吸收、调节肠道功能的显著作用，这为白术健脾功效提供了佐证。白术对子宫平滑肌的收缩有抑制作用，可能是其安胎作用的科学依据。同时，白术能使腹膜孔数量增加，是消腹水的有效药物，这可能是其淡渗利湿作用的药理学基础。另外，白术有调节免疫、抗肿瘤、抗炎、抗菌、抗衰老等作用。

鸡内金，为雉科动物家鸡 *Gallus gallus domesticus* Brisson 的干燥砂囊内壁。主要含有胃泌素、角蛋白、淀粉酶、多种维生素与微量元素，以及 18 种氨基酸。口服鸡内金后胃液分泌量、酸度及消化力均见增高，表现在胃运动期的延长及蠕动波的增强。因为胃运动增强，所以胃排空率也加快。这证明了鸡内金健胃消食的功效。

参考文献

[1] 王洲，李茹柳，徐颂芬，等. 白术糖复合物对 IEC-6 细胞分化及绒毛蛋白表达的影响 [J]. 中药材，2010，33（6）：938-944.

[2] 凌宗全. 白术化学成分及药理作用研究进展 [J]. 内蒙古中医药，2013，32（35）：105-106.

[3] 金伶佳. 鸡内金炮制工艺及质量标准规范化研究 [D]. 辽宁中医药大学，2012.

（编者：张贺翔）

鳖甲 莪术

【药性功效】

鳖甲，又名上甲、鳖壳、甲鱼壳、团鱼壳、团鱼盖、团鱼甲、鳖盖子，主产于湖北、安徽、江苏、河南、湖南、浙江、江西等地。味甘、咸，性寒，归肝、肾经。具有滋阴潜阳，退热除蒸，软坚散结之功效。可煎汤内服，常用量为 10~30g，先煎；亦可熬膏或入丸、散；外用适量，烧存性，研末撒或调敷。《本草汇言》言其："除阴虚热疟，解劳热骨蒸之药也。厥阴血闭邪结，渐至寒热，为癥瘕，为痞胀，为疟疾，为淋沥，为骨蒸者，咸得主之。"

莪术，又名莪药、莪茂、青姜、黑心姜、山姜黄等，主产于台湾、福建、江西、广东、广西、四川、云南等地。味辛、苦，性温，归肝、脾经。具有破血行气，消积止痛之功效。临床多煎汤内服，常用量为 3~15g；或入丸，散；外用适量，醋制后可加强祛瘀止痛作用。《本草经疏》言其："能调气通窍，窍利则邪无所容而散矣……主霍乱冷气吐酸水及饮食不消……又疗妇人血气结积，丈夫奔豚，入肝破血行气故也。"

【作用特点】

鳖甲，味甘能补，咸能软坚散结，寒能退热，又因其入肝、肾二经，故有滋补肝肾之阴以潜降亢阳、退热除蒸、软坚散结之功效。其一，滋阴潜阳。常与龟甲、生地黄等同用以滋补肝肾，如保阴煎。其二，退热除蒸。治疗热邪深入下焦，脉沉数，舌干齿黑，可与白芍、麦冬等同用，加强滋阴除热之功效，如二甲复脉汤。其三，软坚散结。治疗肝脾肿大，癥瘕积聚，常与牡丹皮、桃仁、厚朴等活血化瘀、行气化痰药配伍，如鳖甲煎丸。

莪术，苦泻辛散温通，既入血分，又入气分，又因其归肝、脾经，故有破血行气，消积止痛之功效。其一，破血行气。用于气滞血瘀，食积日久而成的癥瘕积聚，常与三棱相须为用。其二，消积止痛。用于食积不化之脘腹胀痛，可配伍青皮、槟榔，如莪术丸。本品尚能消肿止痛，可用于跌打损伤，瘀肿疼痛，常与祛瘀疗伤药同用。

【配伍应用】

鳖甲，具有滋阴潜阳、退热除蒸、软坚散结之功效；莪术，具有破血行气、消积止痛之功效。于教授认为，两药均有破血消积，去除癥瘕之功效，相须为用，相得益彰。但因鳖甲甘而能补，咸寒入肾，其滋阴除蒸之力较强；莪术性温，可佐制鳖甲之寒，一寒一温谓之平也。于教授在临床上主要用该药对治疗湿热瘀血型积聚（脂肪肝、肝炎、肝硬化、高脂血症）等。其应用如下：

1. 慢性肝炎、肝硬化。

（1）肝郁脾虚型：慢性肝炎肝郁脾虚证临床上以胁肋瘀痛，面色少华，周身乏力，食欲不振，腹胀便溏，舌质淡暗有齿痕，舌苔薄白，脉弦细或弦为辨证要点，根据《黄帝内经》"木郁达之"，《难经》"见肝之病，知肝传脾，当先实脾"等理论，于教授自拟"健脾消肝方"治之，主要药物有柴胡、枳壳、桔梗、白芍、三棱、莪术、炙鳖甲、党参、白术、鸡内金、厚朴等。

（2）肝脉瘀阻型：根据《黄帝内经》"损者益之""坚者消之"理论，对耗伤肝阴，肝脉瘀结成积所致的慢性肝炎、肝硬化，于教授自拟"滋阴消肝汤"治之，主要药物有沙参、枸杞子、当归、生地黄、牡丹皮、赤芍、生牡蛎、莪术、制鳖甲、川楝子等。

2. 脂肪肝。

（1）肝郁脾虚型：症见性情郁闷，两胁肋胀满或疼痛，形体肥胖，神疲乏力，腹胀便溏，面部或双下肢水肿，面色萎黄，或纳少嗳气，舌质淡红或胖大，边有齿痕，脉弦细或弦缓（肝功能检查多正常）。于教授自拟"疏肝降脂煎"治之：柴胡 10g，三棱 10g，莪术 10g，郁金 10g，炒白术 15g，泽泻 15g，枳壳 10g，制鳖甲 12g^{先煎}，炙甘草 10g，茯苓 15g，生山楂 10g，荷叶 10g。

（2）湿热瘀血型：症见右胁下疼痛或不适，肝大有压痛，口黏口苦，烦躁易怒，恶心欲呕，头晕目眩，面垢或面色黑滞，舌质紫黯或有瘀点瘀斑，舌苔黄腻，脉弦滑或弦滑数。于教授自拟"清肝降脂煎"治之：柴胡 10g，茵陈 15g，虎杖 15g，鸡骨草 15g，三棱 10g，莪术 10g，制鳖甲 12g^{先煎}，决明子 15g，川楝子 10g，生牡蛎 12g^{先煎}，泽泻 15g，炒白术 10g。

【药理研究】

鳖甲，为鳖科动物鳖 *Trionyx sinensis* Wiegmann 的背甲。经研究，鳖甲中主要含有动物胶、骨胶原、角蛋白、氨基酸、碘质、维生素 D、磷酸钙、碳酸钙及锌、铜、锰等微量元素。现代药理研究表明，本品具有抗肝纤维化、抗肺纤维化及抗肿瘤和调节免疫等作用。研究表明，鳖甲煎煮液能预防和治疗大鼠肝纤维化，其机制可能与抗脂质过氧化、改善肝组织病理、改善肝功能、调控细胞因子水平而发挥抑制肝星状细胞活化增殖及细胞外基质合成和分泌有关，可为鳖甲软坚散结功效提供药理学依据。

莪术，为姜科植物蓬莪术 *Curcuma phaeocaulis* Val.、温郁金（又名温莪术）*C. wenyujin* Y. H. Chen et C. Ling 或广西莪术（又名桂莪术）*C.kwangsiensis* S. G. lee et C. F. Liang 的干燥根茎。主要含有挥发油、姜黄素及多糖类等成分。当前，对莪术化学成分的研究多集中于其挥发油。药理学研究表明，本品具有抗肿瘤、抗血小板聚集、抗菌、抗病毒、抗化疗、提高机体免疫力及改善胃动力的作用。有研究表明，莪术提取物的抗癌作用可通过抑制体外培养的 HepG2 细胞生长并诱导其凋亡来表现，可能是通过抑制 HepG2 细胞环氧化酶 –2（COX–2）和血管内皮生长因子（VEGF）基因表达而发挥作用。可为莪术消积功效提供药理学依据。有研究表明，莪术二酮具有抗凝血和抗血栓形成的作用，其机制可能与抑制血小板聚集及升高一氧化氮（NO）含量有关。因此，推测莪术二酮可能是莪术破血行气功效的主要有效成分之一。

参考文献

[1] 高学敏 . 中药学 [M]. 北京：中国中医药出版社，2002.

[2] 李彬，郭力城 . 鳖甲的化学成分和药理作用研究概况 [J]. 中医药信息，2009，26（01）：25–27.

[3] 高建蓉，陶君，张赤志，等 . 鳖甲防治肝纤维化实验研究 [J]. 中华中医药学刊，2008，26（11）：2462–2471.

[4] 张炜，刘雯，覃洁萍 . 中药莪术的研究概况 [J]. 广西科学院学报，2006，22（S1）：481–486.

[5] 唐渊，李晓辉 . 莪术提取物对肝癌细胞系 HepG2 的抗癌作用及机制研究 [J]. 中国药理学通报，2007，23（06）：790–794.

[6] 王秀，夏泉，许杜娟，等 . 莪术中莪术二酮抗凝血和抗血栓作用的实验研究 [J]. 中成药，2012，34（03）：550–553.

（编者：杜武勋）

玄参　牡蛎　浙贝母

【药性功效】

玄参，又名元参、浙玄参、黑参、重台、鬼藏、正马、鹿肠、端、玄台等，主产于浙江、四川、湖北等地，以浙江产者为优。味甘、苦、咸，性微寒，归肺、胃、肾经。具有清热凉血，滋阴降火，解毒散结的功效。临床常入汤剂煎服，常用量为9~15g。《本草纲目》言本品："滋阴降火，解斑毒，利咽喉，通小便血滞。"

牡蛎，又名左牡蛎、海蛎子壳、左壳，主产江苏、福建、广东、浙江、河北、辽宁及山东等沿海一带。味咸，性微寒，归肝、胆、肾经。具有重镇安神，潜阳补阴，软坚散结的功效。临床常入汤剂煎服，有生用、煅用之别，常用量为9~30g，先煎。《药性切用》言本品："涩精敛汗，潜热益阴，为虚热上浮专药。又能软坚消瘿，潜热生研，涩托火煅。"

浙贝母，又名浙贝、大贝、象贝、元宝贝、珠贝，主产于浙江。味苦，性寒，归肺、心经。具有清热化痰，散结消痈的功效。临床常入汤剂煎服，常用量为3~10g。不宜与乌头类药材同用。《本草纲目拾遗》言本品："解毒利痰，开宣肺气，凡肺家夹风火有痰者宜此。"

【作用特点】

玄参，味甘、苦、咸，性微寒，能清热凉血，又因其归肺、胃、肾经，故入肺可清内外之热，入胃能泻火解毒，入肾能滋阴。其一，清热凉血。用于外感风热犯肺、肺热咳嗽、肺痨等，可配伍百合、知母等，以清肺家燥热，解毒消火；用于阳明火热所致的周身痰结热痛、头痛、热毒、虚烦等，可配伍栀子、生石膏、淡豆豉。其二，滋阴降火。用于阴虚火旺所见的身热、烦渴、舌绛、发斑、骨蒸劳嗽、虚烦不寐、津伤便秘、目涩昏花、咽喉肿痛等，临床常配伍熟地黄、山茱萸等。

牡蛎，味咸，性微寒，又因其归肝、胆、肾经，故生用入肝经可潜阳补阴，入肾经可软坚散结；炙用可收敛固涩，重镇安神。其一，潜阳补阴。用于阴虚阳亢所致的烦躁不宁，心悸失眠，可与龙骨、龟甲、白芍配伍，以增强平肝潜阳之功。其二，软坚散结。可用于痰火郁结所致的瘰疬，配伍浙贝母、玄参，如消瘰丸。其三，收敛固涩。常配伍浮小麦、麻黄根治疗虚汗、遗精等；配伍沙苑子、芡实治疗肾虚不固，如金锁固精丸等。其四，重镇安神。常配伍龙骨、桂枝，治疗多梦失眠等，如《伤寒论》中的桂枝甘草龙骨牡蛎汤。

浙贝母，寒能清热，苦则降泄解毒，又因其归肺、心经，故其内服可清化热痰，散结消痈。其一，清热化痰。用于痰热郁肺之咳嗽，常配伍瓜蒌、知母等。其二，散结消痈。用于痰火瘰疬，常配伍牡蛎、昆布等。《本草正》言本品："大治肺痈、肺萎、咳喘、吐血、衄血，最降痰气，善开郁结，止疼痛，消胀满，清肝火，明耳目，除时气烦热、黄疸淋闭、便血溺血；解热毒，杀诸虫，及疗喉痹、瘰疬、乳痈发背、一切痈疡肿毒、湿热恶疮、痔漏、金疮出血、火疮疼痛，较之川贝母，清降之功，不啻数倍。"

【配伍应用】

玄参、牡蛎、浙贝母三药配伍，见于《医学心悟》之消瘰丸。于教授认为，玄参质润色黑，又名黑参，主入肾经，为壮水滋阴、泻无根浮游之火之要药。因其味咸，咸能软，故又具有软坚散结之作用。牡蛎，咸寒，为贝壳类药物，入肝、肾经，其质重坠下行，以平肝潜阳，软坚散结见长。浙贝母，大苦大寒，其性味俱厚，清降之力巨佳。《本草正》言本品："最降痰气，善开郁结"，故浙贝母功专清热化痰，降气开郁散结。三药合参，相使为用，共奏滋阴降火，清热化痰，降气开郁，软坚散结之功。于教授用该药对主要治疗因阴虚火旺、炼湿成痰或肝郁化火、痰火郁结而引起的瘰疬、痰核、瘿瘤等（见于慢性淋巴结炎、颈部淋巴结结核、甲状腺结节、甲状腺瘤等）。对多种赘生物亦有较好的疗效。

1. 颈部淋巴结炎。于教授常从肝（胆）、痰火论治，认为该病多由肝气郁结，郁久化火，炼液成痰，痰火郁结在足少阳胆经而成。于教授自拟"消瘰煎"治之，组成如下：柴胡10g，黄芩10g，夏枯草15g，浙贝母15g，生牡蛎30g^{先煎}，玄参15g，地龙10g，海浮石15g，瓜蒌皮15g，昆布10g。

2. 赘生物。例如肝囊肿，于教授常以"逍遥散"加生牡蛎、玄参、浙贝母、莪术、鳖甲治之。

3. 皮下痰核。于教授常用"消瘰丸"（玄参15g，生牡蛎30g，浙贝母15g）加白芥子10g，半夏10g，茯苓10g，陈皮10g，海浮石15g，青皮10g，治之。

【药理研究】

玄参，为玄参科植物玄参 *Scrophularia ningpoensis* Hemsl. 的干燥根。主要含有环烯醚萜类、苯丙素苷类，以及植物甾醇、有机酸类、黄酮类、三萜皂苷、挥发油、糖类、生物碱、微量的单萜和二萜等成分。研究表明，玄参具有降血压、扩张冠状动脉（扩冠）、促进纤维蛋白溶解（促纤溶）、抗血小板聚集、降尿酸、抗脑缺血损伤、抗疲劳、抗菌、抗炎镇痛、增强免疫、抗氧化、保肝作用。其降血压、促纤溶、抗血小板聚集等作用或与其清热、滋阴、凉血作用有关，而抗菌、抗炎镇痛、增强免疫等作用或可解释其清热解毒之功效。

牡蛎，为牡蛎科动物长牡蛎 *Ostrea gigas* Thunberg、大连湾牡蛎 *Ostrea talienwhanensis* Crosse 或近江牡蛎 *Ostrea rivularis* Gould 的贝壳。主要含 80% ~ 95%的碳酸钙、磷酸钙及硫酸钙，并含镁、铝、硅及氧化铁等化学成分。另外，大连湾牡蛎的贝壳，含碳酸钙 90%以上，有机质约 1.72%，尚含少量镁、铁、硅酸盐、硫酸盐、磷酸盐和氯化物。煅烧后碳酸盐分解，可产生氧化钙等，有机质则被破坏。李旭等研究了牡蛎提取物对乙醇所致小鼠肝损伤的保护作用，这可能是牡蛎滋阴潜阳作用的药理基础。梁盈等从牡蛎中分离提取出的牡蛎天然低分子多肽，能够改变人肺腺癌细胞的恶性形态与超微结构特征，因而推断牡蛎对肺癌细胞具有一定的诱导分化作用，其软坚散结、固涩的功效可能与此有关。

浙贝母，为百合科植物浙贝母 *Fritillaria thunbergii* Miq. 的干燥鳞茎。主要化学成分为贝母新碱、贝母碱（贝母素甲）、贝母芬碱、贝母定碱、去氢贝母碱（贝母素乙）、浙贝丙素、浙贝酮、贝母替定碱等。贝母素甲和贝母素乙对支气管平滑肌有明显的松弛作用，贝母素甲的作用类似阿托品，贝母素乙能直接兴奋支气管平滑肌，这为浙贝母止咳作用提供了药理学依据。

参考文献

[1] 胡瑛瑛，黄真. 玄参的化学成分及药理作用研究进展 [J]. 浙江中医药大学学报，2008，32（02）：268-270.

[2] 张召强，李明. 玄参的化学成分及药理作用的研究进展 [J]. 中国医药指南，2013，11（26）：49-51.

[3] 李旭，苑隆国，王晓辉．牡蛎提取物对小鼠肝脏保护作用研究 [J]．医学研究通讯，2005，34（01）：51–52.

[4] 梁盈，黄大川，石松林，等．牡蛎低分子活性肽对人肺腺癌 A549 细胞形态与超微结构变化的影响 [J]．厦门大学学报（自然科学版），2006，45（S1）：177–180.

[5] 夏继成．常用中药浙贝母的研究进展 [J]．黑龙江科技信息，2012，（04）：38.

（编者：郑玲玲）

第九章　安神类

在于教授常用配伍中，凡具有镇心安神、养心安神、清心安神等作用的药对，均归纳于本章之中，主要用于治疗以心神不安、失眠为主症的各种病证。在使用此类药对时，应注意重镇安神药对中常含有金石类药物，此类药物易伤胃气，不宜久服。

苦参　生龙齿

【药性功效】

苦参，又称苦骨、川参、凤凰爪、牛参、地骨、野槐根、地参等，全国各地均产。味苦，性寒，归心、肝、胃、大肠、膀胱经。具有清热燥湿，杀虫，利尿的功效。临床常入汤剂煎服，常用量为 5~10g；外用适量。《滇南本草》言本品："凉血，解热毒、疥癣、脓窠疮毒。疗皮肤瘙痒、血风癣疮、顽皮白屑、肠风下血，便血。消风，消肿毒、痰毒。"

生龙齿，又称齿化石、龙牙、青龙齿、白龙齿，主产于山西、内蒙古、河南、河北等地。味甘、涩，性凉，归心、肝经。具有镇惊安神，清热除烦的功效。生龙齿为重镇安神药，临床常煎汤服，常用量为 15~30g，宜先煎。《药性论》载本品可"镇心，安魂魄"。《神农本草经》中记载其："治小儿、大人惊痫癫疾狂走，心下结气，不能喘息，诸痉。"《日华子本草》言其："治烦闷，癫痫，热狂。"

【作用特点】

苦参，味苦性寒，可退热泄降，荡涤湿火，入肝经可清泻肝经郁热，入大肠经可止泻，入膀胱经可清热利尿。苦参之苦愈甚，则其燥尤烈，故可杀湿热所生之虫以止痒。其一，清热燥湿。用于湿热黄疸，可配伍龙胆草、牛胆汁；用于痢疾、便血，可配伍生地黄；此外，苦参可单用，如制丸药可用于血痢不止。其二，祛风杀虫。常与蛇床子、鹤虱配伍，用于湿热带下，阴痒等；治皮肤瘙痒，常与皂角、荆芥配伍；其三，清热利尿。可用于湿热蕴结的小便不利，常配伍车前子、栀子等。

生龙齿，味涩能敛，凉能清热，质重能降，又因其入心、肝经，故其入心经能镇惊安神；入肝经能平肝潜阳，息风定惊。其一，镇惊安神。对恍惚多忘，癫痫狂乱，属气血不足者，可配伍人参、当归、酸枣仁、远志等补气养血以安神，如归神丹；对因惊成痫，癫狂谵语者，可配伍铁粉、凝水石、茯神等，如龙齿丸；对心气不足，以致心悸怔忡，梦寐不宁者，宜配伍人参、菖蒲、朱砂等养心安神药，如远志丸；对小儿天钓，手脚掣动，眼目不定，有时笑啼嗔怒，可配伍钩藤、蝉蜕、朱砂等。其二，清热除烦。用于小儿惊啼，烦热，夜卧不安，常配伍白芍、大黄等，如龙齿散。本品镇惊安神，平肝潜阳多生用，收敛固涩宜煅用。

【配伍应用】

苦参，清热燥湿，祛风杀虫，尤善治心经之火；龙齿，专镇惊安神，清热除烦。二药配伍，清心火，化痰热，解烦郁，安心神。于教授常运用该药对自拟"参齿温胆汤"治疗因痰热扰心而致的心律失常，尤其在治疗快速性心律失常方面，如心房颤动（房颤）、期前收缩（早搏）、窦性心动过速等，取得了满意的疗效。方药如下：清半夏10g，陈皮10g，茯苓10g，炙甘草10g，竹茹10g，枳壳10g，苦参15g，生龙齿30g^{先煎}，黄连10g。功效：清热豁痰，镇心安神。若见心烦不眠明显，酌加夏枯草15g，清半夏增至15g（又名双夏汤），以清热涤痰安神；若见心胸闷痛或刺痛，酌加丹参、檀香、瓜蒌，以行气化痰、活血止痛；若见头晕口苦加重，酌加天麻、钩藤、苦丁茶，以清肝经之火，平肝息风。

【药理研究】

苦参，为豆科植物苦参 *Sophora flavescens* Ait. 的干燥根。目前已经从苦参中分离鉴定出的化学成分有生物碱类、黄酮类、脂肪酸类、氨基酸类、挥发油类等。研究表明，苦参碱可抑制炎症过程的各个阶段，对多种炎性介质均有不同程度的抑制作用。氧化苦参碱可通过对宿主的抗体水平、免疫细胞的变化、细胞因子及其他炎性调节因子的影响发挥其抗炎作用，这为苦参清热燥湿的功效提供了佐证。邸大琳等研究表明，苦参水煎液对大肠杆菌、金黄色葡萄球菌、甲型溶血性链球菌、乙型溶血性链球菌及变形杆菌均有明显抑制作用，这主要体现了苦参的杀虫作用。宋磊运用家兔导尿管集尿法，观察灌服苦参碱后家兔尿量的变化，发现苦参碱灌服可显著增加家兔的尿量，故认为苦参碱有显著的利尿作用。此外，苦参还有降血压、调血脂、抗心律失常的作用。

生龙齿，为古代多种大型哺乳动物的牙齿化石，主要含有碳酸钙、磷酸钙，尚含有少量的铁、钾、钠、铜、锰、硫酸根等成分。龙齿能降低小鼠脑组织中多巴胺和高香草酸的水平，使中枢神经镇静；龙齿中的铜、锰有抗惊厥的作用，这为其镇惊安神的功效提供了药理学依据。

参考文献

[1] 陈慧芝，包海鹰，诺敏，等.苦参的化学成分和药理作用及临床研究概况 [J]. 人参研究，2010，22（03）：31-37.

[2] 陈凌，骆凯，吴赟，等.氧化苦参碱抗炎作用研究新进展 [J]. 医学综述，2007，13（15）：1167-1169.

[3] 邸大琳，李法庆，陈蕾，等.苦参体外抑菌作用的研究 [J]. 时珍国医国药，2006，17（10）：1974.

[4] 宋磊，王鲁萍，何仲海，等.苦参碱的利尿作用及与药代动力学之间的关系 [J]. 河北医学，2001，7（08）：678-680.

[5] 张家俊，陈文为.中药酸枣仁、龙齿、石菖蒲对小鼠脑组织单胺类神经递质及其代谢物的影响 [J]. 北京中医药大学学报，1995，（06）：64-66.

[6] 黄寅墨，刘淑花.龙骨、龙齿、花蕊石微量元素及药理作用比较 [J]. 中成药，1990，12（06）：64-66，70.

（编者：张美玉）

合欢皮　夜交藤

【药性功效】

合欢皮，又名合昏皮、夜合皮、合欢木皮，我国大部分地区都有生产，主要分布于华南、西南、华东、东北及河北、河南、湖北等地。味甘，性平，归心、肝、肺经。具有解郁安神，活血消肿的功效。临床常入汤剂煎服，常用量为 6~12g，亦可适量外用。《本草求真》曰："合欢皮味甘气平。令五脏安和，神气自畅……重用久服，方有补益怡悦心志之效。"

夜交藤，又名首乌藤、夜合、地精等，主产于河南、湖北、湖南、江苏、浙江等地。味甘，性平，归心、肝经。具有养血安神，祛风通络的功效。常入汤剂煎服，常用量为9~15g；外用适量，煎水洗、敷。《饮片新参》谓其"苦涩微甘，养肝肾、止虚汗、安神催眠"，《本草正义》言其"治夜少安寐"。

【作用特点】

合欢皮，味甘，性平，又因其入心、肝、肺经，故其入心经能悦心安神；入肝经能疏肝解郁；入肺经能活血消肿。其一，解郁安神。对心神不宁，愤怒忧郁，烦躁失眠，本品能疏肝解郁，安五脏，配合其独特的"悦心志"作用，共收解郁安神之效，常与酸枣仁、首乌藤、郁金等配伍。其二，活血消肿。对跌打损伤、血瘀肿痛，本品能活血祛瘀，常与乳香、没药、桃仁、红花配伍。此外，合欢皮能消散内、外痈肿，常与鱼腥草、冬瓜仁等配伍。

夜交藤，味甘，性平，又因其入心、肝经，故其入心经能养血安神，入肝经能养血祛风通络。其一，养血安神。用于阴虚血少所致的失眠，常与合欢皮、酸枣仁、柏子仁、远志等药配伍；用于阴虚火旺的失眠，常与生地黄、天门冬、麦冬等配伍。其二，养血祛风通络。用于血虚身痛，常与当归、鸡血藤、川芎配伍；用于风湿痹痛，常与羌活、独活配伍。煎汤外洗有一定止痒作用。

【配伍应用】

合欢皮，具有解郁安神，和血消肿之功，独具"补益怡悦心志之效"；夜交藤，具有养血宁心，引阳入阴而安神之功。二药伍用，同气相求，相须为用，共奏解郁悦心，养血安神之功效。临床上适用于因情志不遂，肝郁血虚引起的"不寐"。于教授常用逍遥散加夜交藤30g、合欢皮30g、酸枣仁30g治之，疗效颇佳。兼有心悸易惊者，加珍珠母，麦冬；兼有胸闷气短者，加太子参、生黄芪、郁金；兼有夜尿频繁者，加益智仁、金樱子；兼有手足心热者，加知母、炒黄柏；兼有腰酸腿软，耳鸣者，加生地黄、女贞子、桑寄生、续断。由于合欢皮与夜交藤均气缓力微，作用平和，故需大剂量久服，方可奏效。

【药理研究】

合欢皮，为豆科植物合欢 *Albizzia julibrissin* Durazz. 的干燥树皮。含有三萜类、黄酮类、木脂素类、生物碱类、鞣质及多糖类等多种化学成分。1991年，日本学者从合欢皮甲醇提取物的水溶性部分中得到12个木脂素类化合物。药理实验表明，其所含左旋丁香树脂醇二葡萄糖苷能减轻应激模型动物肾上腺、胸腺及脾的重量，表明其可降低哺乳动物机体正常的应激反应。因此推测左旋丁香树脂醇二葡萄糖苷可能是合欢皮安神作用的主要有效成分之一。合欢皮的温水提取物经甲醇溶出的部分，主要含三萜苷，其具有较强的拮抗血小板活化因子（PAF）受体的作用，为合欢皮活血消肿的功效提供了药理学依据。

夜交藤，为蓼科植物何首乌 *Polygonum multiflorum* Thunb. 的藤茎或带叶藤茎。主要含有蒽醌类、二苯乙烯苷类成分，含量较高的代表性化合物有：大黄素、大黄素–8–O–5–O–木糖苷、大黄酚、大黄素甲醚、槲皮素、木樨草素、木犀草素 –5–O–木糖苷、β – 谷甾醇及少量的芪类。有研究表明，夜交藤苷可与巴比妥钠、戊巴比妥钠协同作用提高试验动物入睡率，延长试验动物睡眠时间。中剂量夜交藤蒽醌、夜交藤黄酮对缩短巴比妥钠小鼠睡眠潜伏期具有促进作用。以上研究结果为夜交藤安神可改善睡眠的功效提供了佐证。

参考文献

[1] 蔚冬红，乔善义，赵毅民. 中药合欢皮研究概况 [J]. 中国中药杂志，2004，29（07）：13–18.

[2] Macrae W. Donald, Towers G. H. Neil. Biological activities of lignans. [J] *Phytochemistry*, 1984，23（06）：1207–1220.

[3] 徐强，陈婷. 日本中药研究的动向——日本药学会第109届年会报告综述 [J]. 中国中药杂志，1990，15（02）：55–58.

[4] 李智欣，杨中平，石宝霞，等. 夜交藤中改善睡眠成分的研究 [J]. 食品科学，2007，28（04）：327–331.

[5] 李智欣. 夜交藤改善睡眠有效成分及与酸枣仁皂甙联合作用的研究 [D]. 杨凌：西北农林科技大学，2007.

（编者：鞠静）

黄连 阿胶

【药性功效】

黄连，又名云连、雅连、川连、味连、鸡爪连等，主产于四川、湖北、云南等地。味苦，性寒，归心、脾、胃、胆、大肠经。具有清热燥湿，泻火解毒的功效。临床常入汤剂煎服，常用量为 2~5g，外用适量。《本草新编》称黄连："入心与胞络。最泻火，亦能入肝。大约同引经之药，俱能入之，而入心，尤专经也……解暑热、湿热、郁热，实有专功。"

阿胶，又名傅致胶、盆覆胶、驴皮胶，主产于山东、浙江。味甘，性平，归肺、肝、肾经。具有补血止血，滋阴润肺的功效，为补血之要药。临床常烊化冲服，常用量为 3~9g。《神农本草经》记载本品："治心腹内崩，劳极洒洒如疟状，腰腹痛，四肢酸痛，女子下血，安胎，久服轻身益气。"杨士瀛《仁斋直指方》云："凡治喘嗽，不论肺虚、肺实，可下可温，须用阿胶以安肺润肺，其性和平，为肺经要药。"

【作用特点】

黄连，味苦则能燥湿，性寒则能清热，又因其归心、脾、胃、胆、大肠经，故其内服能清心火，清中焦脾胃及下焦大肠湿热。其一，清热燥湿。用于湿热中阻出现的脘腹痞满，恶心呕吐，可配伍黄芩、干姜、半夏等；黄连善去脾胃及大肠湿热，对湿热积滞而致的痢疾，常配伍木香、白芍、当归、黄芩、茯苓等。其二，清热泻火。用于心胃之火致口舌生疮、目赤牙痛等症，可配伍生地黄、木通、竹叶等。黄连苦寒，泻心火而除烦热，君火不降，湿热烦郁者宜之。凡泻火清心之药，必用黄连，切当中病即止，不可过剂，过则中下寒生，上热愈甚。此外，黄连外用还可治疗湿疹、湿疮、耳道流脓等。

阿胶，甘平质润，又因其入肺、肝、肾经，故有补血止血、滋阴润肺的功效，被历代医家尊称为"补血圣药"。其一，补血。用于血虚证，尤以治疗出血致血虚为佳，常与当归、白芍同用。其二，止血。用于出血诸证，阿胶味甘质黏，为止血要药。治疗妊娠尿血，单味炒黄为末服用；治疗阴虚血热吐衄，常与生地黄、蒲黄配伍；治疗月经过多，常配白术、白芍、当归炭等。其三，滋阴润肺。用于肺燥阴虚咳嗽，常配伍麦冬、百合、沙参、藕节等；旨在润肺化痰时，可配伍蛤粉炒；治疗热病伤阴，多与黄连、白芍等配伍，如黄连阿胶汤。

【配伍应用】

黄连，具有清热燥湿，泻火解毒之功效；阿胶，长于补血止血，滋阴润肺。于教授认为，黄连苦寒，以清心经实火为主；阿胶甘平，以滋阴补血为要。火有余，以苦泻之；阴不足，以甘补之。一泻一补，相反相成，共奏滋阴清热，宁心安神之功效。然心属火，肾属水，心火应下济肾水使肾水不寒，肾水应上济于心使心火不亢，此称"水火既济"。

临床上，于教授常用黄连阿胶汤治疗心肾不交，阴虚阳扰之不寐，并提示黄连性苦燥，易从燥化而伤阴，用量不宜过大，以 6~10g 为佳，若兼见惊悸者，酌加酸枣仁 30g，当归 15g，生龙齿 30g，以增滋阴养血，安神定悸之功效。

【药理研究】

黄连，为毛茛科植物黄连 *Coptis chinensis* Franch.、三角叶黄连 *Coptis deltoidea* C. Y. Cheng et Hsiao 或云连 *Coptis teeta* Wall. 的干燥根茎。主要含有多种生物碱，包括小檗碱、黄连碱、掌叶防己碱、药根碱、表小檗碱、甲基黄连碱、非洲防己碱、木兰花碱等。其中以小檗碱含量最高，黄连、三角叶黄连及云连中小檗碱含量均超过 4%。小檗碱是黄连发挥药理作用的重要物质基础。黄连及其主要成分小檗碱主要有抗病原微生物、抗细菌毒素、抗炎、解热、抗心律失常、降压、利胆、促进消化、抗胃溃疡、调节免疫、正性肌力等作用。黄连清热燥湿的功效主要与抗病原微生物、抗细菌毒素、抗炎、对消化系统的影响等药理作用有关，为其治疗湿热痞满、呕吐、黄疸、湿疹等提供了药理学依据；其泻火解毒的功效与解热、抗菌、抗病毒、抗炎等药理作用有关，为其治疗疮疡肿毒、高热神昏、心烦不寐提供了药理学依据。

阿胶，为马科动物驴 *Equus asinus* L. 的皮经漂泡去毛后熬制而成的胶块。主要成分为骨胶原，经水解后得到 18 种氨基酸，如赖氨酸、甘氨酸、组氨酸、苏氨酸、精氨酸等 7 种人体必需氨基酸。研究表明，甘氨酸可以通过调节血清铁离子，促进血红蛋白的合成；精氨酸可促使机体分泌生长素和睾丸酮，促进血红蛋白的合成；苏氨酸、组氨酸、赖氨酸均有生血作用。现代研究发现，阿胶的药理作用广泛，如增加体内钙摄入量、促进造血功能、增强免疫、耐缺氧、抗辐射、抗疲劳、促进骨愈合、抗休克、增强记忆、抗哮喘、抗肿瘤等。吴宏忠等的研究证实，阿胶组分能够刺激造血，该有效补血活性成分升高红细胞、白细胞的作用机制可能与保护贫血小鼠造血微环境和造血干、祖细胞，刺激髓外造血器官相关造血细胞因子表达有关。吴长虹等提出阿胶的止血作用可能与其所含的硫酸皮肤素有关。综上所述，与阿胶补血止血功效相关的药理作用包括增加体内钙摄入量、促进造血功能、增强免疫力、促进骨愈合等；与滋阴润肺功效相关的药理作用包括抗哮喘、增强记忆、抗疲劳、耐缺氧等。

参考文献

[1] 吴清和. 中药药理学 [M]. 北京：高等教育出版社，2012：72-75.

[2] 郭婕，谢玮，颜燕，等. 阿胶的毒理学安全性评价 [J]. 毒理学杂志，2013，27（04）：314-316.

[3] 潘登善. 论阿胶的补血效用 [J]. 陕西中医，2004，25（11）：1032-1033.

[4] 毛跟年，郭倩，瞿建波，等. 阿胶化学成分及药理作用研究进展 [J]. 动物医学进展，2010，31（11）：83-85.

[5] 吴宏忠，杨帆，崔书亚，等. 阿胶酶解成分对贫血小鼠造血系统的保护机制 [J]. 华东理工大学学报（自然科学版），2008，34（01）：47-52.

[6] 吴长虹，王若光. 阿胶的止血功效与硫酸皮肤素的关联性分析 [J]. 湖南中医药大学学报，2010，30（10）：9-11.

（编者：鞠静）

酸枣仁　生龙齿

【药性功效】

酸枣仁，又名枣仁、山枣、酸枣子，主产于河北、陕西、辽宁、河南等地。味甘、酸，性平，归心、肝、胆经。具有养心益肝，安神，敛汗，生津的功效。临床常煎汤服，常用量为 9~15g；研末吞服，每次 1.5~2g。《名医别录》中记载："补中，益肝气，坚筋骨，助阴气。"《本草纲目》言本品："熟用疗胆虚不得眠，烦渴虚汗之证；生用疗胆热好眠，皆足厥阴、少阳药也。"

生龙齿的药性功效见第 175 页。

【作用特点】

酸枣仁，味甘能补，味酸能收，又因入心、肝经，故其能养心安神，益肝，收敛止汗，养阴生津。其一，养心安神，益肝。用于心血肝阴亏虚，心失所养，神不守舍之心悸、怔忡、健忘、失眠、多梦、眩晕等症，常与当归、白芍、何首乌、龙眼肉等补血、补阴药配伍；用于肝虚有热之虚烦不眠，常与知母、茯苓、川芎等同用，如酸枣仁汤；用于心脾气血亏虚，惊悸不安，体倦失眠者，常与黄芪、当归、党参等补养气血药配伍，如归脾汤；用于心肾不足，阴亏血少，心悸失眠，健忘梦遗者，常与麦冬、生地黄、远志等合用，如天王补心丹。其二，收敛止汗。用于体虚自汗、盗汗，常与五味子、山茱萸、黄芪等益气固表止汗药同用。其三，生津止渴。用于伤津口渴咽干者，常与生地黄、麦冬、天花粉等养阴生津药同用。

生龙齿的作用特点见第 175~176 页。

【配伍应用】

酸枣仁与生龙齿伍用，见于宋《太平惠民合剂局方》的十四友丸。酸枣仁，具有养心宁神、益肝敛汗之功效；龙齿，具有镇惊安神、清热除烦之功效。于教授认为，二药配伍，同入心、肝二经，一为补敛，一为涩降；一为养心安神，一为重镇安神，相须为用，标本兼顾，在补肝养心、滋阴养血的同时，清热除烦、镇惊安神的作用倍增。临床上主要适用于心、肝阴血不足而引起的虚烦不得眠、心悸、怔忡等病证，尤其对顽固性不寐，期前收缩（过早搏动，简称早搏）等疗效显著。

1. 不寐。于教授自拟"酸枣安魂汤"治之：以酸枣仁 50g，生龙齿 30g 为主药，配伍知母 10g，当归 15g，白芍 15g，夜交藤 30g，柏子仁 10g，川芎 10g，炙甘草 10g，熟地黄 15g。

2. 心律失常（尤其是期前收缩）。于教授自拟"抗心律失常 IV 号"治之：以酸枣仁 50g，生龙齿 30g 为主药，配伍白芍 15g，当归 15g，柏子仁 10g，炙甘草 10g，女贞子 15g，旱莲草 15g，阿胶 15g^{烊化}，琥珀粉 1.5g^{冲服}。

【药理研究】

酸枣仁，为鼠李科植物酸枣 *Ziziphus jujuba* Mill. var. *spinosa* (Bunge) Hu ex H.F.Chou 的干燥成熟种子。主要成分为皂苷类、黄酮类、三萜类、生物碱、脂肪油、甾体类、酚酸类化合物及多种氨基酸和微量元素等。其中，酸枣仁总黄酮和酸枣仁总皂苷均有抑制小鼠自发活动和协同戊巴比妥钠镇静催眠的作用；酸枣仁总黄酮还有较好的抗抑郁作用；酸枣仁生物碱具有抗惊厥作用。故推测酸枣仁总黄酮、酸枣仁总皂苷、酸枣仁生物碱为酸枣仁安神作用的主要有效成分。此外，酸枣仁总黄酮、酸枣仁总皂苷对原发性高血压大鼠有降压作用，酸枣仁脂肪油能发挥正性肌力作用。

生龙齿的药理研究见第 177 页。

参考文献

[1] 谭云龙. 酸枣仁化学成分及其药理作用研究进展 [J]. 时珍国医国药，2014，25（1）：186-188.

（编者：阚振棣）

夏枯草　半夏

【药性功效】

夏枯草，又名铁色草、棒柱头花、大头花等，主产于江苏、浙江、湖北等地。味辛、苦，性寒，归肝、胆经。具有清热泻火，明目，散结消肿之功效。临床常入汤剂煎服，常用量为 9~15g。《重庆堂随笔》记载："夏枯草，微辛而甘，故散结之中，兼有和阳养阴之功，失血后不寐者服之即寐，其性可见矣。陈久者尤甘，入药为胜。"

半夏，又名野芋头、老鸹头、捉嘴豆子、地巴豆等，广泛分布于中国长江流域及东北、华北等地区。味辛，性温，有毒，归脾、胃、肺经。具有燥湿化痰，降逆止呕，消痞散结之功效，外用可消肿止痛。临床常入汤剂煎服，常用量为 3~9g；生用较少，多炮制后用。《药性论》言本品："消痰涎，开胃健脾，止呕吐，去胸中痰满，下肺气，主咳结。"《珍珠囊》言本品："治寒痰及形寒饮冷伤肺而咳，消胸中痞、膈上痰，除胸寒，和胃气，燥脾湿，治痰厥头痛，消肿散结。"半夏在临床上有生半夏、清半夏、姜半夏、法半夏之分，经过不同方法炮制的中药饮片功效各有侧重。生半夏多外用，消肿散结；清半夏长于燥湿化痰，用于痰湿咳嗽、痰热内蕴、风痰咳嗽等；姜半夏偏于降逆止呕，以温中化痰、降逆止呕为主；法半夏善和胃燥湿，具有调和脾胃之功效，用于痰多咳嗽、目眩心悸属痰饮者，不宜与乌头类药材同用。

【作用特点】

夏枯草，辛能散结，苦寒能泄热，入肝、胆经，为清肝泻火之要药，既能清热泻火，明目，又能散结消肿。其一，清热泻火。用于肝火上炎、肝郁化火等，临床常与旱莲草或玄参等合用，以滋养肝肾，水足而火自灭。其二，明目。用于目赤肿痛、夜盲、目珠夜痛等，可与菊花、决明子、青葙子等药相须为用；用于肝阴不足，目珠疼痛至夜尤甚者，临床常配伍白芍、枸杞子；用于青光眼等眼压升高之目疾，常配伍香附、甘草。其三，散结消肿。具有补血和脉之功，用于肝郁化火，痰火凝聚之瘰疬，常配伍浙贝母、香附等。

半夏，体滑性燥，能走能散，能燥能润，又因其入脾、胃、肺经，故能燥湿化痰、降逆止呕、消痞散结、消肿止痛。其一，燥湿化痰。用于寒痰、湿痰犯肺所致的咳喘诸症，常与陈皮、干姜、细辛、五味子、胆南星、黄芩、瓜蒌仁等配伍。其二，降逆止呕。半夏为临床止呕要药，用于各种原因导致的呕吐皆可随证配伍。对寒饮（痰）之呕吐，尤常与生姜或干姜配伍。其三，消痞散结。用于各种原因所致痞满皆可随症加减，常与黄连、黄芩等配伍。其四，消肿止痛。用于疮痈肿毒，宜外用，常与海藻、连翘、贝母等同用。

【配伍应用】

夏枯草与半夏伍用，见于《冷庐医话》中引《医学秘旨》治疗失眠的经验方，言该二药配伍"半夏得阴而生，夏枯草得至阳而长，是阴阳配合之妙也"。由此可见，两药配伍使用，具有引阳入阴，交通阴阳的作用。从而使阳入于阴而令眠安。于教授将二药之配伍命名为"双夏汤"，他认为，半夏辛温性燥，乃太阴脾经与阳明胃经之药，功专燥湿化痰，消痞散结。而夏枯草，味辛苦性寒，其作用部位主要在肝，善于清肝泻火，散结解毒。二药寒温合用，辛能散结，温能化湿，苦能降火，寒能清热，共奏清肝泻火，燥湿化痰，开郁散结之功。常用于因肝郁化火，灼液成痰，痰火互结，郁于肝经引起的不寐、痰核瘰疬、瘿瘤等。

1. 不寐。对痰火扰心型不寐，于教授自拟"双夏温胆汤"治之：夏枯草 15g，清半夏 15g，陈皮 10g，茯神 15g，竹茹 10g，枳壳 10g，黄连 10g，石菖蒲 10g，远志 10g。若心烦不得眠，心中懊恼加，生栀子 10g，淡豆豉 10g；若心悸，加生牡蛎 30g，苦参 10g。

2. 瘰疬痰核（颈部淋巴结炎或淋巴结结核）。于教授自拟"消瘰煎"治之：柴胡 10g，黄芩 10g，夏枯草 15g，半夏 10g，党参 10g，浙贝母 10g，生牡蛎 30g，海浮石 15g，地龙 10g。

3. 瘿瘤（甲状腺瘤或甲状腺结节）。于教授自拟"消瘿煎"治之：柴胡 10g，昆布 10g，莪术 10g，海浮石 15g，山慈菇 15g，夏枯草 15g，半夏 10g，生牡蛎 30g，三棱 10g，炮甲珠 10g。

【药理研究】

夏枯草，为唇形科植物夏枯草 *Prunella vulgaris* L. 的干燥全草或果穗。主要含三萜类、甾醇类、黄酮类、苯丙素类、香豆素类、有机酸类、挥发油类等化学成分。现代研究表明，本药具有降压、降血脂、抗菌、抗病毒、抗炎及免疫抑制、降糖、抗肿瘤作用。封亮等研究发现，本药通过抑制增殖、调控分裂周期、诱导凋亡、抗氧化并清除自由基活性等机制发挥抗肿瘤作用。

半夏，为天南星科植物半夏 *Pinellia ternata* (Thunb.) Breit. 的干燥块茎。主要有抗肿瘤、抗早孕、祛痰止咳、镇吐，以及对胃肠道产生影响等作用。主要含有生物碱类、有机酸类、挥发油类、β–谷甾醇、蛋白质等化学成分，生物碱类物质是半夏药理活性的主要物质。现代药理研究表明，半夏具有止呕、镇咳、祛痰、抗炎、抗肿瘤及提高记忆力的作用。有文献报道，生物碱类物质可能是半夏燥湿化痰、消痞散结的主要化学成分；半夏总游离有机酸可止咳化痰、止呕，并对胃癌细胞有抑制作用；甲硫氨酸、甘氨酸是半夏镇吐作用的有效成分；天冬氨酸具有镇咳祛痰作用。以上可为半夏化痰止呕，消痞散结之功提供药理学依据。

参考文献

[1] 付晓瑞，李继昌，张明智．夏枯草近代研究进展概述 [J]．中医研究，2005，18（06）：60-62.

[2] 封亮，贾晓斌，陈彦，等．夏枯草化学成分及抗肿瘤机制研究进展 [J]．中华中医药杂志，2008，23（05）：428-434.

[3] 王新胜，吴艳芳，马军营，等．半夏化学成分和药理作用研究 [J]．齐鲁药事，2008，27（02）：101-103.

[4] 王丽，孙蓉．与功效、毒性相关的半夏化学成分研究进展 [J]．中药药理与临床，2009，25（05）：101，17.

（编者：王智先）

第十章　祛风通络类

在于教授常用配伍中，凡具有祛风止痒、活血通络止痛等作用的药对，均归纳于本章之中。主要用于治疗风疹，湿疹，风寒湿痹等病证。在使用时应注意，此类药物药性多温燥，阴虚血亏者应慎用。

海风藤　络石藤

【药性功效】

海风藤，又名满坑香、老藤、大风藤、岩胡椒等，主产于福建、浙江及台湾等地。味辛、苦，性微温，归肝经。具有祛风湿，通经络，止痹痛的功效。临床多煎汤内服，常用量为6~15g；或浸酒服用。《本草再新》言本品："行经络，和血脉，宽中理气，下湿除风，理腰脚气，治疝，安胎。"

络石藤，又名石鲮、明石、悬石、云珠、云丹、红对叶肾、白花藤等，主产于江苏、安徽、湖北、山东等地。味苦，性微寒，归心、肝、肾经。具有祛风通络，凉血消肿的功效。临床多煎汤内服，常用量为6~12g；外用适量，鲜品捣敷。《神农本草经》言本品："治风热死肌痈伤，口干舌焦，痈肿不消，喉舌肿，水浆不下。"

【作用特点】

海风藤，苦燥温通，又因其入肝经，故本品入肝经，可主筋，并能入血分，可祛风湿之邪，温经活血。其一，祛风湿，止痹痛。用于风寒湿痹阻，血脉不通，症见风寒湿痹，肢节疼痛，筋脉拘挛，屈伸不利等尤为适宜，临床常用于治疗风湿性、类风湿关节炎，肩周炎，颈椎病，中风后遗症，小儿麻痹症等，可配伍羌活、独活、桂枝、牛膝、当归等。其二，通络止痛。用于跌打损伤，中风半身不遂，可配伍络石藤、香附、陈皮等温通活血，以增散寒行气止痛之效。

络石藤，味苦能燥湿，性微寒能清热凉血，又因其归心、肝、肾经，故本品入心经能清热凉血；入肝经能祛风通络。其一，祛风通络。用于腰髋疼痛、下肢酸软等风湿痹痛偏热者，可与木瓜、海风藤、桑寄生、生薏苡仁等同用。其二，凉血消肿。络石藤性微寒，有清热凉血之功，故喉痹、痈肿、跌扑损伤、妇人产后恶露不下均可治之，可配伍乳香、没药、瓜蒌、甘草、皂角刺等以消肿止痛。

【配伍应用】

海风藤，功擅祛风湿，通经络，止痹痛；络石藤，具有祛风通络，凉血消肿之功。二药均以藤枝入药，皆具疏风通经活络之功，虽海风藤性温，络石藤性寒，但其功能相通。二药合用，一寒一温，寒温并用，相须而行，共奏祛风行痹，通络止痛之功。临床上主要用于治疗风寒湿痹、风湿热痹（见于风湿性关节炎、类风湿关节炎、痛风性关节炎）、中风后遗症，以及糖尿病周围神经病变引起的肢体麻木、疼痛者。

1. 痹证之行痹。于教授自拟"四藤行痹汤"治之：海风藤 15g，络石藤 15g，鸡血藤 15g，青风藤 15g，防风 10g，川芎 10g，当归 10g。

临床加减：若以上肢肩周关节疼痛为主者加用姜黄 15g，羌活 10g，桑枝 30g（偏热者用），桂枝 9g（偏寒者用），地龙 10g，威灵仙 10g，以疏风行痹止痛；若以下肢关节肿痛为主者，加防己 10g，薏苡仁 30g，泽泻 30g，牛膝 15g，以祛风除湿消肿止痛；若关节疼痛剧烈，偏于寒痛者，加川乌、草乌各 1.5~3g（先久煎再入他药，并以冷服为宜），细辛 3~6g，以温经散寒，逐痹止痛；若属热痹，症见关节红肿热痛者，酌加忍冬藤 15g，海桐皮 15g，生石膏 15~30g（先煎），知母 10g，以清热解毒，活血通络；若痹证日久，反复发作，关节僵硬变形，屈伸不利者，酌加蜂房 30g，土鳖虫 10g，蜈蚣 2 条，乌梢蛇 10g，以活血化瘀，搜风通络止痛。

2. 中风后遗症（属气虚血瘀证者）及糖尿病周围神经病变（属气虚邪阻，血脉瘀涩不通者）引起的肢体麻木，疼痛。于教授以补阳还五汤或黄芪桂枝五物汤加海风藤、络石藤治之，疗效颇佳。

【药理研究】

海风藤，为胡椒科常绿攀援藤本植物风藤 *Piper kadsura* (Choisy) Ohwi 的干燥藤茎。主要成分有木脂素类、挥发油类、生物碱类、黄酮类、环氧化合物及其他类化合物，其中木脂素类为其主要活性成分。有研究表明，海风藤具有抗血小板聚集、抗炎、镇痛、保护局部缺血、抗氧化、抗淀粉样蛋白等作用。海风藤抗炎、镇痛、抗血小板聚集的药理作用或可解释其除湿、通络、止痛的功效。

络石藤，为夹竹桃科植物络石 *Trachelospermum jasminoides*（Lindl.）Lem. 的干燥带叶藤茎。现代研究证明，络石藤主要含黄酮类、木脂素类、三萜类等化合物，具有抗疲劳、抗氧化、抗炎镇痛、防癌、抗癌活性，以及植物雌激素样作用。络石藤抗炎镇痛的药理作用或为其凉血消肿止痛功效的药理学依据。

参考文献

[1] 宋敬丽，袁林，刘艳菊，等 . 海风藤化学成分和药理作用的研究进展 [J]. 湖北中医学院学报，2007，9（03）：70-72.

[2] 李晓光，罗焕敏 . 海风藤药理作用研究进展 [J]. 中药材，2002，25（03）：214-216.

[3] 王慧，陈雪，邱洪，等 . 络石藤的研究概况 [J]. 中国医药指南，2012，10（15）：93-94.

（编者：佟颖）

蜈蚣　地龙

【药性功效】

蜈蚣，又名吴公、天龙、百脚，主产于江苏、浙江、湖北、四川等地。味辛，性温，有毒，入肝经。具有息风镇痉，攻毒散结，通络止痛之功。临床常入汤剂煎服，常用量为 3~5g；研末吞服，每次 0.6~1g；外用适量，研末或油浸涂患处。《神农本草经》言本品："主啖诸蛇虫鱼毒，温疟，去三虫。"《本草纲目》言本品治"小儿惊痫风搐，脐风口噤，丹毒，秃疮，瘰疬，便毒，痔漏，蛇瘕，蛇瘴，蛇伤。"

地龙，又名蚯蚓、蛐蟮、曲虫、土蟺、赤虫等，参环毛蚓习称"广地龙"，主产于广东、广西、福建等地；通俗环毛蚓、威廉环毛蚓、栉盲环毛蚓习称"沪地龙"，主产于上海一带。味咸，性寒，归肝、脾、膀胱经。具有清热定惊，通络，平喘，利尿的功效。临床常入汤剂煎服，常用量为 4.5~9g；鲜品 10~20g；研末吞服，每次 1~2g；外用适量。《本草纲目》言本品："主伤寒疟疾，大热狂烦，及大人、小儿小便不通，急慢惊风，历节风痛，肾经风注，头风齿痛，风热赤眼，木舌喉痹，鼻瘜聤耳，秃疮瘰疬……"又云："其性寒而下行，性寒故能解诸热疾，下行故能利小便，治足疾而通经络也。"

【作用特点】

蜈蚣，味辛走窜，性温可通经散寒，又因其归肝经，故可息风镇痉、攻毒散结、通络止痛。其一，息风镇痉。通经络而息肝风，肝风除而痉厥自止。用于急慢惊风及破伤风出现痉挛抽搐、角弓反张等症者，常与全蝎、钩藤、僵蚕等药配合应用；用于中风（中经络），口眼歪斜，可与白僵蚕、白附子等同用，如牵正散。其二，攻毒散结。用于疮疡、肿毒、烫伤、风癣等，常与雄黄、猪胆汁合用制成膏状外敷；用于颌下肿硬，多用酒制蜈蚣。

地龙，性寒降泻，其性走窜，入肝经可清肝火、息肝风而通络、清热、定惊，同时疏肝气以调肺气，故可平喘；入膀胱经可清热利尿。其一，清热定惊。用于高热神昏、惊痫抽搐等癫狂热证，可与全蝎、钩藤、僵蚕等同用。其二，通络。用于痹症，半身不遂，常与川乌、草乌、天南星等同用。其三，清肺平喘。对哮喘偏于热证者为宜，可研末单用，或与麻黄、杏仁等同用。其四，清热利尿。对热结膀胱，小便不利，甚则引起水肿者，常与车前子、冬瓜皮等同用。

【配伍应用】

蜈蚣，具有息风镇痉，攻毒散结，通络止痛的功效；地龙，具有清热定惊，通络、平喘、利尿之功效。于教授认为，蜈蚣，味辛性温，其性走窜，内走脏腑，外达经络，为足厥阴肝经之药。其不仅息风镇痉力强，还能搜剔经络之邪。临床上用于治疗小儿急慢惊风、中风、面瘫，有口眼㖞斜、手足麻木风湿顽痹诸症者。地龙，味咸性寒，亦归肝经，其通络之功亦极强。如王清任潜心创制的"补阳还五汤"治疗中风后遗症，就是以地龙通达经络。

蜈蚣与地龙伍用，一辛一咸，一寒一温，相须为用，使息风止痉，搜风通络止痛的功效倍增。临床上，于教授常用该药对治疗中风后遗症、面瘫（面神经麻痹）、风湿顽痹（类风湿关节炎、强直性脊柱炎）、顽固性头痛（三叉神经痛、血管性头痛）、肢体麻木者。

1. 中风后遗症（气虚血瘀型）。于教授常以补阳还五汤加味治之：生黄芪30~120g，赤芍10g，川芎10g，地龙10g，当归尾10g，桃仁10g，红花10g，蜈蚣2

条，乌梢蛇 10g。

2. 面瘫（面神经麻痹）。于教授常以牵正散加味治之：白僵蚕、白附子、全蝎、蜈蚣、地龙各等分，共为细末，每次 2~3g，每日 1~2 次，温水送服，亦可水煎服，其剂量随证加减。

3. 顽固性头痛（三叉神经痛、血管性头痛）。于教授常以自拟"头痛方"加蜈蚣、地龙治之：柴胡 10g，黄芩 10g，细辛 3g，蔓荆子 15g，薄荷 10g^{后下}，川芎 15g，白僵蚕 10g，生甘草 10g，地龙 10g，蜈蚣 2 条。

4. 风湿顽痹（类风湿关节炎、强直性脊柱炎），证属肝肾不足，风寒湿痹者。于教授常以自拟"补肾蠲痹汤"加减治之：生熟地黄各 15g，当归 15g，怀牛膝 15g，蜂房 15g，蜈蚣 2 条，地龙 10g，乌梢蛇 15g，细辛 3g，威灵仙 10g，防风 10g，海风藤 30g（注意：本方不适用于热痹）。兼肾阳不足者，酌加仙茅、仙灵脾各 15g，较重者加制附片 10~15g；强直性脊柱炎以腰及脊柱痛为主者，酌加金狗脊 15~30g，桑寄生 15g，杜仲 15g；以上肢关节疼痛及麻木较明显者，酌加羌活 10g，桑枝 15g，姜黄 15g；以下肢关节疼痛及麻木较明显者，酌加独活 10g，木瓜 10g，薏苡仁 15g；若挟瘀血明显者，可加土鳖虫 10g，没药 6g；若兼气虚者，酌加生黄芪 30g。

5. 阴囊湿疹。可用蜈蚣 10 条，土元、地龙各 6g，均烤干，研极细粉末，加香油适量调匀成糊状油膏外敷。

【药理研究】

蜈蚣，为蜈蚣科动物少棘巨蜈蚣 *Scolopendra subspinipes mutilans* L. Koch 或其近缘动物的干燥全虫。含有二种类似蜂毒的有毒成分，即组胺样物质及溶血性蛋白质；还含有脂肪油、胆甾醇、蚁酸、δ－羟基赖氨酸等。有研究表明，蜈蚣的醇提物、水提物均有明显的镇静、镇痛、解痉和抗炎作用。蜈蚣所含组胺样物质及溶血性蛋白质，剂量适当时可扩张血管，降低血液黏稠度，改善局部组织因长期血液循环不畅而缺氧所致的高凝血状态，利于病变组织细胞的复原，即其通络散结的物质基础。

地龙，为钜蚓科动物参环毛蚓 *Pheretima aspergillum*（E. Perrier）、通俗环毛蚓 *Pheretima vulgaris* Chen、威廉环毛蚓 *Pheretima guillelmi*（Michaelsen）或栉盲环毛蚓 *Pheretima pectinifera* Michaelsen 的干燥体。地龙主要含有氨基酸、核苷酸、纤溶酶、

纤溶酶原激活剂等活性成分，还含有丰富的脂肪酸及微量元素。地龙具有溶栓和抗凝作用，蚓激酶是地龙中的重要成分之一。实验研究发现，蚓激酶可延长体外血栓形成的时间而不影响止血的正常进行，因此可以起到良好的防治血栓作用。地龙还具有治疗缺血性脑卒中（中风），降血压，抗惊厥，镇静，解热，平喘等作用。地龙中的蛋白质经加热或在酶的作用下分解后有解热作用，其作用成分是蚯蚓解热碱；地龙热水浸液、醇浸液对小鼠及兔均有镇静作用；地龙抗惊厥的作用部位可能在其脊髓以上，或与其所含琥珀酸有关；广地龙次黄嘌呤具有显著的舒张支气管作用，并能拮抗组织胺及毛果芸香碱对支气管的收缩作用；含地龙的方剂可抑制嗜酸性粒细胞，减少内皮损伤和白蛋白渗出，能有效缓解哮喘，保护气道。因此，推测蜈蚣所含的组胺样物质、地龙所含的琥珀酸可能是二者息风止痉作用的有效成分。此外，地龙还具有增强免疫、降压、抗心律失常、保护脑组织神经细胞、抗肿瘤、抗菌、抗氧化、利尿、兴奋子宫及肠平滑肌的作用。

参考文献

[1] 杨永华，张水寒，徐琳本，等.僵蚕、蜈蚣提取工艺的研究 [J].中国中药杂志，2001，26（09）：23-25.

[2] 周永芹，韩莉.中药蜈蚣的研究进展 [J].中药材，2008，31（02）：315-319.

[3] 袁渊，沈宏萍.地龙活性蛋白药理学作用研究进展 [J].中国现代医药杂志，2014，16（03）：107-109.

[4] 刘亚明，郭继龙，刘必旺，等.中药地龙的活性成分及药理作用研究进展 [J].山西中医，2011，27（03）：44-45.

[5] 周二付.地龙的现代药理及常见临床配伍分析 [J].中国现代药物应用，2014，8（03）：238-239.

[6] 林建海，刘宝裕.平喘中药对致敏性哮喘豚鼠气道的作用 [J].上海医学，1996，19（11）：638-641.

[7] 张晓晨.地龙药理与临床研究进展 [J].中成药，2011，33（09）：1574-1578.

（编者：蒋璐）

蔓荆子　地龙

【药性功效】

蔓荆子，又名蔓荆实、荆子、万荆子、蔓青子、蔓荆、白背木耳、小刀豆藤、白背风、白背草等，单叶蔓荆主产于山东、江西、浙江、福建等地，蔓荆主产于广东、广西等地。味辛、苦，性微寒，归膀胱、肝、胃经。具有疏散风热，清利头目的功效。临床常入汤剂煎服，常用量为 5~9g。《本草纲目》云：“蔓荆实，气清味辛，体轻而浮，上行而散，故所主者皆头面风虚之证。”故有“诸子皆降，唯蔓荆子独升”之说。《本草汇言》云：“蔓荆子，主头面诸风疾之药也。”《本草新编》云：“蔓荆子，止头痛圣药，凡有风邪在头面者，俱可用。”故蔓荆子又被称为“止头痛之圣药”。

地龙的药性功效见第 190~191 页。

【作用特点】

蔓荆子，味辛能行散，味苦能泄，性微寒能清热，又因其归膀胱、肝、胃经，故本品能清诸经之热，祛风止痛，清利头目。其一，疏散风热。本品解表之力较弱，偏于清利头目、疏散头面之邪，故风热感冒而头昏头痛者，较为多用，常与薄荷、菊花等疏散风热、清利头目之药同用；用于风邪上攻之偏头痛，常配伍川芎、白芷、细辛等祛风止痛药。其二，清利头目。用于风热上攻之目赤肿痛、目昏多泪，常与菊花、蝉蜕、白蒺藜等祛风明目药同用。本品与黄芪、人参、升麻、葛根等补气升阳药同用，还可治疗中气不足，清阳不升，耳鸣耳聋，如益气聪明汤。其三，祛风止痛。本品也可用于治疗风湿痹痛，每与羌活、独活、川芎、防风等同用，如羌活胜湿汤。

地龙，味咸能走下焦，性寒能清热，又因其归肝、脾、膀胱经，故入肝经清肝火、息肝风；入膀胱经能清热利尿。其一，清热定惊。适用于热极生风所致的神昏谵语、痉挛抽搐及小儿惊风，或癫痫、癫狂等，如《本草拾遗》载治狂热癫痫，以本品同盐化为水，饮服；《摄生众妙方》中治小儿急慢惊风，则用本品研烂，同朱砂作丸服；治高热抽搐惊痫，多与钩藤、牛黄、白僵蚕、全蝎等息风止痉药同用。其二，通络。本品性走窜，善于通行经络，常与黄芪、当归、川芎等补气活血药配伍，治疗中风后气虚血滞，经络不利，半身不遂，口眼㖞斜等症，如《医林改错》所载补阳还五汤。本品治疗痹证，适用于多种原因导致的经络阻滞、血脉不畅、肢节不利，其性寒可清热，尤适用于关节红肿疼痛、屈伸不利之热痹，常与防己、秦艽、忍冬藤等除湿热、通经络药物配伍；如用于治疗风寒湿痹之肢体关节麻木、疼痛尤甚、屈伸不利，常与川乌、草乌、天南星、乳香等祛风散寒、通络止痛药配伍，如《和剂局方》所载小活络丹。其三，平喘。本品性寒降泻，长于清肺平喘。用于治疗邪热壅肺，肺失肃降之喘息不止，喉中有哮鸣音。单用研末内服即效，亦可用鲜地龙水煎后，加白糖收膏用，或与麻黄、杏仁、黄芩、葶苈子等同用，以加强清肺化痰、止咳平喘之功。其四，利尿。本品咸寒走下入肾，能清热结而利水道，适用于热结膀胱，小便不利，尿闭不通。可单用，或配伍车前子、木通、冬葵子等。此外，本品有降压作用，常用于治疗高血压病（肝阳上亢证）。

【配伍应用】

蔓荆子，为"止头痛之圣药"；地龙，由于得寒水之气，其性下行，故能清诸经之热（肺热、肝热等）从小便出，此为"釜底抽薪"之法也，其尚有通络止痛之功。两药一升一降，一散一清，协调增效，共奏疏风清热，通络止痛之功。于教授在临床上常用该药对治疗多种头痛，如自拟"头痛方"治疗顽固性偏头痛或三叉神经痛，疗效显著。组方：柴胡 10g，黄芩 10g，蔓荆子 15g，蜈蚣 2 条，苦丁茶 10g，细辛 3 g，地龙 10g，白芷 10g，僵蚕 10g，川芎 15g。具有疏肝活血，疏风清热，通络止痛之功效。若抽掣疼痛较剧者，酌加蜈蚣、全蝎搜风通络止痛；若见肝阳头痛者，酌加夏枯草、生石决明、白蒺藜清肝潜阳；若见夹风痰者，酌加白术、天麻、半夏息风健脾涤痰。本方对因寒或因虚致痛者禁用。

【药理研究】

蔓荆子，为马鞭草科植物单叶蔓荆 *Vitex trifolia* L. var. *simplicifolia* Cham. 或蔓荆 *Vitex trifolia* L. 的干燥成熟果实。本品提取物中苯丁基糖苷类、环烯醚萜类及木脂素类化合物具有镇痛作用，其中部分环烯醚萜类化合物还具有抗炎活性，为蔓荆子疏散风热、清利头目的功效提供了药理学依据。蔓荆子果实具有松弛血管和镇痛的作用。紫花牡荆素是一种从蔓荆子中提取的多甲基黄酮类化合物，是蔓荆子的主要成分，具有抗肿瘤作用，现已成为国内外学者研究的热点。蔓荆子黄素有抗菌、抗病毒、抗肿瘤、降压、改善微循环、抗氧化作用；蔓荆子叶蒸馏提取物具有增进外周和内脏微循环的作用。

地龙的药理研究见第 192~193 页。

参考文献

[1] 官扬，胡慧明，潘婷，等.蔓荆子的药理作用及其临床应用研究进展 [J].江西中医药，2013，44（04）：72-73.

[2] 白军，谢宛玉，曹建国.紫花牡荆素药理作用的研究进展 [J].中国新药杂志，2010，19（21）：1954-1957.

[3] 田华，杜婷，黄开合，等.蔓荆子的药理作用研究进展 [J].中国医药导报.2013，10（09）：29-30.

（编者：周祺）

白芷　僵蚕

【药性功效】

白芷，又名薛、芷、芳香、苟蒻、泽芬等，主产于河南、河北、浙江、福建等地。味辛，性温，归肺、胃、大肠经。具有解表散寒，祛风止痛，宣通鼻窍，燥湿止带，消肿排脓的功效。临床常入汤剂煎服，常用量为 3~9g；外用适量。《神农本草经》言本品："主女人漏下赤白，血闭，阴肿，寒热，风头侵目泪出。"又称其："长肌肤，润泽，可作面脂。"《滇南本草》言其："祛皮肤游走之风，止胃冷腹痛寒痛，除风湿燥痒顽痹，攻疮痈，排脓定痛。治妇人漏下、白带、散经、周身寒湿疼痛。"《本草纲目》言其："治鼻渊、鼻衄、齿痛、眉棱骨痛。"又称其："蜜和擦面，灭黑黯，好颜色，或加白牵牛、白僵蚕末，水和掺之。"

僵蚕，又名白僵蚕、天虫、僵虫、白僵虫等，主产于浙江、江苏、四川等地。味辛、咸，性平，入肝、肺、胃经。具有息风止痉，祛风止痛，疏散风热，化痰散结的功效。临床常入汤剂煎服，常用量为 5~9g；研末吞服，每次 1~1.5g；散风热宜生用，其他多制用。《本草纲目》言本品："散风痰结核，瘰疬，头风，风虫齿痛，皮肤风疮，丹毒作痒，痰疟癥结，妇人乳汁不通，崩中下血，小儿疳蚀鳞体，一切金疮，疗肿风痔。"《神农本草经》言本品："主小儿惊痫夜啼，去三虫，灭黑酐，令人面色好，男子阴疡病。"

【作用特点】

白芷，色白味辛，性温气厚，芳香上达，入肺、胃、大肠经，"风热者辛以散之，湿热者温以除之"（《本草纲目》），故其入肺经能祛风解表，通鼻窍、止痛；入胃经能燥湿；外用可消肿排脓。其一，解表散寒，宣通鼻窍。用于风寒感冒，头痛，鼻塞等症。偏于头痛者，配伍羌活、细辛；鼻塞重者，配伍藿香、薄荷等。此外，白芷为治鼻渊要药，有化湿通鼻窍之功，多配伍辛夷、鹅不食草等。其二，祛风止痛。主要适用于病在阳明经之前额、眉棱骨、上下龈疼痛等，常与藁本、蔓荆子等配伍。其三，燥湿止带。用于寒湿白带，常配伍海螵蛸等；用于湿热带下，常配伍黄柏、椿根皮等。其四，消肿排脓。用于疮疡肿痛，疮疡初起能消散，溃后能排脓，为外科常用的辅助药品。对乳痈初起者，可与蒲公英、瓜蒌同用；对脓出不畅者，常与金银花、天花粉同用。可入煎剂，亦可以研末外敷。白芷还可用于毒蛇咬伤，有解蛇毒的作用，需与其他解蛇毒药配伍使用。

僵蚕，咸能软坚散结，辛则行气消散，又因其入肝、肺、胃经，故可息风止痉、疏散风热、祛风止痛、化痰散结。其一，疏散风热，祛风止痛。用于风热上受引起的头痛、目赤等症，常配伍桑叶、菊花、荆芥等；用于咽喉肿痛，常配伍玄参、连翘、板蓝根等；用于风疹瘙痒，常与蝉衣、薄荷等配伍。其二，息风止痉，并具化痰之功。用于痰热壅盛之惊痫抽搐，常配伍黄连、胆南星等。其三，化痰散结。用于痰涎结聚引起的瘰疬结核，常配伍贝母、夏枯草等。

【配伍应用】

白芷与僵蚕伍用，见于《千金翼方》之面脂方。白芷味辛性温，芳香升散，上行头目清窍，善治阳明一切头面诸疾，亦能燥湿消肿；僵蚕味辛、咸，辛能行散，咸能软坚，其气味俱薄，轻浮而行，并走于上，故既能疏散风热，又能解痉、化胶痰。二药合用，药力升腾，相辅相成，共奏疏风清热，通络止痛，开窍化痰之功。于教授在临床上常用此药对治疗各种头痛（三叉神经痛、偏头痛、前额及眉棱骨痛等）、鼻渊（鼻窦炎）诸疾，以及面部痤疮、黄褐斑、雀斑等。

1. 三叉神经痛。李中梓云："高巅之上唯风可到。"故治疗头痛应以疏风通络为要务，于教授自拟"三叉神经痛方"治之：柴胡 10g，川芎 15g，地龙 10g，蔓荆子 10g，白芷 10g，僵蚕 10g，苦丁茶 10g，细辛 3g，薄荷 10g^{后下}，黄芩 10g。

2．鼻渊（鼻窦炎）。于教授自拟"鼻渊方"治之：辛夷 10g^{包煎}，苍耳子 10g，薄荷 10g^{后下}，黄芩 10g，白芷 10g，僵蚕 10g，地龙 10g。

3．面部黄褐斑、雀斑。中医认为，人的皮肤光泽和脏腑功能有关，尤其与情志因素密切相关。肝气郁滞，气血不和，则皮肤粗糙不荣，面部生斑。此外，根据中医取象比类的理论，凡白芷、白僵蚕、白茯苓、玉竹、天花粉等色白药物均有美白作用，故于教授自拟"三花六白汤"治疗以上诸疾，临床疗效满意。组成：玫瑰花 10g，凌霄花 10g，玳玳花 10g，白芷 10g，白僵蚕 10g，白鲜皮 15g，白茯苓 15g，玉竹 30g，天花粉 30g。方中之玉竹，《神农本草经》载其："久服，去面黑䵟，好颜色，润泽，轻身不老。"从临床应用来看，玉竹确有美容、抗衰老及延年益寿的作用。天花粉，药材色白，亦有很好的美容作用。

【药理研究】

白芷，为伞型科植物白芷 *Angelica dahurica*（Fisch.ex Hoffm.）Benth. et Hook . f. 或杭白芷 *Angelica dahurica*（Fisch.ex Hoffm.）Benth.et Hook. f. var. *formosana*（Boiss.）Shan et Yuan 的干燥根。主要活性成分为挥发性成分和香豆素类。白芷根含呋喃香豆素、氧化前胡素、欧前胡素、异欧前胡素等。其中香豆素类具有抗炎、解热、镇痛、抗高血压、抗凝血、抗病毒、抗癌、抗氧化等多种药理活性，白芷总挥发油具有镇痛、镇静作用，且对小鼠无身体依赖性作用，推测白芷总挥发油可能为其止痛作用的物质基础，而香豆素类为其解表、止痛、消肿的药效物质基础。研究表明，白芷在中、低浓度时对黑色素细胞和黑色素合成呈抑制作用；对酪氨酸酶活性具有低浓度抑制、高浓度激活的作用，为白芷治疗色素性疾病阐明了机制。

僵蚕，为蚕蛾科昆虫家蚕 *Bombyx mori* Linnaeus. 的幼虫在未吐丝前，因感染（或人工接种）白僵菌 *Beauveria bassiana*（Bals.）Vuillant 而致死的干燥体。僵蚕主要活性成分为黄酮类化合物、白僵菌素、多糖类化合物，具有抗惊厥、抗凝、催眠、抑菌、抗癌、降糖、降脂的药理作用。其中白僵蚕多糖可从多方面增强正常小鼠和免疫抑制小鼠的免疫功能，提高小鼠的免疫器官重量、腹腔巨噬细胞吞噬功能、淋巴细胞转化率、血清中溶血素抗体水平和脾空斑形成细胞的数量。白僵蚕黄酮类化合物对

Hela 人宫颈癌细胞的增殖有明显抑制作用，对人胚胎肾细胞 HEK293 有促进增殖的作用。白僵菌素对革兰氏阳性菌、绿脓杆菌、霉菌等具有明显的杀灭与抑制作用。

参考文献

[1] 吴媛媛，蒋桂华，马逾英，等.白芷的药理作用研究进展 [J].时珍国医国药，2009，20（03）：625-627.

[2] 蒋学.白僵蚕活性成分分离纯化及其药理作用的研究 [D].杭州：浙江大学，2013.

（编者：冯立民）

天麻　半夏

【药性功效】

天麻，又称赤箭、离母、水洋芋、明天麻、定风草等，分布于全国大部分地区。味甘，性平，归肝经。具有息风止痉，平抑肝阳，祛风通络之功效。常入汤剂煎服，常用量为 3~9g；或研末冲服，每次 1~1.5g。《药性论》言本品："治冷气顽痹，瘫痪不遂，语多恍惚，善惊失志。"《开宝本草》言本品："主诸风湿痹，四肢拘挛，小儿风痫、惊气，利腰膝，强筋力。"《珍珠囊》言本品："治风虚眩晕头痛。"

半夏，又称地文、守田、水玉、示姑等，主产于四川、湖北、江苏、安徽等地。味辛，性温，有毒，归脾、胃、肺经。具有燥湿化痰，降逆止呕，消痞散结之功效；外用可消肿止痛。常入汤剂煎服，常用量为 3~9g。《名医别录》言本品："消心腹胸膈痰热满结，咳嗽上气，心下急痛坚痞，时气呕逆；消痈肿，堕胎，疗萎黄，悦泽面目。生令人吐，熟令人下。"

【作用特点】

天麻，味甘质润，性平，又因其入肝经，故具有息风止痉，平抑肝阳，祛风通络之功效。其一，息风止痉。对肝风内动，惊痫抽搐，不论寒热虚实，皆可配伍应用，临床常与羚羊角、钩藤等同用。其二，平抑肝阳。天麻既息肝风，又平肝阳，故为止眩晕头痛之良药，不论虚实皆可随症配伍。对肝阳上亢之眩晕、头痛，常与石决明、牛膝等同用；对风痰上扰之眩晕、头痛，常与半夏、陈皮、茯苓、白术等同用。其三，祛风通络。天麻为气分之药，又可通血脉，用于中风、骨节不遂，常与没药、制乌头等同用；用于风湿痹痛，关节屈伸不利，多与秦艽、羌活、桑枝等同用。

半夏，体滑性燥，能走能散，能燥能润，又因其入脾、胃、肺经，故其入脾、肺经能燥湿化痰、消痞散结，入脾、胃经能降逆止呕。其一，燥湿化痰。对寒痰、湿痰犯肺所致的咳喘诸证，常与陈皮、干姜、细辛、五味子、胆南星、黄芩、瓜蒌仁等配伍。其二，降逆止呕。半夏为临床止呕要药，对各种原因引起的呕吐，皆可随症配伍。如用于寒饮（痰）之呕吐，常与生姜或干姜配伍。其三，消痞散结。对各种原因所致的痞满，皆可随症加减，常与黄连、黄芩等配伍。其四，消肿止痛。对疮痈肿毒，多外用，常与海藻、连翘、贝母等同用。清半夏长于化痰，以燥湿化痰为主，用于湿痰咳嗽、痰热内结、风痰吐逆、痰涎凝聚、咳吐不出；姜半夏增强了降逆止呕的作用，以温中化痰、降逆止呕为主，用于痰饮呕吐、胃脘痞满；法半夏偏于祛寒痰，同时具有调和脾胃的作用，用于痰多咳嗽、痰饮眩悸。

【配伍应用】

天麻与半夏伍用，见于《珍珠囊》《珍珠囊补遗》《药性赋》之天麻半夏汤，治风痰内作，胸膈不利，头眩目黑，兀兀欲吐等。天麻，乃足厥阴肝经之药，为治疗内风证之佳品，治风痰之要药，善于息风止晕止痛；半夏，味辛性温，善燥湿化痰，降逆止呕，为治痰之要药。天麻配伍半夏是治疗痰厥头痛的重要药对，也是治疗风痰眩晕头痛作用较好的药对。湿痰横行经络，壅滞不通，半夏善开络中之痰、天麻善化痰息风，皆善止痛止晕，二药配伍相辅相成，功专化痰息风，主治眩晕头痛。古代医家称二者为风痰要药，肝风挟痰者，常有痰随风动，风助痰势，化痰药与息风药相伍，能防微杜渐，收标本兼顾之功，用天麻配半夏治疗痰厥头痛、眩晕，是从古沿用至今的重要药对之一。正如《脾胃论》所云："足太阴痰厥头痛，非半夏不能疗，眼黑头眩，非天麻不能除。"

于教授对风痰上扰所致眩晕，伴见头目昏蒙，头重头痛，胸闷呕恶，舌苔白腻，脉象滑或弦滑，或形体肥胖，纳呆多寐，口黏痰多者，常以程氏半夏白术天麻汤加减治之：半夏 10g，白术 10g，天麻 10g，黄芩 10g，炙甘草 10g，陈皮 10g，生姜 3 片，大枣 3 枚，代赭石 15g^{先煎}。

【药理研究】

天麻，为兰科多年生寄生草本植物天麻 *Gastrodia elata* Blume. 的干燥块茎。现代药理研究认为，天麻主要化学成分有天麻素、天麻醚苷、对羟基苯甲醇、派立辛、对羟苄基乙基醚、柠檬酸、琥珀酸和谷甾醇，以及多糖类。研究显示，天麻素是天麻的主要有效成分，含量高达 0.33%~0.67%，具有抗癫痫、镇静、安眠作用。天麻素可能是天麻发挥息风止痉，平抑肝阳功效的主要化学成分之一。此外，天麻还具有抗衰老、改善学习记忆、降压、减慢心率等作用。

半夏，为天南星科植物半夏 *Pinellia ternata*（Thunb.）Breit. 的干燥块茎。主要有抗肿瘤、抗早孕、祛痰止咳、镇吐作用，此外还可作用于胃肠道等。主要含有生物碱类、有机酸类、挥发油类、β‒谷甾醇、蛋白质等化学成分。生物碱类化合物是半夏药理活性的主要物质，现代药理研究表明其具有止呕、镇咳、祛痰、抗炎及抗肿瘤和提高记忆力的作用。生物碱类物质可能是半夏燥湿化痰、消痞散结的主要化学成分。半夏总游离有机酸可止咳化痰、止呕，并对胃癌细胞有抑制作用。有文献报道，甲硫氨酸、甘氨酸是半夏镇吐作用的有效成分，天冬氨酸具有镇咳祛痰作用。以上可为半夏化痰止呕、消痞散结之功效提供药理学依据。

参考文献

[1] 陶云海. 天麻药理研究新进展 [J]. 中国中药杂志，2008，33（01）：108-110.

[2] 岑信钏. 天麻的化学成分与药理作用研究进展 [J]. 中药材，2005，28（10）：99-103.

[3] 范玉奇，李文兰，王艳萍，等. 天麻化学成分及药理性质研究的进展 [J]. 药品评价，2005，2（04）：309-312.

[4] 王新胜，吴艳芳，马军营，等. 半夏化学成分和药理作用研究 [J]. 齐鲁药事，2008，27（02）：101-103.

[5] 王丽，孙蓉. 与功效、毒性相关的半夏化学成分研究进展 [J]. 中药药理与临床，2009，25（05）：101，17.

（编者：丛紫东）

桑枝　姜黄

【药性功效】

桑枝，又名桑条、嫩桑枝、炒桑枝、炙桑枝、酒桑枝、酒炒桑枝、老桑枝等，全国各地均产。味苦，性平，归肝经。具有祛风湿，利关节，行水气的功效。常入汤剂煎服，常用量为9~15g。《本草撮要》云其："得桂枝治肩臂痹痛。"《本草备要》云其："利关节，养津液，行水祛风。"

姜黄，又名宝鼎香、毫命、黄姜、黄丝等，主产于台湾、福建、广东、广西、云南、西藏等地。味辛、苦，性温，入脾、肝经。具有活血行气，通经止痛的功效，主治痹在上肢和肩背。常入汤剂煎服，常用量为3~10g；外用适量。陈藏器曰："此药辛少苦多，性气过于郁金，破血立通，下气最速，凡一切结气积气，癥瘕瘀血，血闭痈疽，并皆有效，以其气血兼理耳。"《医林纂要》曰："姜黄……治四肢之风寒湿痹。"《赤水玄珠》载姜黄散可治非风、非痰之臂痛。

【作用特点】

桑枝，苦能胜湿，又因其入肝经，故可祛风湿，通经络，利关节，行水气，多用于风湿热痹，四肢关节疼痛。其一，祛风通络利关节。对关节红肿热痛等属热痹的关节病变，可单独重用该品，以老桑枝为宜，亦可配伍其他药物。本品主要作用为祛风通络，主治风湿痹证，尤宜于上肢痹痛。桑枝与桂枝、姜黄合用能疗上肢痹痛；与牛膝、木瓜、五加皮同用可解下肢拘挛。其二，祛血中风热。对风热入营血所致的遍体风痒，肌肤干燥，紫癜风，则可与补骨脂、何首乌、生地黄等凉血养血、祛风药配伍。其三，生津利水。用于消渴，可单品煎服。用于水肿，可与赤小豆合用。若偏热者，配伍络石藤、忍冬藤，以增清热之效。若治风湿所致手臂指麻者，可与威灵仙、防己、当归等同用；若偏气血虚者，配伍黄芪、鸡血藤等，以增益气补血之力；若偏寒者，配伍桂枝，以增温经之功。

姜黄，味苦、辛，性温，辛香燥烈，阳中之阴也，入气而理气中之血；味苦胜辛，性燥而温，阴中之阳也，入血兼理血中之气也；苦能泄热胜湿，辛能散结，又因其入脾、肝经，故其入脾经则能下气，祛邪辟恶；入肝经则辛散泄热，除风热，消痈肿，破气消癥，通经止痛。其一，活血行气。姜黄入脾，既治气中之血，又理血中之气，辛少苦多，性气过于郁金，破血立通，下气最速，凡一切血瘀气滞诸证，胸腹胁痛，妇女痛经、闭经、产后瘀滞腹痛，风湿痹痛，跌打损伤，痈肿，诸疮癣初生时痛痒，用之皆有效。其二，通经止痛。其气味与作用，在京三棱、郁金之间。治右胁痛，常同肉桂、枳壳配伍。兼理血中之气，能入手臂治痹痛。其三，下气除湿，祛邪辟恶。善治气胀及产后败血攻心。其四，消痈散结，理气散结兼理血。本品除风热，消痈肿，功力胜于郁金，入血泄散，痈疡肿痛可消。血虚无气滞血瘀者及孕妇慎服。

【配伍应用】

　　桑枝，味苦性平，归肝经，长于祛风湿，通经络，行水气；姜黄，味苦、辛，性温，归脾、肝经，长于活血行气，通经止痛。于教授认为，桑枝与姜黄皆以通为用，桑枝以祛风湿兼能行气为要；姜黄为血中气药，以活血行气，通经止痛为主。姜黄止痛效果强于桑枝。此外，二者均走四肢，尤善走上肢。二药相须为用，明显增强了祛风湿、破血行气止痛的效果。临床上，于教授主要用该药对治疗风湿痹证，以肩臂肢节疼痛，四肢麻木为主要临床表现者。

　　1. 肩臂疼痛（肩周炎）。于教授自拟"肩凝症方"以养血祛风、活血通经止痛：桑枝30g，姜黄15g，羌活10g，当归尾10g，红花10g，防风10g，秦艽15g，蜈蚣1条。

　　2. 四肢麻木。于教授认为，四肢麻木多为气虚及风痰入络阻碍营卫运行而致。《黄帝内经》云："营气虚则不仁，卫气虚则不用，营卫俱虚则不仁且不用。"以气虚为主者，于教授常用"神效黄芪汤"合"黄芪桂枝五物汤"加减治之：生黄芪30g，姜黄15g，桑枝15g，党参10g，白芍15g，当归15g，生姜6g，鸡内金15g。方中黄芪益气，当归和血，余药疏风活血通经。以风痰入络为主者，于教授常处方如下：防风10g，羌活10g，姜黄15g，桑枝30g，陈皮10g，半夏10g，枳壳10g，威灵仙10g，僵蚕10g。方中防风、羌活疏风，陈皮、半夏、枳壳开气化痰，姜黄、桑枝疏风活血通络，威灵仙、僵蚕祛风痰。

【药理研究】

　　桑枝，为桑科落叶乔木桑 *Morus alba* L. 的干燥嫩枝。其主要化学成分有黄酮类、生物碱类、多糖类和香豆素类化合物，尚含有氨基酸、有机酸、挥发油及多种维生素等。具有降血糖、降血压、抗癌、抗菌、抗病毒、抗炎镇痛和抑制花生四烯酸代谢等药理活性。通过对桑枝提取液组分中抗炎活性物质进行筛选发现，二苯乙烯苷表现出很强的抗炎镇痛活性，此物质可能是桑枝抗炎镇痛，祛风湿、利关节作用的有效成分之一。

姜黄，为姜科多年生草本植物姜黄 Curcuma longa L. 的干燥根茎。其主要化学成分有姜黄素类，倍半萜类，酸性多糖，挥发油等化合物。实验证实，姜黄素及其衍生物可抑制内皮细胞迁移和特异性抑制内皮细胞增殖，能够抑制血管生成，具有抗肿瘤和抗动脉粥样硬化的作用。这可能为其消痈散结功效提供了药理学依据。其挥发油类成分芳姜黄酮、β-姜黄酮、姜烯、β-榄香烯、α-姜黄烯、α-姜黄酮、吉马酮和 β-倍半水芹烯与抗肿瘤活性显著相关，可能为其破气消癥的有效成分之一。早期研究表明，姜黄素是一种人类抗风湿活性剂。有研究发现，姜黄素可以抑制关节软骨细胞中的丝裂原活化蛋白激酶（MAPKs）、激活蛋白-1C（AP-1）、核因子-κBC（NF-κB）信号通路来抑制炎症细胞因子和基质金属蛋白酶的活性，从而对风湿性关节炎起到一定的疗效。这可能为其通经止痛治疗风湿痹痛提供了药理学依据。

参考文献

[1] 姜乃珍，薄铭，吴志平，等.中药桑枝化学成分及药理活性研究进展 [J].江苏蚕业，2006，（02）：4-7.

[2] 张作法.桑枝活性成分分离纯化及其药理作用的研究 [D].杭州：浙江大学，2008.

[3] 沃兴德，丁志山，袁巍，等.姜黄素及其衍生物抑制肿瘤作用的实验研究 [J].浙江中医学院学报，2005，（02）：53-57，61.

[4] 蒋建兰，丁洪涛，苏鑫，等.基于组效关系的姜黄挥发油抗肿瘤活性成分辨识研究 [J].分析化学，2012，40（10）：1488-1493.

[5]Aggarwal B B, Shishodia S .Suppression of the nuclear factor-κB activation pathway by spice-derived phytochemicals:Reasoning for seasoning[J]. *Annals of The NewYork Academy of Sciences*，2004，1030（1）：434-441.

（编者：朱明丹）

僵蚕　蝉蜕

【药性功效】

僵蚕的药性功效见第 196~197 页。

蝉蜕，又名蝉退、蝉衣、蝉壳等，主产于山东、河北、河南、江苏等省，全国大部分地区亦产。味甘，性寒，归肺、肝经。具有疏散风热，利咽开音，透疹，明目退翳，解痉的功效。临床常入汤剂煎服，常用量为 3~6g；或单味研末冲服。一般病证用量宜小，止痉则用量需大。《本草纲目》言本品："治头风眩运，皮肤风热，痘疹作痒，破伤风及疔肿毒疮，大人失音，小儿噤风天吊，惊哭夜啼，阴肿。"

【作用特点】

僵蚕，辛性走窜，咸能软坚散结，又因其入肝、肺、胃经，故于教授认为其具有息风止痉，祛风止痛，化痰通络散结的功效。其一，息风止痉。用于治疗惊痫抽搐，既能息风止痉，又能化痰定惊，对惊风、癫痫挟痰热者都适宜。对高热抽搐者，本品可与蝉蜕、钩藤、菊花同用；对急惊风，痰喘发痉者，本品可与全蝎、天麻、朱砂、牛黄、胆南星等配伍，如《寿世保元》的千金散；对小儿脾虚久泻，慢惊搐搦者，本品当与党参、白术、天麻、全蝎等益气健脾、息风定惊药配伍，如《古今医统》的醒脾散；对破伤风角弓反张者，本品可与全蝎、蜈蚣、钩藤等配伍，如《证治准绳》的撮风散。其二，化痰通络。对中风（中经络）的口眼㖞斜，本品常与全蝎、白附子等同用，如《杨氏家藏方》的牵正散。其三，祛风。本品可用于治疗风热头痛，目赤，咽痛，风疹瘙痒。对肝经风热上攻之头痛、目赤肿痛、迎风流泪等症，常与桑叶、木贼、荆芥等疏风清热之品配伍，如《证治准绳》的白僵蚕散；对风热上攻之咽喉肿痛、声音嘶哑，可与桔梗、薄荷、荆芥、防风、甘草等同用，如《咽喉秘集》的六味汤；对风疹瘙痒，可将本品研末内服（《太平圣惠方》）；用于风疮瘾疹，可单味研末服，或与蝉蜕、薄荷等疏风止痒药同用。其四，软坚散结。用于痰核、瘰疬，可单品为末，或与浙贝母、夏枯草、连翘等化痰散结药同用。本品亦可用于治疗乳腺炎、流行性腮腺炎等疔疮痈肿类病证，可与金银花、连翘、板蓝根、黄芩等清热解毒药同用。

蝉蜕，甘寒清热，质轻上浮，归肺、肝经，故其能疏散肺经、肝经风热，又能宣肺利咽。其一，疏散风热。蝉蜕可用于治疗风热引起的感冒，温病初起，咽痛暗哑，麻疹不透，风疹瘙痒，目赤翳障。本品入肝经，善疏散肝经风热而有明目退翳之功，故可用治风热上攻或肝火上炎之目赤肿痛，翳膜遮睛，常与菊花、白蒺藜、决明子、车前子等同用，如《银海精微》的蝉花散。其二，凉肝息风。本品可用于治疗急慢惊风，破伤风，常与天竺黄、僵蚕等药配伍，如《证治准绳》的天竺黄散；用于治疗破伤风之牙关紧闭，手足抽搐，角弓反张，常与天麻、僵蚕、全蝎、天南星同用，如五虎追风散。

【配伍应用】

蝉蜕与僵蚕伍用，见于《伤寒温疫条辨》之"升降散"。蝉蜕，"善解外感风热，为瘟病初得之要药。又善托隐疹外出，有皮以达皮之力，故又为隐疹要药"（《医学衷中参西录》）。僵蚕，具有息风止痉，祛风止痛，化痰散结，解毒利咽之功。于教授认为，二药皆体轻，擅入肺、肝二经。一则善于开宣肺气，轻清升散，达于肌表，故能疏风清热，透疹止痒，实为治疗声音嘶哑，清热解郁化痰的要药；二则能退翳明目，凉肝息风止痉。二者配伍，相互为用，共奏疏散风热，透疹止痒，解毒利咽，解郁化痰，息风止痉之功。临床上，于教授主要用该药对治疗风热之邪外袭引起的风疹、湿疹、瘾疹、乳蛾（急性扁桃体炎），以及肝热上攻引起的目赤肿痛、云翳外障、头痛等。

1. 风疹、湿疹、瘾疹等。凡因风热或风湿之邪外袭人体，浸淫血脉，内不得疏泄，外不得透达，郁于肌肤腠理之间，症见皮肤疹出色红，或遍身有出血样斑点，瘙痒或抓破后津水流渗，舌苔薄黄或黄腻，脉象浮滑或浮数等者，于教授常用自拟"消风止痒汤"治之：防风 10g，蝉蜕 10g，白僵蚕 10g，地肤子 15g，白鲜皮 15g，川芎 10g，当归 10g，大青叶 15g，白花蛇舌草 15g，生甘草 10g。若湿热偏重，津水流渗者，酌加苦参 10g，苍术 10g，车前草 30g，以清热利湿；若上身瘙痒明显，加羌活 10g，薄荷 10g，以疏风止痒；若下身瘙痒明显，加独活 10g，黄柏 10g，清热燥湿，疏风止痒；若舌质红或绛，血分有热，酌加牡丹皮、赤芍、紫草，以清热凉血活血。

2. 乳蛾（急性扁桃体炎）。本病多因风热侵袭或肺胃热盛所致。临床上以咽喉肿痛，扁桃体充血脓肿，上有脓点或小脓肿，发热恶寒，咳嗽咯痰，舌苔厚黄，脉象浮数或滑数为辨证要点。于教授常用自拟"咽喉消肿汤"治之：金银花 30g，连翘 15g，牛蒡子 15g，蝉蜕 10g，僵蚕 10g，胖大海 15g，玄参 15g，牡丹皮 10g，锦灯笼 10g，黄芩 10g，生甘草 10g，荆芥穗 10g^{包煎}。若发热重，恶寒轻，持续高热，加生石膏 30g^{先煎}，知母 10g，以清热泻火；若咳嗽痰黄，酌加前胡、浙贝母、瓜蒌，以清热化痰止咳；若小脓肿不消，酌加皂角刺、赤芍、金果榄，以清热解毒利咽，活血排脓。此外，于教授常用蝉蜕 10g，僵蚕 10g，加白蒺藜 15g、木贼草 10g、蔓荆子 10g、薄荷 10g、黄芩 10g、蜜蒙花 10g 等，治疗肝热上攻引起的目赤肿痛，目痒，目生云翳，偏头痛等，效果良好。

【药理研究】

僵蚕，为蚕蛾科昆虫家蚕 *Bombyx mori* Linnaeus. 的幼虫在未吐丝前感染（或人工接种）白僵菌 *Beauveria bassiana*（Bals.）Vuillant 而致死的干燥体。本品主要含蛋白质、脂肪，尚含多种氨基酸及铁、锌、铜、锰、铬等微量元素。僵蚕体表的白粉中含草酸铵，是其止痉的主要成分，其醇水浸出液对小鼠、家兔均有催眠、抗惊厥作用。这与临床上应用草酸铵能有效治疗癫痫发作相一致，这就是僵蚕作为中药用于止痉的药理学基础。此外，其提取液在体内外均有较强的抗凝作用；僵蚕粉有较好的降血糖作用；有体外试验表明，其对金黄色葡萄球菌、绿脓杆菌有轻度的抑菌作用；其醇提取物在体外可抑制人体肝癌细胞的呼吸，可用于直肠瘤型息肉的治疗。

蝉蜕，为蝉科昆虫黑蚱 *Cryptotympana pustulata* Fabricius 的若虫羽化时脱落的皮壳。其化学成分较为复杂，大多为大分子化合物，主要为氨基酸类成分，其中以丙氨酸、脯氨酸和天冬氨酸等含量最高。此外，还含有大量蛋白质、甲壳素、可溶性钙及 24 种微量元素。蝉蜕有抗惊厥作用，能对抗士的宁、可卡因、烟碱等中枢兴奋药引起的小鼠惊厥死亡。蝉蜕各部分对中枢神经系统均有广泛抑制效能，其作用强度：整体 > 身部 > 头、足。蝉蜕醇提取物和水提取物均有抗惊厥作用，其中水提取物的直接抑制作用显著，且抗惊厥作用强度大于醇提取物；其酒剂能使实验性破伤风家兔的平均存活期延长，可减轻家兔已形成的破伤风惊厥。本品具有镇静作用，能显著减少正常小鼠的自发活动，延长戊巴比妥钠引起的睡眠时间，对抗咖啡因的兴奋作用；有明显的抗过敏作用，可缓解呼吸道的痉挛状态；尚有解热作用，其中蝉蜕头、足较身部的解热作用强。

参考文献

[1] 程锁明，王航宇，李国玉，等 . 中药白僵蚕的研究进展 [J]. 农垦医学，2012，34（05）：443-448.

[2] 李俊义 . 蝉蜕的临床应用和药理作用 [J]. 内蒙古中医药，2011，30（12）：89.

[3] 安磊 . 蝉蜕的抗惊厥作用 [J]. 中国医药导报，2008，5（15）：35-36.

[4] 马世平，瞿融，杭秉茜 . 蝉蜕的免疫抑制和抗过敏作用 [J]. 中国中药杂志，1989，（08）：42-45，64.

（编者：周祺）

地肤子　白鲜皮

【药性功效】

地肤子，又名扫帚子、扫帚菜子，主产于河北、山西、山东、河南等地，辽宁、青海、陕西、四川、江苏等地亦产。味辛、苦，性寒，归肾、膀胱经。具有利尿通淋，清热利湿，祛风止痒的功效。临床常入汤剂煎服，常用量为 9~15g；外用适量。《神农本草经》言："主膀胱热，利小便。"《滇南本草》言其："利膀胱小便积热，洗皮肤之风，疗妇人诸经客热，清利胎热，妇人湿热带下用之良。"

白鲜皮，又名藓皮、臭根皮、北藓皮、白藓皮等，主产于辽宁、河北、四川、江苏等地。味苦，性寒，归脾、胃、膀胱经。具有清热燥湿，祛风解毒的功效。临床常入汤剂煎服，常用量为 5~10g；外用适量。《神农本草经》言其："主头风，黄疸，咳逆，淋沥，女子阴中肿痛，湿痹死肌，不可屈伸、起止行步。"《药性论》言其："治一切热毒风、恶风、风疮、疥癣赤烂……主解热黄、酒黄、急黄、谷黄、劳黄等。"

【作用特点】

地肤子，味辛能散皮肤腠理之风邪；苦、寒能泄能清，可清除皮肤之湿热与风邪而止痒，又因其归肾、膀胱经，故具有利尿通淋，清热利湿，祛风止痒之功效。其一，利尿通淋。本品入膀胱经，能清利湿热而通淋，常与车前草、瞿麦、通草等相须为用，如地肤子汤。其二，清热利湿。本品能清中焦之湿热，使湿邪从小便而走。其三，祛风止痒。本品能散伏于肌肤腠理之风邪，苦寒能清皮肤之湿热，因而能止痒，常与白鲜皮、蝉蜕、黄柏等同用。对下焦湿热，外阴湿痒者，可与苦参、龙胆草、白矾等煎汤外洗患处；对湿热带下，可与黄柏、苍术等配伍。

　　白鲜皮，苦能燥能泻，寒能清，有清热燥湿，祛风解毒之功。其一，清热燥湿。对妇科常见的外阴及阴道炎症，常以白鲜皮复方煎水熏洗或坐浴的治疗方法以清热燥湿。其二，祛风解毒。本品内达关节，外行皮肤，除湿止痒。对荨麻疹、扁平疣、足癣、湿疹等慢性、顽固性皮肤病，常与地肤子、苦参、僵蚕等配伍。

【配伍应用】

　　地肤子，具有清热利湿、祛风止痒的功效；白鲜皮，具有清热燥湿、祛风解毒之功效。二药相须为用，功效更强。临床上，于教授主要用该药对治疗风热及湿热引起的皮肤瘙痒、阴肿阴痒，如荨麻疹、湿疹、糖尿病等。可以内服，亦可以外洗，止痒效果颇佳。此外，该药对还可以治疗湿热黄疸（急慢性肝炎），地肤子利尿清热利湿，白鲜皮清热燥湿解毒，正可谓"治黄不利小便非其治也"。具体应用如下：

　　1. 荨麻疹、湿疹。于教授自拟"消风止痒汤"治之：防风 10g，蝉蜕 10g，僵蚕 10g，浮萍 10g，地肤子 15g，白鲜皮 15g，地龙 10g，当归 10g，赤芍 10g，生甘草 10g，苦参 10g。

　　2. 糖尿病皮肤瘙痒及女子阴道瘙痒，证属肝郁土壅，湿热内生者。于教授常组方如下：地肤子 15g，白鲜皮 15g，苦参 10g，僵蚕 10g，苍术 12g，黄连 12g，柴胡 10g，荷叶 10g，枳壳 10g，葛根 10g，蚕沙 10g，栀子 10g，鸡内金 10g。

　　3. 肝经湿热下注引起的阴囊湿疹，阴道瘙痒等。于教授常自拟外洗方治之，止痒杀虫作用极佳：地肤子 30g，白鲜皮 30g，苦参 30g，蛇床子 30g，花椒 15g，黄柏 15g，生甘草 10g，冰片 5g，百部 15g。

【药理研究】

　　地肤子，为藜科一年生草本植物地肤 *Kochia scoparia*（L.）Schrad. 的干燥成熟果实。地肤子含有黄酮类、甾体类、倍半萜类和倍半萜苷类及多糖类化合物等成分，具有显著的抗炎作用，其水浸剂对许兰毛癣菌、奥杜盎氏小芽孢癣菌、铁锈色小芽孢癣菌等多种皮肤真菌，均有不同程度的抑制作用；其水提取物能抑制单核巨噬系统的吞噬功能及迟发型超敏反应（DTH）。药理研究表明，地肤子所含主要活性成分为三萜皂苷，具有抗炎、抗过敏和抗瘙痒等作用，因此，三萜皂苷可能是地肤子清湿热、止痒功效的主要化学成分之一。

白鲜皮，为芸香科多年生草本植物白鲜 *Dictamnus dasycarpus* Turcz. 的干燥根皮。具有抗菌、抗肿瘤、抗炎、抗变态反应、抗溃疡、抗冠状动脉粥样硬化、保护肝脏和神经等药理作用。对小鼠接触性皮炎及迟发型超敏反应，白鲜皮水提取物均有显著抑制作用。白鲜皮还可显著拮抗致敏 T 细胞释放淋巴因子以后的变态反应过程。对体液免疫，白鲜皮能抑制抗体生成细胞的增殖及循环抗体的生成。以上表明，白鲜皮对非特异性炎症及变态反应性炎症均有显著的抗炎作用，为白鲜皮清热解毒、除湿止痒功效提供了药理学依据。

参考文献

[1] 汪豪，范春林，王蓓，等. 中药地肤子的三萜和皂苷成分研究 [J]. 中国天然药物，2003，（03）：7-9.

[2] 戴岳，夏玉凤，陈海标，等. 地肤子70%醇提物抑制速发型及迟发型变态反应 [J]. 中国现代应用药学，2001，18（01）：8-10.

[3] 武海燕. 药用植物白鲜皮的化学成分及药理作用综述 [J]. 内蒙古石油化工，2007，115（03）：50-51.

（编者：王智先）

第十一章　收敛固涩类

在于教授常用配伍中，凡具有敛汗固涩、敛阴生津、收敛止血等作用的药对，均归纳于本章之中，主要用于治疗久病体虚、元气不固所致的自汗、盗汗、久泻、久痢、脱肛、遗精、早泄、遗尿、尿频、带下日久、崩漏失血、久嗽不止、滑脱不禁等病证。在使用时应注意，此类药对多为正虚无邪者所设，故邪气未去而误用收敛固涩，则有"闭门留寇"之弊。

浮小麦　麻黄根

【药性功效】

浮小麦，又称浮麦，全国产麦区均有生产。味甘，性凉，入心经。具有固表止汗，清虚热，补心止烦的功效。临床多入汤剂煎服，常用量为15~30g；研末服，3~5g。《本草蒙筌》言本品："敛虚汗。"《本草纲目》言本品："益气除热，止自汗盗汗，骨蒸虚热，妇人劳热。"《现代实用中药》中言本品："补心，止烦，除热，敛汗，利小便。"

麻黄根，又称苦椿菜，主产于辽宁、河北、山西、新疆、内蒙古、甘肃、青海等地。味甘、微涩，性平，归心、肺经。具有固表止汗的功效。临床多入汤剂煎服，常用量为3~9g；外用适量。《滇南本草》中言本品："止汗，实表气，固表，消肺气、梅核气。"《本草经读》曰："麻黄根节，古云止汗，是引止汗之药，以达于表而速效。"

【作用特点】

浮小麦，味甘性凉能除热，又因其归心经，故能养心敛液。于教授认为其主要作用特点有二：其一，固表止汗。浮小麦轻浮走表，能实腠理，固皮毛，敛心液，为养心敛液，固表止汗之要药。临床上可用治自汗、盗汗，如配伍牡蛎散（黄芪、麻黄根、牡蛎）治疗气虚自汗；治疗阴虚盗汗，可配伍五味子、麦冬、地骨皮等。其二，清虚热。浮小麦产于夏至之后，甘凉并济，可除虚热，正如《本草药性大全》言其："治骨热、肌热大效，妇人劳热，小儿肤热。"临床上浮小麦常配伍玄参、麦冬、地骨皮等治疗阴虚发热，骨蒸劳热等；与甘草、大枣配伍，可以治疗妇人脏躁。

麻黄根，味甘涩能收敛，又因其归心、肺经，故能行肌肤，实卫气，固腠理，闭毛窍，为固表止汗之佳品。其一，内服固表止汗。治疗自汗，可以与黄芪、牡蛎、浮小麦同用（牡蛎散）；治疗盗汗，可以配伍熟地黄、当归等；治疗产后虚汗，可配伍当归、黄芪等，如麻黄根散。其二，外用止汗。正如《本草经集注》云麻黄根："止汗，夏月杂粉扑之。"外用可配伍附子、牡蛎，研粉外敷。治疗脚汗，可以配伍黄芪、滑石粉外敷。此外，麻黄清扬故走表而发汗，而其根节专于止汗，有收束之本性。

【配伍应用】

浮小麦，长于除虚热止汗；麻黄根，功专固表止汗。二者均为止汗的常用药，临床上常相须为用治疗自汗、盗汗。然浮小麦专入心经，"汗为心之液"，故浮小麦重在养心除虚热而汗自止。而麻黄根专入肺经，"肺主皮毛"，故麻黄根重在顾护肌表而止汗。二药配合，一则养心敛液，一则卫外固表，标本兼顾，共奏止汗之功。

1. 气虚自汗（肺脾气虚）。症见久病体弱，自汗恶风，动则尤甚，气短乏力，舌淡红苔薄，脉虚或弱。于教授治以玉屏风散加减：生黄芪 30g，白术 15g，防风 6g，浮小麦 30g，麻黄根 15g，煅龙骨 15g^{先煎}，煅牡蛎 15g^{先煎}。

2. 热迫自汗（甲亢）。症见恶风多汗，心烦易怒，双手震颤，颈部增生未见，心悸怔忡，舌红苔厚，脉多弦滑或弦滑数。于教授自拟"甲亢煎"治之：柴胡 10g，白芍 15g，乌梅 15g，木瓜 15g，栀子 10g，桑叶 10g，钩藤 30g，生牡蛎 30g^{先煎}，白术 10g，麻黄根 15g，浮小麦 30g，莪术 10g。

3. 阴虚盗汗（肺肾阴虚）。症见久咳虚喘，形体消瘦，五心烦热，寐则汗出，口干口苦，舌红少苔，脉紧细数。于教授用麦味地黄丸加减治之：生地黄 24g，山萸肉 12g，山药 10g，麦冬 15g，五味子 10g，煅龙骨 15g^{先煎}，煅牡蛎 15g^{先煎}，浮小麦 30g，麻黄根 15g，黄柏 10g，蚕沙 10g。

【药理研究】

浮小麦，为禾本科一年生或越年生草本植物小麦 *Triticum aestivum* L. 干燥轻浮瘪瘦的果实。研究发现，浮小麦主要含淀粉、蛋白质、糖类、糊精、脂肪油和黄酮类化合物，尚含少量谷甾醇、卵磷脂、尿囊素、氨基酸、B 族维生素、维生素 E。现代药理研究证实，浮小麦能抑制致病菌的生长、促进有益菌的繁殖和维生素的合成、抗氧化和清除自由基，其中黄酮类化合物可降低血液中的胆固醇、提高机体免疫力，同时还有抗炎、抗病毒、抗肿瘤的作用。

麻黄根，为麻黄科植物草麻黄 *Ephedra sinica* Stapf 或中麻黄 *Ephedra intermedia* Schrenk et C. A. Mey. 的干燥根及根茎。麻黄根主要含有大环精胺类生物碱，麻黄根碱 A、B、C、D，阿魏酰组胺及酪氨酸甜菜碱，还含有黄酮类成分，主要是是双黄酮；尚含一些微量元素，如铜、锌、锰、铬、铁等。有研究证明，麻黄根碱 B 能阻断神经节烟碱受体介导的神经冲动，从而抑制神经引起的收缩，这可以说明麻黄根的止汗原理；同时，麻黄根中的生物碱和黄酮类成分等均有降血压作用，而酪氨酸甜菜碱有升血压作用，生物碱还有降低心率作用。有研究表明，麻黄根还有兴奋呼吸、抑制离体蛙心、扩张蛙后肢血管等作用。

参考文献

[1] 广东省食品药品监督管理局. 广东省中药材标准（第 2 册）[S]. 广州：广东科技出版社，2011.

[2] 单宇，冯煦，董云发. 小麦属植物化学成分及药理研究进展 [C]. 中国植物学会药用植物及植物药专业委员会. 药用植物研究与中药现代化——第四届全国药用植物学与植物药学术研讨会论文集. 南京：东南大学出版社，2004：9.

[3] Hikino H，Ogata K，Konno C，etc. Hypotensive actions of Ephedradines macrocyclic spermine alkaloids of Ephedra roots. *Planta medica*，1983，48（8）：290−293.

[4] 吴和珍，陆毅，艾伦强，等. 麻黄根化学成分与药理作用研究进展 [J]. 亚太传统医药，2008，39（11）：144−147.

（编者：张美玉）

乌梅 天花粉

【药性功效】

乌梅，又名酸梅、黄仔、合汉梅、干枝梅等，主产于四川、浙江、福建、湖南、贵州等地。味酸、涩，性平，归肝、脾、肺、大肠经。临床常入汤剂煎服，常用量为

3~10g，大剂量可用至 30g。有敛肺，涩肠，生津，安蛔的作用，为驱蛔之要药。《本草经疏》曰："梅实，即今之乌梅也，最酸……肝主筋，酸入肝而养筋。"

天花粉，又名花粉、栝楼根、花粉、楼根等，我国南北各地均产，以河南安阳一带产者质量较好。味甘、微苦、酸，性凉，入肺、胃经。临床常入汤剂煎服，常用量为 10~15g。有清热泻火，生津止渴，消肿排脓的作用。《本草纲目》曰："栝楼根，味甘微苦酸。其茎叶味酸。酸能生津，感召之理，故能止渴润枯。微苦降火，甘不伤胃。"

【作用特点】

乌梅，味酸涩能敛，又因其入肝、脾、肺、大肠经，故其入肺经则敛肺止咳；入大肠经则涩肠止泻；入脾经则生津止渴；入肝经则止痛。其一，敛肺止咳。对肺虚久咳少痰者，乌梅常与罂粟壳、杏仁配伍。其二，涩肠止泻。对脾虚久泻，脱肛不收者，于教授常以本品配伍白芍、党参、茯苓、诃子等，收效甚佳。其三，生津止渴。对以烦热口渴为主症的消渴，于教授常以乌梅为主药，配伍白芍、木瓜、天花粉、黄连、柴胡等。其四，驱蛔止痛。对蛔虫所致的腹痛、呕吐，于教授临证常用乌梅丸。

天花粉，味甘能和，微苦则降，酸则生津，性凉则润，又因其入肺、胃经，故能清热泻火，生津止渴。此外，天花粉还具有消肿排脓的功效。其长于清热生津，解毒排脓。其一，清热泻火，滋阴。对温热病，邪热炽盛，耗伤阴液所引起的唇干、口渴、舌红少津、心烦等症，本品可配伍石斛、生地黄、玄参、麦冬、芦根等。其二，生津止渴。本品对上消口渴欲饮，饮食量大者，较为合适，可配伍沙参、麦冬、五味子、生地黄、山药、山茱萸、茯苓、泽泻、牡丹皮等药物。另外，本品还有解毒排脓的功效，可与浙贝母、蒲公英、金银花、连翘、牡蛎、板蓝根、紫花地丁、赤芍等配伍，治疗疮痈肿毒。

【配伍应用】

乌梅与天花粉伍用，见于《杂病源流犀烛》之"玉泉丸"。于教授认为，乌梅，味酸而涩，具有良好的生津止渴作用；天花粉乃栝楼根也，味甘性凉而润，清热生津，为止渴要药。二药合用，酸能收敛浮阳，甘能化生津气，酸甘可化阴，使阴虚得济，阳亢得平，其滋生阴液、生津止渴之力更强。临床上，于教授主要用该药对治疗消渴（糖尿病）、胃痞、胃脘痛（慢性萎缩性胃炎）等，具体应用如下：

1. 消渴（糖尿病）。糖尿病属于中医"消渴"范畴，其病机关键为阴虚燥热。阴虚为本，燥热为标。中医传统治疗多遵循散消补分证而治。于教授治疗消渴独辟蹊径，认为"消渴足厥阴之病也"，提出"消渴从肝论治四法"，自拟"消渴煎Ⅰ号"治之：柴胡 10g，木瓜 15g，白芍 15g，乌梅 15g，天花粉 30~60g，黄连 10g，栀子 10g，麦冬 15g 等。该方是针对肝郁化火，灼伤阴液所致的消渴而设，临床上以口渴多饮或多食，口苦易怒，善太息，舌苔厚而少津或少苔为辨证要点。本方使用大剂量天花粉配伍乌梅，旨在加强酸甘化阴，生津止渴之功效。

2. 胃痞、胃脘痛（慢性萎缩性胃炎）。慢性萎缩性胃炎缺乏特异性症状，但根据临床表现，大多医家将其归于中医"胃痞""胃脘痛"范畴。于教授治疗本病主张从肝论治。正如叶天士所言："肝为起病之源，胃为传病之所。"临证时，若见形体消瘦，胃脘疼痛，脘胁胀闷，咽干口燥，食欲不振，善太息或嗳气，舌红少苔，脉弦细等，证属胃阴不足，肝气失调，于教授常选用自拟"三花养胃汤"治之：玫瑰花 10g，绿萼梅 10g，玳玳花 10g，天花粉 30g，生百合 30g，乌梅 15g，白芍 15g，沙参 30g，麦冬 15g 等，疗效颇佳。

【药理研究】

乌梅，为蔷薇科落叶乔木植物梅 *Prunus mume*（Sieb.）Sieb .et Zucc. 的干燥近成熟果实，含有柠檬酸、苹果酸、琥珀酸、碳水化合物、谷甾醇、苦扁桃苷、蜡样物质、齐墩果酸样物质等。现代研究表明，乌梅不同部位药用价值及药理作用不同。对乌梅果肉、核壳和种仁进行药理作用研究发现，乌梅镇咳的有效入药部位为核壳和种仁；涩肠的有效入药部位为果肉；止泻的有效入药部位为果肉和核壳。此外，乌梅对葡萄球菌、枯草杆菌、大肠杆菌及伤寒杆菌有较强的抑制作用。乌梅丸有麻醉蛔虫的作用，可使其活动迟钝、静止，呈濒死状态，这可能是乌梅驱蛔作用的机制。

天花粉，为葫芦科多年生宿根草质藤本植物栝楼 *Trichosanthes kirilowii* Maxim. 或双边栝楼 *Trichosanthes rosthornii* Harms 的干燥根，其主要成分是蛋白质、植物血凝素、糖类、皂苷等。天花粉煎剂对溶血性链球菌、肺炎双球菌、白喉杆菌有一定的抑制作用，这也许能为其排脓、消肿、降火功效提供药理学依据。天花粉所含植物血凝素还具有降血糖作用，这可能是天花粉生津止渴功效的作用基础。

参考文献

[1] 陈林，陈鸿平，刘友平，等.乌梅不同部位药理作用研究 [J].中国药房，2007，（27）：2089-2090.

[2] 王炳恒.浅谈乌梅在临床中的应用 [J].河南中医，2012，32（08）：1077-1078.

[3] 龚建锋，俞明义.天花粉研究进展 [J].浙江中西医结合杂志，2008，18（04）：263-264.

（编者：刘长玉）

第十二章 和解类

在于教授常用配伍中，凡具有和解少阳、调和肝脾、调和寒热等作用的药对，均归纳于本章之中，主要用于治疗邪在少阳、肝脾不和、寒热互结等引发的病证。在使用此类药对时应注意，凡邪在肌表，未入少阳，或邪已入里，阳明热盛者，不宜使用。

柴胡　黄芩

【药性功效】

柴胡，又名茈胡、地薰、茹草、柴草等，"北柴胡"主产于河北、河南、辽宁、湖北、陕西等省；"南柴胡"主产于湖北、四川、安徽、黑龙江、吉林等省。味苦、辛，性微寒，归肝、胆、肺经。具有解表退热，疏肝解郁，升举阳气之功。临床多入汤剂煎服，常用量为3~10g。《本草正义》曰："柴胡主治，止有二层：一为邪实，则为外邪之在半表半里者，引而出之，使达于表，而外邪自散；一为正虚，则为清气之陷于阴分者，举而升之，使返其宅，而中气自振。此外则有肝络不疏之症……少入柴胡，以为佐使而作向导，奏效甚捷。"《滇南本草》言本品为："伤寒发汗解表要药，退六经邪热往来，痹痿，除肝家邪热、痨热，行肝经逆结之气，止左胁肝气疼痛，治妇人血热烧经，能调月经。"

黄芩，又名山茶根、土金茶根、黄花黄芩、大黄芩、下巴子等，主产于河北、辽宁、陕西、山西、山东、内蒙古、黑龙江等地。味苦，性寒，归肺、胆、脾、胃、大肠、小肠经。具有清热燥湿，泻火解毒，凉血止血，除热安胎之功。临床多入汤剂煎服，常用量为3~10g。《本草正义》云："黄芩亦大苦大寒之品，通治一切湿热……且味苦直降，而气轻清，故能彻上彻下，内而五藏六腑，外而肌肉皮毛。凡气血痰郁之实火，内外女幼诸科之湿聚热结病证，无不治之。"

【作用特点】

柴胡，辛开苦降，微寒能清热，又因其入肝、胆、肺经，故具有解表退热、疏肝解郁、升举阳气的功效，且与使用剂量密切相关。其一，重剂柴胡，和解退热。长于疏散少阳半表半里之邪，治外感发热，邪在少阳，寒热往来者。临床常用方为小柴胡汤、人参败毒汤，目的是退热、宣解外邪。根据发热的轻重，患者体质的强弱，临床用量可达 24~30g，且生用为宜。其二，中剂柴胡，疏肝解郁。柴胡善条达肝气，调和肝脾，宣畅气血。逍遥散、柴胡疏肝散均取其疏肝解郁之功，此时柴胡的用量，宜取中量即 8~12g，且多用醋炙，如用量过大，则肝气疏泄太过，反劫肝阴，于病者不利。其三，轻剂柴胡，升举阳气。补中益气汤中柴胡并非主药，而为佐使，用量宜轻，一般用 3~5g，且必须与大剂量益气药配伍方能奏效，若用量过大，反伤阳气，减弱主药功效，影响益气升阳之效果。

黄芩，苦能燥湿，寒能清热，又因其入肺、胆、脾、胃、大肠、小肠经，故其具有清热燥湿、泻火解毒的功效。因其归经广泛，故对诸经湿热之证，都可辨证应用。此外，黄芩兼具凉血止血、除热安胎之功。其一，清热燥湿，善清诸经湿热。对上焦实火所致咽痛、咳嗽、咯痰诸症，本品可配伍桑白皮、知母、贝母等以行清泻肺热之功，酒炒后使用效果更佳；对胃肠湿热、湿热下注所致泻痢、热淋等，本品常与黄连、黄柏、茯苓、泽泻等同用；对少阳邪热证，本品常与柴胡、半夏等配伍，如小柴胡汤。其二，凉血止血，安胎。本品偏入上中二焦，善泻亢盛之火，可清热凉血、清胞宫之热而安胎。对胎热不安出现的恶心呕吐、心中烦热、饥不欲食诸症，常与白术、竹茹、黄连、生姜、苏梗等配伍。

【配伍应用】

柴胡与黄芩配伍，见于张仲景《伤寒杂病论》之"小柴胡汤"。于教授认为，柴胡味苦性寒，其气轻清升散，善透解少阳半表半里之邪；黄芩亦为大苦大寒之品，其性清肃，能降火下行，尤以清除肺热为佳，亦善清肝胆气分之热邪。二药合用，一则疏透和解，一则清泻而降，从而达到疏透中有清泄、清降中不郁遏之目的，相互协调，相辅相成。于教授在临床上主要用该药对治疗伤寒少阳证，少阳头痛，以及胆管炎、胆石症、带状疱疹等。

1. 少阳证。以"口苦，咽干，目眩"，"往来寒热，胸胁苦满，嘿嘿不欲饮食，心烦喜呕"为辨证要点。因邪在半表半里，舌苔薄白或薄黄，方用小柴胡汤。方中以柴胡 24~30g，黄芩 12g 配伍，旨在以柴胡解少阳在经之表寒，使半表之邪得从外宣；以黄芩解少阳在腑之里热，使半里之邪得从内撤。

2. 少阳头痛（偏头痛）。偏头痛是一类发作性且常为单侧的搏动性头痛。于教授认为，从发病原因、疼痛部位、伴随症状等方面来讲，偏头痛病位主要在肝胆，基本病机是肝失疏泄，挟邪上扰，头侧肝胆经络不利，不通而痛。于教授自拟"肝郁头痛方"治之：柴胡 10g，黄芩 10g，川芎 15g，牡丹皮 10g，栀子 10g，地龙 10g，细辛 3g，蔓荆子 15g，蜈蚣 2 条，薄荷 6g^{后下}，当归 15g，白芍 15g。

3. 胆管炎、胆石症。胆管炎、胆石症属中医"胁痛""黄疸"等范畴，病因病机为感受外邪、七情内郁、恣食肥甘厚腻导致肝胆郁结或中焦湿热，肝胆疏泄失常，致胆气郁结，进而久熬成石。于教授自拟"清胆合剂"治之：柴胡 12g，黄芩 10g，川楝子 10g，元胡 10g，茵陈 15g，虎杖 15g，鸡骨草 15g，生大黄 10g^{后下}。临床若见反酸明显者，酌加乌贼骨、瓦楞子、浙贝母以制酸止痛；若见血瘀明显者，酌加丹参、檀香、砂仁、五灵脂活血理气止痛。

4. 头部带状疱疹。本病好发于一侧颞颊部，疱疹鲜红，灼热刺痛，疱型紧张，密集成群，伴发热恶寒或往来寒热，口苦咽干，或耳鸣眩晕，口渴溲赤，舌质红，舌苔黄，脉象弦滑或弦滑而数。多因平素肝火亢盛，又外感风邪热毒，郁于经络，外发而成。于教授治以疏风解郁，泻火解毒止痛之法，自拟"疱疹合剂 I 号"治之：柴胡 24g，黄芩 12g，银花 15~20g，连翘 9~12g，大青叶 15~30g，夏枯草 9~12g，蒲公英 15~30g，僵蚕 10g，蝉蜕 10g，野菊花 10g，牡丹皮 10g，黑芥穗 6~10g，生甘草 6g。若兼咽痛明显者，酌加牛蒡子 6~12g，板蓝根 10~15g，以清热利咽；若兼见血泡者，酌加水牛角粉 1.5~3g，紫草 10g，以凉血解毒；若灼热刺痛明显者，酌加赤芍 10g，三七粉 1.5~3g，以凉血活血；若兼大便秘结者，酌加大黄 6~10g，芒硝 6g，以通腑泻热。

【药理研究】

柴胡，为伞形科多年生草本植物柴胡（北柴胡）*Bupleurum chinense* DC. 或狭叶柴胡（南柴胡）*Bupleurum scorzonerifolium* Willd. 的干燥根。其所含化学成分主要有柴胡皂苷、挥发油、α–菠菜甾醇、多糖等，其中柴胡皂苷对多种炎症过程包括炎性渗出、毛细血管通透性升高、炎性介质释放、白细胞游走、结缔组织增生和多种变态反应炎症均有显著抑制作用，还可降低细胞色素的活性，防止肝细胞坏死，促进肝细胞再生，刺激垂体—肾上腺皮质系统，使内源性糖皮质激素分泌增加。柴胡皂苷的抗炎作用可为柴胡解表退热功效提供药理学依据，其保肝作用可佐证柴胡疏肝解郁的功效。

此外，柴胡皂苷还有抑制胃酸、降血脂、抗肿瘤、调节免疫、抗惊厥等药理学作用。

黄芩，为唇形科多年生草本植物黄芩 *Scutellaria baicalensis Georgi* 的干燥根。所含主要化学成分有多种黄酮类、黄芩苷、黄芩素，其中黄芩苷对金黄色葡萄球菌抗性株有抑制作用，这可能是黄芩泻火解毒功效的药理学依据。此外，黄芩还有抗过敏、免疫调节、抗氧化及抗肿瘤作用。高琳等人在柴胡—黄芩水煎液中提取的挥发油部分、黄酮部分和剩余混合物部分的作用研究中，发现二者能协同增强解热效果。王宪龄等研究表明，以柴胡、黄芩用量为 2：1 时保肝作用最强，且随着配伍中柴胡剂量的减少、黄芩剂量的增加，保肝作用逐渐减弱，验证了"柴胡功善疏肝解郁"的科学性。

参考文献

[1] 李琰. 柴胡药理作用的研究进展 [J]. 河北医学，2010，16（05）：633-636.

[2] 李仁国. 柴胡有效成分及药理作用分析 [J]. 陕西中医，2013，34（06）：750-751.

[3] 宋旦哥，孟庆刚. 黄芩药理作用研究述评 [J]. 中华中医药学刊，2009，27（08）：1619-1622.

[4] 高琳，李庆业. 柴胡—黄芩水煎液及其挥发油与黄酮类化学成分群配伍的解热比较作用研究 [J]. 成都中医药大学学报，2009，32（02）：60-62.

[5] 王宪龄，李伟，刘方洲，等. 柴胡黄芩配伍对 CCl_4 所致小鼠急性肝损伤的研究 [J]. 中药药理与临床，2005，21（06）：11-13.

（编者：刘岩）

柴胡　白芍

【药性功效】

柴胡的药性功效见第 217 页。

白芍，又名白芍药、金芍药、大芍药、杭药等，主产于浙江、安徽、四川等地。味苦、酸，性微寒，归肝、脾经。具有养血调经，敛阴止汗，柔肝止痛，平抑肝阳的功效。临床常入汤剂煎服，常用量为 5~15g，大剂量可用 15~30g。《滇南本草》言其："收肝气逆疼，调养心肝脾经血，舒经降气，止肝气疼痛。"养血调经多炒用，平肝敛阴多生用。不宜与藜芦同用。《神农本草经》言本品："治邪气腹痛……止痛，利小便，益气。"《珍珠囊》云："白补赤散，泻肝补脾胃……其用有六：安脾经，一也；治腹痛，二也；收胃气，三也；止泻痢，四也；和血脉，五也；固腠理，六也。"《本草纲目》曰本品："止下痢腹痛后重。"

【作用特点】

柴胡，味苦、辛能行散，性微寒能清热，又因其归肝、胆、肺经，故本品能疏解肝胆之郁，解表退热，升举阳气。于教授认为柴胡的作用特点主要有以下几个方面：其一，疏肝解郁。"醋炙则收"，醋炙能引药入肝，降低毒性，醋炙柴胡具有疏肝解郁、行气止痛的功效，对肝郁气滞所致的胁肋胀痛、腹痛等有较好的作用，故在治疗抑郁症时多用醋炙柴胡。其二，解表退热。"解表宜生用"，善于祛邪解表退热和疏散半表半里之邪，最宜于表有热者，无论风寒、风热，皆可使用。其三，润肺止咳。"蜜炒则和"，蜜炙能增强药物润肺止咳、补脾益气的功效，并能缓和药性。柴胡临床用于治疗体质虚弱，津亏气耗等虚劳病症时多用蜜炙。其四，升举阳气。"酒炒则升"，酒炙柴胡能行气活血，升阳举陷，临床多用于治疗气虚下陷，脏器脱垂等症。其五，滋阴补血。"鳖血炙则补"，故鳖血炙柴胡具有填阴滋血，抑制浮阳，清退虚热的作用。

白芍，味酸能敛，又因其入肝、脾经，故能养血敛阴，柔肝止痛，平抑肝阳。于教授认为白芍的作用特点主要有以下几个方面：其一，养血。对肝血亏虚及血虚月经不调，常配伍熟地黄、当归，如四物汤。其二，敛肝阴，可养血柔肝而止痛。对血虚肝郁之胁肋疼痛，常配伍柴胡、当归等，如逍遥散；配伍甘草可治疗肝脾不和之脘腹急痛、四肢拘挛疼痛；配伍防风可治疗脾虚肝旺之腹痛泄泻等。其三，平抑肝阳。对肝阳上亢之头痛眩晕，常配伍牛膝、代赭石、龙骨、牡蛎等，如镇肝熄风汤、建瓴汤。此外，本品还具有敛阴止汗之功，对外感风寒而营卫不和者，常配伍桂枝以调和营卫，如桂枝汤；而配伍龙骨、牡蛎、浮小麦等可用于阴虚盗汗，以收敛阴止汗之功。

【配伍应用】

柴胡与白芍配伍使用，见于《伤寒论》四逆散、《太平惠民和剂局方》逍遥散和《景岳全书》柴胡疏肝散等。于教授认为，柴胡为调肝之要药，白芍为养血柔肝之佳品。柴胡轻清升散，白芍酸寒收敛，二者伍用一散一收，刚柔相济，散能治肝气郁滞，收能护阴气内守，相互为用，则疏肝而不伤阴血，敛肝而不郁滞气机。又柴胡之辛散佐白芍之酸收，能引药直达少阳经而疏肝清胆，解郁止痛，深得肝"体阴用阳"之旨。因此，临床上于教授主要用该药对治疗肝郁气滞引起的各种病症。

1. 胃脘痛、胸胁痛。于教授常以柴胡疏肝散加减治疗肝郁气滞引起的胃脘痛、胸胁痛等（如西医学的慢性胃炎、胃及十二指肠球部溃疡、慢性肝炎、肝硬化、胆囊炎、胆石症等）。临床上以胃脘胀痛或胸内串痛，每因生气恼怒而诱发或加重，善太息，脉弦为辨证要点。若气滞疼痛明显，酌加川楝子、延胡索以理气止痛；若反酸明显，酌加乌贼骨、瓦楞子、浙贝母以制酸止痛；若血瘀明显，酌加丹参、檀香、砂仁、五灵脂活血理气止痛；若见肝硬化，肝区疼痛，酌加莪术、制鳖甲、生牡蛎以软坚散结、活血消积止痛。

2. 妇科诸疾。于教授认为，诸多妇科疾病如月经不调、痛经、倒经、子宫肌瘤（癥积）、乳腺增生症（乳癖）、妇科炎症（附件炎、宫颈炎、盆腔炎）等，其发病多与肝失疏泄、肝失藏血等密切相关。正如叶天士所云："肝为风木之脏，又为将军之官，其性急而动，故肝脏之病较之他脏为多，而于妇女尤甚。"于教授治疗上述疾病，谨守病机，提出"妇科疾病从肝论治""妇科疾病以开郁为先务"的学术主张，常选用"逍遥散"化裁。如运用丹栀逍遥散加侧柏叶、黄芩炭治疗肝郁化火，血热妄行而致的月经先期、月经过多、倒经；运用逍遥散加穿山甲、王不留行、白芷、瓜蒌、桔络、桔叶等治疗乳腺增生症；运用逍遥散合易黄汤（车前子、黄柏、芡实、白果、山药），再加败酱草、红藤治疗肝郁气滞、湿热下注而致的妇科炎症；运用逍遥散加穿山甲、王不留行、三棱、莪术治疗子宫肌瘤等，均取得了满意的效果。

【药理研究】

柴胡的药理研究见第 219~220 页。

白芍，为毛茛科植物芍药 *Paeonia lactiflora* Pall. 的干燥根。其化学成分主要有芍药苷、牡丹酚、芍药花苷、苯甲酰芍药苷、芍药内酯苷、氧化芍药苷、芍药吉酮等，还含有挥发油、脂肪油、树脂、糖类、淀粉、黏液质、蛋白质和三萜类成分。在中枢神经系统，芍药苷对醋酸引起的扭体反应有明显的镇痛作用，其与甘草的甲醇复合物合用，对醋酸扭体反应有协同镇痛作用，这为白芍缓急止痛，治疗各种疼痛提供了药理学依据。在心血管系统，白芍水溶物可明显延长异丙肾上腺素所致心肌缺氧小鼠的存活时间，对抗由垂体后叶素引起的心电图变化，增加小鼠心肌的营养性血流量；在肝脏，白芍提取物对 D- 半乳糖胺所致肝损伤和谷丙转氨酶升高有明显的对抗作用，能使谷丙转氨酶降低，并使肝细胞的病变和坏死恢复正常，对肝脏有保护作用。还有研究证明，白芍所含白芍总苷等物质具有较好的解痉、抗炎、免疫调节功效。白芍增加心肌营养性血流量、解痉、保护肝脏的作用为其养血柔肝提供了药理学依据。

　　柴胡、白芍是治疗肝郁气滞之胸胁疼痛及肝脾不调之脘腹疼痛的经典药对。有研究表明，柴胡、白芍（用量比为 2：1）配伍时镇痛作用最佳，该药对提取液中含有的糖类、蛋白质、皂苷和黄酮类成分，可能与其镇痛作用有关。柴胡、白芍配伍大多具有抗肝损伤、防止肝脂肪变及纤维增生、降低转氨酶及利胆作用，为该药对治疗肝系疾病提供了理论依据。用柴胡、白芍（1：2）配伍治疗四氯化碳所致的大鼠慢性肝损伤，可起到保肝作用。二者配伍对中枢神经系统有广泛的抑制作用。柴胡、白芍（2：1）配伍，对最大电惊厥、戊四氮诱发惊厥、匹罗卡品动物模型有明显的抗癫痫作用，能降低最大电惊厥模型小鼠的阵挛潜伏期、强直潜伏期，降低戊四氮模型小鼠的惊厥率，延长匹罗卡品模型小鼠的死亡潜伏期。柴胡、白芍药对水煎剂的中、低剂量较高剂量能显著缩短小鼠悬尾不动时间及强迫游泳不动时间，对小鼠具有明显的抗抑郁作用，且无中枢兴奋作用，其抗抑郁机制可能与抑制 5- 羟色胺、去甲肾上腺素和多巴胺的再摄取有关。

参考文献

[1] 袁争鸣 . 张锡纯运用白芍经验探析 [J]. 中国中医急症，2005，14（10）：994-995.

[2] 蔡杰 . 白芍、柴胡不同配伍比例提取物镇痛活性研究及其安全性评价 [D]. 长春：吉林大学，2013.

[3] 聂淑琴，杨庆，李兰芳，等 . 柴胡与赤芍、醋柴胡与白芍配伍前后药效学比较研究 [J]. 中国实验方剂学杂志，2002，8（03）：11-14.

[4] 谢炜，郑跃辉，陈伟军，等 . 柴胡—白芍不同比例配伍应用的抗惊厥作用 [J]. 中国实验方剂学杂志，2013，19（18）：184-188.

[5] 李越兰，张世亮，张丽英，等 . 柴胡—白芍水煎剂对行为绝望抑郁模型小鼠的影响 [J]. 甘肃中医学院学报，2012，29（03）：7-9.

[6] 李越兰，张世亮，张丽英，等. 柴胡白芍水煎剂对慢性应激抑郁大鼠脑神经递质的影响 [J]. 浙江中医杂志，2012，47（12）：912-913.

（编者：张瑜）

桂枝　白芍

【药性功效】

桂枝，又名柳桂、嫩桂枝、桂枝尖等，主产于广东、广西及云南等地。味辛、甘，性温，归心、肺、膀胱经。具有发汗解肌，温通经脉，助阳化气的功效。临床常入汤剂煎服，常用量为 3~10g。《神农本草经》言其：“治上气咳逆，结气，喉痹，吐吸，利关节，补中益气。”《本经疏证》曰其：“能利关节，温通经脉……其用之道有六：曰和营，曰通阳，曰利水，曰下气，曰行瘀，曰补中。其功最大、施之最广，无如桂枝汤，则和营其首功也。”

白芍的药性功效见第 220~221 页。

【作用特点】

桂枝，辛能发散，甘能调和，温能祛寒，既入气分，又入血分，又因其入心、肺、膀胱经，故能发散风寒，温里祛寒，调和营卫，调和阴阳。其一，发汗解肌。对外感风寒者，不论表实无汗、表虚有汗及阳虚受寒，均宜使用。用于外感风寒，表实无汗者，常配伍麻黄，如麻黄汤（《伤寒论》）；用于外感风寒，表虚有汗者，常配伍芍药，如桂枝汤（《伤寒论》）。其二，温通经脉。对寒凝血滞诸痛证及心悸证，如胸阳不振，心脉瘀阻，胸痹心痛者，桂枝能温通心阳，常与枳实、薤白同用，如枳实薤白桂枝汤（《金匮要略》）；对妇女寒凝血滞，月经不调，经闭，痛经，产后腹痛，桂枝既能温散血中之寒凝，又可宣导活血药物，以增强化瘀止痛之效，多与当归、吴茱萸或茯苓等同用，如温经汤、桂枝茯苓丸（《金匮要略》）。其三，助阳化气。桂枝为痰饮病、蓄水证的常用药，对脾阳不运，水湿内停所致的痰饮病见眩晕、心悸、咳嗽者，常与茯苓、白术同用，如苓桂术甘汤（《金匮要略》）；对膀胱气化不行见水肿、小便不利者，每与茯苓、猪苓、泽泻等同用，如五苓散（《伤寒论》）。桂枝重用还可平冲降逆，为治冲逆的要药，对阳虚寒邪上逆所致奔豚，可加大桂枝的用量，如桂枝加桂汤。

白芍的作用特点见第 221 页。

【配伍应用】

桂枝与芍药配伍，较早见于《伤寒论》的桂枝汤。桂枝，辛能发散，甘能调和，温能祛寒；芍药，功可养血敛阴，柔肝止痛，平抑肝阳。二药一气一血，一散一收，一刚一柔，散不太过，收不留邪，相制为用，共收调营卫、和气血、益阴止汗之功。于教授强调，使用该药对尤其应重视用量，用量不同，功效迥异。举例如下：

1. 解肌发表，调和营卫。治疗太阳中风表虚证，方选桂枝汤加减。桂、芍常等量使用，一般以各 9~10g 为宜。方中桂枝辛散而温，宣通卫阳，解肌祛风，驱邪于外；白芍酸收而寒，敛阴和营，敛营于里。方中若单用桂枝虽能解肌发表，然营阴无以收敛；仅用白芍虽可敛阴和营，却碍表邪发散，难以达到调和营卫之目的。正如《医宗金鉴》云："桂枝君芍药，是于发汗中寓敛汗之旨，芍药臣桂枝，是于固表中有微汗之道焉。"

2. 温阳散寒，平冲降逆。治疗阳虚阴逆之奔豚，宜选桂枝加芍药汤。方中重用桂枝，桂、芍剂量比为 4∶3，以桂枝 12g，白芍 9g 为宜。桂枝辛散温通，可温少阴寒水之脏，平抑肾气，下定奔豚，既能温散寒水以治标，又能温通心阳以治本，配伍白芍酸甘化阴，共收温阳散寒，平冲降逆之功效。

3. 温中补虚，柔肝止痛。治疗脾胃虚寒、脾胃失和之脘腹疼痛，方选小建中汤加减。方中重用白芍，桂、芍剂量比为 1∶2，以桂枝 9~12g，白芍 18~24g 为宜。桂枝辛散温通，主入气分，温助脾胃阳气；白芍酸甘微寒，与桂枝合用则不寒，主入血分，功能养血柔肝、敛阴和营、制肝气之横逆，使木邪不能犯脾。两药相伍，可达到温中补虚，柔肝止痛的效果。

【药理研究】

桂枝，为樟科植物肉桂 *Cinnamomum cassia* Presl 的干燥嫩枝。其挥发油类成分主要为桂皮醛、桂皮醇，有机酸类成分以桂皮酸为主，尚含有香豆素类成分、β–谷甾醇及硫酸钾结晶等。桂枝的皮中尚含有葡萄糖苷。药理学研究证实，桂枝具有明显的镇痛解痉作用，因能作用于大脑感觉中枢，提高痛阈而具有镇痛效果，以桂枝醇提液镇痛作用明显；桂枝的主要成分桂皮醛、桂皮酸钠具有扩张血管、促进发汗的作用，这可能是桂枝发汗解表的药理学基础。桂皮醛在体外能够明显抑制胶原蛋白和凝血酶诱导的大鼠血浆中血小板的聚集，在体内能够显著延长小鼠断尾后的出、凝血时间，这可能与桂枝温通经脉的功效相关。

白芍的药理研究见第 222~223 页。

研究表明，桂枝配伍白芍后两药作用协同，抗炎、镇痛效果显著增强。

参考文献

[1] 许源，宿树兰，王团结，等. 桂枝的化学成分与药理活性研究进展 [J]. 中药材，2013，36（04）：674-678.

[2] 林跃虹，李惠民，张晓民，等. 白芍配伍桂枝抗炎作用的实验研究 [J]. 实用临床医药杂志，2008，12（12）：22-25.

[3] 陈丽平. 白芍配合桂枝抗炎作用分析 [J]. 中国现代药物应用，2011，5（04）：175-176.

[4] 刘慧兰，欧阳建军. 桂枝、柴胡与白芍分别配伍的相关药效学研究 [J]. 湖南中医药大学学报，2007，27（03）：31-33.

（编者：朱林平）

黄连　吴茱萸

【药性功效】

黄连，又名云连、雅连、川连、味连、鸡爪连等，主产于四川、湖北、云南等地。味苦，性寒，归心、脾、胃、胆、大肠经。具有清热燥湿，泻火解毒的功效。临床多入汤剂煎服，常用量为 2~5g；外用适量。《本草新编》云黄连："入心与胞络。最泻火，亦能入肝。大约同引经之药，俱能入之，而入心，尤专经也……解暑热、湿热、郁热，实有专功。"

吴茱萸，又名吴萸、茶辣、漆辣子、臭辣子树、左力纯幽子、米辣子等，主产于贵州、广西、湖南、云南、陕西、浙江、四川等地。味辛、苦，性热，有小毒，归肝、脾、胃、肾经。临床常入汤剂煎服，常用量为 1.5~4.5g。具有温肾暖肝，散寒止痛，疏肝理气，降逆止呕，助阳止泻之功效。《神农本草经》言本品："温中下气止痛，咳逆，寒热，除湿血痹，逐风邪，开腠理。根：杀三虫。"

【作用特点】

黄连，苦能燥湿而去垢，寒能胜热而不滞，又因其归心、脾、胃、胆、大肠经，故其内服能清心火，清中焦脾胃及大肠湿热。其一，清热燥湿，尤长于清中焦湿热。针对湿热中阻出现的脘腹痞满，恶心呕吐，本品可配伍黄芩、干姜、半夏等。黄连善去脾胃及大肠湿热，对湿热积滞而致的痢疾，常配伍木香、白芍、当归、黄芩、茯苓等。其二，泻火解毒。对于心胃之火所致口舌生疮、目赤牙痛等症，本品可配伍生地黄、木通、竹叶等治之，黄连苦寒，善泻心火而除烦热，凡有君火不降，湿热烦郁者宜用之。凡泻火清心之剂，必用黄连，切当中病即止，不可过量，过则中下寒生，上热愈甚。此外，黄连外用还可治疗湿疹、湿疮、耳道流脓等。

吴茱萸，辛开苦降，性热可暖而散寒，又因其归肝、脾、胃、肾经，故可疏肝理气，和胃降逆，温肾暖肝，散寒止痛。其一，温胃散寒，降逆止呕。对胃寒疼痛、吞酸、呕吐、胸闷等症，本品常配伍生姜、半夏、高良姜、香附等，如吴茱萸汤；对肝郁化热，肝热犯胃引起的吐酸，常配伍黄连，如左金丸。其二，温肾暖肝。对脾肾虚寒泄泻，本品辛温入肾，能散下焦寒气，常配伍补骨脂、肉豆蔻、五味子、白术、茯苓、木香、白扁豆等，如四神丸。此外，本品还可配伍乌药、小茴香、荔枝核、青皮等治疗疝气疼痛或睾丸坠痛等；配伍川芎、当归、红花、川楝子、香附、小茴香治疗痛经；外用，如醋调敷脚心，可引火下行，治疗口疮、口角流涎、吐血、衄血。

【配伍应用】

黄连与吴茱萸配伍即左金丸（《丹溪心法》），由"黄连六两，吴茱萸一两"组成，两药剂量之比为 6：1。本方专治肝火犯胃而引起的胃痛，嘈杂吞酸，呕吐口苦之症。方中重用黄连，因其味苦性寒，专清心、胃之火，直折其上炎之势；泻心火即"实则泻其子"之意；心火得清不能灼伤肺金，肺金即强，故能反制肝木。然纯用大苦大寒之品既恐郁结不开，又虑折伤中阳，故少佐辛热之吴茱萸，一可疏肝解郁，以使肝气条达，郁结得开；二可佐制黄连之寒，使泻火而无凉遏之弊；三取其下气之用，以和胃降逆；四可引黄连入肝经。一味吴茱萸功兼四用，以为佐使。二药合用，辛开苦降，肝胃同治，寒热并用，相反相成，共收清泻肝火，降逆止呕之功。于教授在临床中主要以该药对合"化肝煎"或"痛泻要方"加减，治疗反流性食管炎或溃疡性结肠炎，疗效显著。

1. 反流性食管炎。本病以胸骨后灼热疼痛、反酸为中心证候，属中医"胸痛""吐酸"范畴。于教授认为，本病的主要病位在食管，但与肝、胃密切相关。以忧郁恼怒，气郁伤肝，日久化火，肝火犯胃，胃失和降者最为常见。正如叶天士所云："肝为起病之源，胃为传病之所。"清代医家高鼓峰在《医家心法》中谓："凡为吞酸，尽属肝木，曲直作酸也。"于教授主张从肝论治，常选用化肝煎合左金丸加减：柴胡 10g，白芍 15g，牡丹皮 10g，栀子 10g，青皮 10g，郁金 10g，黄连 12g，吴茱萸 3g，瓦楞子 15g，乌贼骨 15g。若胸痛明显者，酌加川楝子、延胡索行气止痛；若兼呕吐者，酌加竹茹、苏叶清热降逆止呕；若兼嗳气、呃逆者，酌加旋覆花、代赭石降逆止呃。

2. 溃疡性结肠炎。本病是一种慢性非特异性结肠炎症性疾病，病因不明。临床上以腹痛、腹泻、便下黏液和脓血、里急后重为中心证候，属中医"泄泻""久痢""肠澼"范畴。于教授认为，本病的病位在大肠，但与脾胃及肝密切相关。若在活动期，见腹痛即泄，泻后痛减，大便夹黏液或便下脓血，里急后重，舌苔黄腻，脉象弦滑者，为湿热积滞，蕴结肠中，木郁克土所致。治宜以清热燥湿解毒，行气导滞为主，少佐疏肝健脾之品，于教授常以自拟"肠炎方"治之：白芍 15g，黄芩 10g，黄连 10g，木香 10g，槟榔 15g，生大黄 10~20g^{后下}，防风 10g，白头翁 15~30g，吴茱萸 3g，柴胡 6g，白术 10g，当归 10g。方中黄芩、黄连、生大黄、白头翁清热燥湿解毒；木香、槟榔行气导滞，以除后重；白芍配当归，养血和营以治脓血；柴胡、吴茱萸、防风疏肝解郁，土中泻木；白术健脾燥湿，合白芍以肝脾同治。

【药理研究】

黄连，为毛茛科植物黄连 *Coptis chinensis* Franch.、三角叶黄连 *Coptis deltoidea* C. Y. Cheng et Hsiao 或云连 *Coptis teeta* Wall. 的干燥根茎。本品含有多种生物碱，包括小檗碱、黄连碱、掌叶防己碱、药根碱、表小檗碱、甲基黄连碱、非洲防己碱、木兰花碱等，其中以小檗碱含量最高，黄连、三角叶黄连及云连中小檗碱含量均超过4%。小檗碱是黄连发挥药理作用的重要物质基础，主要有抗病原微生物、抗细菌毒素、抗炎、解热、抗心律失常、降压、利胆、促进消化、抗胃溃疡、调节免疫、正性肌力等作用。黄连清热燥湿的功效主要与其抗病原微生物、抗细菌毒素、抗炎及对消化系统的影响等药理作用有关，为其治疗湿热痞满、呕吐、黄疸、湿疹等提供了药理学依据。黄连泻火解毒的功效与其解热、抗菌、抗病毒、抗炎等药理作用有关，为其治疗疮疡肿毒、高热神昏、心烦不寐提供了药理学依据。

吴茱萸，为芸香科植物吴茱萸 *Evodia rutaecarpa* (Juss.) Benth.、石虎 *Euodia rutaecarpa* (Juss.) Benth. var. *officinalis* (Dode) Huang 或疏毛吴茱萸 *Euodia rutaecarpa* (Juss.) Benth. var. *bodinieri* (Dode) Huang 的干燥近成熟果实。其所含挥发油主要为吴茱萸烯、罗勒烯、吴茱萸内酯、吴茱萸内酯醇等；还含有吴茱萸酸，以及吴茱萸碱、吴茱萸次碱、吴茱萸因碱、羟基吴茱萸碱、吴茱萸卡品碱等生物碱。吴茱萸碱用盐酸乙醇处理即转化为异吴茱萸碱。另外，本品还含有两种中性不含氮物质（吴茱萸啶酮和吴茱萸精）及吴茱萸苦素。吴茱萸碱、吴茱萸次碱、异吴茱萸碱及吴茱萸内酯（即柠檬苦素）通过使痛觉神经钝化而发挥镇痛作用，吴茱萸次碱通过促进内源性降钙素相关基因多肽的释放和辣椒素受体的激活而有抗溃疡的活性。以上为吴茱萸温肾暖肝，散寒止痛，疏肝理气，降逆止呕，助阳止泻的功效提供了药理学依据。

参考文献

[1] 吴清和. 中药药理学 [M]. 北京：高等教育出版社，2012.

[2] 余园媛，王伯初，彭亮，等. 黄连的药理研究进展 [J]. 重庆大学学报（自然科学版），2006，29（02）：107-111.

[3] 杨志欣，孟永海，王秋红，等. 吴茱萸药理作用及其物质基础研究概况 [J]. 中华中医药学刊，2011，29（11）：2415-2417.

（编者：刘长玉）

图书在版编目（CIP）数据

于志强药对与应用/杜武勋主编. -- 北京：华夏出版社，2023.10
ISBN 978-7-5080-8838-9

Ⅰ．①于…　Ⅱ．①杜…　Ⅲ．①中药配伍　Ⅳ．①R289.1

中国版本图书馆 CIP 数据核字（2016）第 124761 号

于志强药对与应用

主　　编	杜武勋
责任编辑	梁学超
出版发行	华夏出版社有限公司
经　　销	新华书店
印　　刷	三河市少明印务有限公司
装　　订	三河市少明印务有限公司
版　　次	2023 年 10 月北京第 1 版
	2023 年 10 月北京第 1 次印刷
开　　本	787×1092　1/16 开
印　　张	15.25
字　　数	261 千字
定　　价	79.00 元

华夏出版社有限公司　地址：北京市东直门外香河园北里 4 号　邮编：100028
网址：www.hxph.com.cn　电话：（010）64663331（转）
若发现本版图书有印装质量问题，请与我社营销中心联系调换。